高等职业教育中医药类创新教材

中医基础理论

（供中医学、针灸推拿、中医骨伤、中药学等专业用）

主　编　徐迎涛　利顺欣

副主编　郑　波　黄　姗　刘丽清　谢甜甜

孙　杰　王　鑫

编　委　（以姓氏笔画为序）

于　梅［山东医学高等专科学校（济南）］

王　鸿（江苏医药职业学院）

王　鑫（山东中医药高等专科学校）

朱　杰（江苏卫生健康职业学院）

刘丽清（菏泽医学专科学校）

孙　杰［山东医学高等专科学校（临沂）］

利顺欣（南阳医学高等专科学校）

余小波（南阳医学高等专科学校）

郑　波（重庆三峡医药高等专科学校）

赵菁菁（重庆医药高等专科学校）

祝建材（山东中医药高等专科学校）

徐迎涛（山东中医药高等专科学校）

黄　姗（重庆医药高等专科学校）

曹　娟（菏泽医学专科学校）

谢甜甜（江苏医药职业学院）

中国健康传媒集团
中国医药科技出版社

内容提要

本教材是“高等职业教育中医药类创新教材”之一，根据《中医基础理论》教学大纲的基本要求和课程特点编写而成，内容上涵盖中医学概论、阴阳、五行、藏象、精气血津液神、经络、体质、病因、病机、防治与养生等内容。本教材具有结构合理、条理清晰、重点突出、适用性强等特点；为书网融合教材，配套有PPT、微课、题库等数字资源，使教学资源更加多样化、立体化。体例的改革与电子资源的运用，使理论易学易懂，且贴近岗位需求与临床实践。本教材供高等职业教育中医学、针灸推拿、中医骨伤、中药学等专业用。

图书在版编目（CIP）数据

中医基础理论 / 徐迎涛，利顺欣主编．—北京：中国医药科技出版社，2022.8

高等职业教育中医药类创新教材

ISBN 978-7-5214-3195-7

Ⅰ.①中… Ⅱ.①徐… ②利… Ⅲ.①中医医学基础—高等职业教育—教材 Ⅳ.①R22

中国版本图书馆CIP数据核字（2022）第078634号

美术编辑 陈君杞

版式设计 南博文化

出版 **中国健康传媒集团**｜中国医药科技出版社

地址 北京市海淀区文慧园北路甲22号

邮编 100082

电话 发行：010-62227427 邮购：010-62236938

网址 www.cmstp.com

规格 889×1194mm $^{1}/_{16}$

印张 12 $^{3}/_{4}$

字数 360千字

版次 2022年8月第1版

印次 2023年7月第2次印刷

印刷 北京紫瑞利印刷有限公司

经销 全国各地新华书店

书号 ISBN 978-7-5214-3195-7

定价 45.00元

获取新书信息、投稿、为图书纠错，请扫码联系我们。

《高等职业教育中医药类创新教材》

建设指导委员会

数字化教材编委会

主　编　徐迎涛　利顺欣

副主编　郑　波　黄　姗　刘丽清　谢甜甜

孙　杰　王　鑫

编　委　（以姓氏笔画为序）

于　梅［山东医学高等专科学校（济南）］

王　鸿（江苏医药职业学院）

王　鑫（山东中医药高等专科学校）

朱　杰（江苏卫生健康职业学院）

刘丽清（菏泽医学专科学校）

孙　杰［山东医学高等专科学校（临沂）］

利顺欣（南阳医学高等专科学校）

余小波（南阳医学高等专科学校）

郑　波（重庆三峡医药高等专科学校）

赵菁菁（重庆医药高等专科学校）

祝建材（山东中医药高等专科学校）

徐迎涛（山东中医药高等专科学校）

黄　姗（重庆医药高等专科学校）

曹　娟（菏泽医学专科学校）

谢甜甜（江苏医药职业学院）

出版说明

中医药职业教育是医药职业教育体系的重要组成部分，肩负着培养中医药行业多样化人才、传承中医药技术技能、促进就业创业的重要职责。为深入贯彻落实国务院印发的《中医药发展战略规划纲要（2016—2030年）》《国家职业教育改革实施方案》和教育部等九部门印发的《职业教育提质培优行动计划（2020—2023年）》等文件精神，充分体现教材育人功能，适应“互联网+”新时代要求，满足中医药事业发展对高素质技术技能中医药人才的需求，在“高等职业教育中医药类创新教材”建设指导委员会的指导下，中国医药科技出版社启动了本套教材的组织编写工作。

本套教材包含21门课程，主要特点如下。

一、教材定位明确，强化精品意识

本套教材认真贯彻教改精神，强化精品意识，紧紧围绕专业培养目标要求，认真遵循“三基”“五性”和“三特定”的原则，在教材内容的深度和广度上符合中医类专业高职培养目标的要求，与特定学制、特定对象、特定层次的培养目标相一致，力求体现“专科特色、技能特点、时代特征”。以中医药类专业人才所必需的基本知识、基本理论、基本技能为教材建设的主题框架，充分体现教材的思想性、科学性、启发性、先进性和适用性，注意与本科教材和中职教材的差异性，突出理论和实践相统一，注重实践能力培养。

二、落实立德树人，体现课程思政

党和国家高度重视职业教育事业的发展，落实立德树人是教材建设的根本任务。本套教材注重将价值塑造、知识传授和能力培养三者融为一体，在传授知识和技能的同时，有机融入中华优秀传统文化、创新精神、法治意识，弘扬劳动光荣、技能宝贵、创造伟大的时代风尚，注重加强医德医风教育，着力培养学生“敬佑生命、救死扶伤、甘于奉献、大爱无疆”的医者精神，弘扬精益求精的专业精神、职业精神、工匠精神和劳模精神，以帮助提升学生的综合素质和人文修养。

三、紧跟行业发展，精耕教材内容

当前职业教育已经进入全面提质培优的高质量发展阶段。教育部印发的《“十四五”职业教育规划教材建设实施方案》强调：教材编写应遵循教材建设规律和职业教育教学规律、技术技能人才成长规律，紧扣产业升级和数字化改造，满足技术技能人才需求变化，依据职业教育国家教学标准体系，对接职业标准和岗位能力要求。本套教材编写以学生为本，以岗位职业需求为标准，以促进就业和适应产业发展需求为导向，以实践能力培养为重点，增加实训内容和课时的设置，力争做到课程内容与职业标准对接、教学过程与生产过程对接，突出鲜明的专业特色。内容编写上注意与时俱进，注重吸收融入行业发展的新知识、新技术、新方法，以适应当前行业发展的趋势，实现教材与时代的融合，以提高学生创造性解决实际问题的能力。

四、结合岗位需求，体现学考结合

为深入贯彻执行《国家职业教育改革实施方案》中推动的1+X证书制度，本套教材充分考虑学生考取相关职业资格证书、职业技能等级证书的需要，将岗位技能要求、劳动教育理念、国家执业助理医师资格考试等有关内容有机融入教材，突出实用和实践。教材理论内容和实训项目的设置涵盖相关考试内容和知识点，做到学考结合，满足学生在学习期间取得各种适合工作岗位需要的职业技能或资格证书的需求，以提升其就业创业本领。

五、配套数字教材，丰富教学资源

本套教材为书网融合教材，编写纸质教材的同时，重视数字资源配套增值服务的建设，通过教学课件PPT、思维导图、视频微课、题库等形式，丰富教学资源，利用中国医药科技出版社成熟的"医药大学堂"智能化在线教学平台，能够实现在线教学、在线评价、在线答疑、在线学习、在线作业、在线考试、在线互动等功能，极大提升教学手段，满足教学管理需要，为提高教育教学水平和质量提供支撑。

六、以学生为本，创新编写形式

本套教材在编写形式上坚持创新，在内容设置上注重模块化编写形式，整套教材设立相对统一的编写模块，模块设计分为"必设模块"和"选设模块"两种类型。"必设模块"是每本教材必须采用的栏目，使整套教材整齐划一。"选设模块"是每本教材根据课程的特点自行设计，目的是增强课堂互动和教材的可读性，提高学习的目的性和主动性。模块设置注重融入中医经典，融入课程思政，融入职业技能与中医助理执业医师资格考试内容，凸显本轮中医学专业教材编写的"传承创新"特色。

为编写出版一套高质量的精品教材，本套教材建设指导委员会的专家给予了很多宝贵的、建设性的指导意见，参编的几十所院校领导给予了大力支持和帮助，教材的编写专家均为一线优秀教师，他们业务精良，经验丰富，态度认真严谨，为本套教材的编写献计献策、精益求精、无私奉献，付出了辛勤的汗水和努力，在此一并表示衷心感谢。

本套教材目标明确，以满足高等职业院校中医药类专业教育教学需求和应用型中医药学人才培养目标要求为宗旨，旨在打造一套与时俱进、教考融合、特色鲜明、质量优良的中医类高职教材。希望本套教材的出版，能够得到广大师生的欢迎和支持，为促进我国中医类相关专业的职业教育教学改革和人才培养做出积极贡献。希望各院校师生在教材使用中提出宝贵意见或建议，以便不断修订完善，为下一轮教材的修订工作奠定坚实基础。

中国医药科技出版社

2022年6月

PREFACE 前言

本教材依据教育部有关职业教育改革的相关文件和精神，以及中国共产党第二十次全国代表大会报告“全面贯彻党的教育方针，落实立德树人根本任务，培养德智体美劳全面发展的社会义建设者和接班人”的精神，贯彻专业与岗位相结合的医药卫生教育工作方针，努力做到课程内容与职业标准对接，遵循以服务为宗旨，以就业为导向，以科学、实用、好用、够用和贴近学生、贴近岗位、贴近临床为原则，精心编写而成。

中医基础理论是阐述中医学的基本理论、基本知识和基本思维方法的学科，是中医药各专业的主要基础课程。本教材以中医基础理论教学大纲为依据编写而成，供全国中医药高职高专三年制中医学、针灸推拿、中医骨伤、中药学等专业学生使用，对其他从事中医药教学、医疗、科研、生产及管理工作者亦有参考和使用价值。

本教材编写过程中注重“守正创新、传承精华”“立德树人、课程思政”“适应岗位、学考结合”，强调系统性、启发性和实用性。本教材共分九部分，绪论主要阐述中医学的基本特点；第一章介绍精气、阴阳、五行学说；第二章至第五章介绍藏象、精气血津液神、经络、体质等；第六章阐述病因；第七章阐述病机；第八章阐述防治原则与养生寿夭。每章开篇设学习目标，帮助学生了解和学习该章的主要内容，引导学生具备相应的专业能力和素质。教材中的思政课堂，将思政教育与中医基础理论融合，培养中医学人才爱国主义精神、职业道德品质和科研素养；知识拓展介绍新知识、新进展，以及与临床工作的联系等，增强教材的实用性和启发性；岗位情景模拟，帮助学生将理论知识与临床实践联系起来；知识回顾和目标检测，帮助学生强化记忆、查漏补缺，使所学知识系统化，并对接职业资格考试、就业岗位的需求。

本教材提供配套数字化教学资源（PPT、微课、题库等），使教材更加立体化，通过扫码，学生能方便地获取所需要了解的延展内容，使学习内容丰富化、学习途径多样化。

本教材由全国8所医药院校具有丰富中医学基础理论教学经验的一线教师和丰富临床经验的临床医师组成编写委员会，分工合作编写而成。绪论由徐迎涛编写；第一章哲学基础第一、二节由利顺欣编写，第三节由余小波编写；第二章藏象第一、二节由郑波编写，第三、四节由朱杰编写，第五节由祝建材编写；第三章精气血津液神由王鑫编写；第四章经络由谢甜甜编写；第五章体质由王鸿编写；第六章病因第一、二节由黄姗编写，第三、四节由赵菁菁编写；第七章病机第一节至第二节前半部分由孙杰编写，第二节后半部分由于梅编写；第八章防治原则与养生寿夭第一、三节由曹娟编写，第二节由刘丽清编写。数字化内容的编写分工同纸质教材。由徐迎涛、利顺欣统稿并审读。

本教材在编写过程中受到诸多专家的指教，参考并引用了多位学者及同行的学术著作成果，在此一并表示真诚的谢意！并向支持教材编写的各院校表示衷心的感谢！

虽然各编者在教材编写过程中以严谨、认真、求实的态度做了大量工作，但由于编者水平所限，书中难免存在疏漏与不足之处，敬请各院校师生以及广大读者提出宝贵意见和建议，以便进一步修订与完善。

《中医基础理论》编委会

2022年5月

CONTENTS 目录

绪　论

PPT

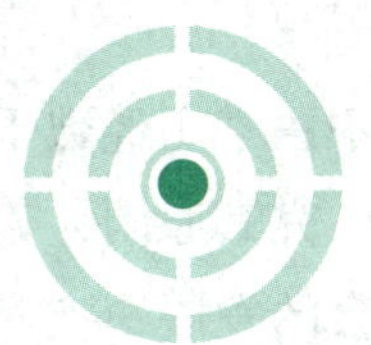

学习目标

知识要求：

1. 掌握中医学理论体系的形成和发展概况及主要特点。
2. 熟悉四部经典著作的学术成就。
3. 了解中医学的概念及学科属性；了解《中医基础理论》的主要内容和学习方法。

技能要求：

熟练掌握区别病、症、证的能力。

中医学是中华民族在数千年的生产、生活和同疾病做斗争过程中形成的经验总结，历史悠久、内容丰富，是我国传统文化的重要组成部分。在中国古代哲学思想的影响和指导下，通过长期的医疗实践，不断积累、反复总结，逐渐形成并发展成为独特的医学理论体系，为我国人民的健康事业和中华民族的繁衍昌盛做出了巨大的贡献。如今，这一古老的医学依然熠熠生辉，且传播至世界各地，对全人类的健康保健、疾病防治产生着重要的影响，发挥着促进作用，为全世界人民的卫生保健事业做出了新的贡献。

一、中医学的学科属性及医学模式

中医学是以中医药理论与实践经验为主体，研究人类生命活动中健康与疾病转化的规律及其预防、诊断、治疗、康复和保健的综合性科学。

（一）中医学的学科属性

中医学因受到中国古代哲学的影响，并且融入了社会科学的特点，所以中医学的学科属性是以自然科学知识为主体，与人文社会科学等多学科知识相交融的不断发展与创新的综合性医学科学。

中医学是以人为研究对象，着重探讨人体生命的生、长、壮、老、已的基本变化规律，研究人体的形态结构、生理功能以及疾病的发生发展转归和防治规律等，因而中医学具有自然科学的属性。人生活在纷纭复杂的社会之中，中医学十分重视人与社会环境的统一性。人的社会地位、经济条件及人际关系变化，必然会对人的身心健康产生影响，因而中医学也具有明显的社会科学属性。

中医学在形成与发展过程中，受到了中国古代盛行的哲学思想如精气学说、阴阳学说、五行学说的深刻影响。同时，古代的天文学、气象学、地理学、农学、生物学、植物学、矿物学、军事学、数学以及酿酒技术、冶炼技术等也都对中医学的形成与发展起到过重要的促进作用。正是多学科知识的交融，才构建和形成了中医学独特的理论体系和诊治预防疾病的特色。

（二）中医学的医学模式

医学模式是一种医学观，是人们考虑和研究医学问题时所遵循的总的原则和总的出发点，是人们认识健康和疾病及其相互转化的哲学观点，是人类对生命、健康、疾病、死亡等重要医学观念的总体概括。医学模式会影响某一时期整个医学工作的思维及行为方式，从而使医学带有一定的倾向性和习惯化了的风格与特征。

中医学以天地人一体的整体观念为指导思想，从人与自然、社会三者的关系去探讨人的生命过程及防治疾病的规律，以人为中心，强调心理因素、体质因素以及社会、自然环境因素对疾病发生发展和防治的影响，这就要求医生必须“上知天文，下知地理，中知人事”，所以中医学很早就形成了“人（生物）–自然（环境）–社会（心理）”的医学模式。

随着科技发展的日新月异，许多古代自然科学由于自身的局限性，相继被淘汰，中医学历经数千年而不衰，仍生机勃勃地屹立于世界医学之林，仍在为人类的医疗保健发挥着重要作用。究其原因，正是由中医学的学科属性、医学模式以及自身理论的科学性和优势所决定的。随着人类社会的发展，疾病谱系不断变化，用药日趋崇尚天然药物，老龄化社会的到来，以及健康观的转变，中医学的优势更加显现出来，将不断指引着医学科学未来发展的方向。

课堂互动绪 –1

同学们，你知道中国医药学都在哪些方面对世界医药学的发展有重大贡献吗？

答案解析

二、中医学理论体系的形成与发展

中医学理论体系，是包括中医学的基本概念、基本原理和基本方法的科学知识体系；是在中国古代哲学思想的影响和指导下，通过长期的医疗保健的经验积累和理论总结而形成的；是以中国古代哲学的精气学说和阴阳五行学说为主要思维模式，以整体观念为指导思想，以藏象、经络和精气血津液神的生理病理为理论核心，以辨证论治为诊疗特点，包括理、法、方、药在内的医学理论体系。

中医学理论体系从起源到形成和发展，经历了一个漫长的历史时期。自远古时代至春秋战国时期，是中医学理论的起源与知识的积累时期；战国至秦汉时期，是中医学理论体系的形成时期；秦汉之后，是中医学理论体系的发展时期。

（一）中医学理论体系的形成

自远古至春秋时期，是原始中医学的经验积累过程。早在五千多年前的新石器时代中医学便开始萌芽了，是我国古代劳动人民在长期的生产、生活实践中，以及与疾病做斗争的过程中逐步发展起来的。如传说中的神农尝百草，真实、生动地反映了远古时代人类在与自然和疾病做斗争中的医药知识积累的过程。殷商时期，人们有了对多种疾病的认识，医药知识更加丰富。周代有了医生的分工，春秋时提出了最初的中医学理论认识。

从战国到秦汉之际，社会的变革和学术的百家争鸣，为中医学理论体系的形成奠定了社会文化基础；自然科学的迅速发展，为中医学理论体系的形成奠定了科学技术基础。古代医家在长期医疗实践的反复验证、解剖及生理现象的观察归纳所得的医学成就的基础上，以古代哲学的精气、阴阳、五行学说作为思维方法，创立了藏象、经络、精气血津液神等学说，并在探讨人与自然关系的过程中创立了六淫致病学说，为中医学理论体系的形成奠定了科学理论与医药实践的基础。至秦汉时期，经历代医家的共同努力，中医学知识逐渐从实践经验升华到理性认识，从而形成了相对系统、完整的中医学理论体系。其标志就是《黄帝内经》《难经》《伤寒杂病论》《神农本草经》等中医学经典著作的成书。

1.《黄帝内经》 简称《内经》，分《素问》和《灵枢》两部，共18卷162篇，成书于战国至秦汉时期，东汉至隋唐仍有修订和补充，是我国现存最早的一部医学经典著作。《内经》是集历代众多医学家的医学理论和临床经验编纂而成，是对西汉以前医学成就的整理和总结，确立了中医学独特的理论体系，奠定了中医学的理论基础。该书以古代哲学思想为指导，全面论述了中医学的思维方法，阐述人体生命活动规律以及人与自然、社会的关系，论述人体的结构、生理、病理、病因、病机及疾病的诊断、治疗以及预防、养生等，建立了以五脏为中心的功能系统，创立了经络学说，提出了“治未病”的观点。《内经》中还专门讨论了医德，《素问·疏五过论篇》提出的诊病“四德”是对医生职业道德的规范，《素问·征四失论篇》专门批评了医生的精神不专、学业不精所造成的过失。直到今天，《内经》无论对医生的医术实践，还是医生的职业素养和道德规范，都具有重要的研究和实用价值以及切实的指导意义。

2.《难经》 原名《黄帝八十一难经》，传说为秦越人所作，约成书于东汉时期。全书以问答解释疑难的形式编撰而成，共81个问答。该书在《内经》的基础上，论述了生理、病机、诊断及治疗等各个方面的问题。其中，对脉学特别是“寸口脉诊”有较详细而系统的论述，对经络学说以及藏象学说中命门、三焦的论述，则在《内经》的基础上有所发展。该书与《内经》同为后世指导临床实践的重要理论性著作。

3.《伤寒杂病论》 为张机（字仲景）所著，成书于东汉末年，是我国第一部临床医学著作，也是中医学第一部辨证论治的专著。后经晋代王叔和整理，分为《伤寒论》和《金匮要略》两部分。张仲景“勤求古训，博采众方”，总结东汉以前的医学成就，将中医学的基本理论与临床实践密切结合，以六经辨证论治外感伤寒，以脏腑辨证论治内伤杂病，提出了包括理、法、方、药在内的辨证论治诊疗体系，将中医学的基础理论与临床实践紧密结合起来，为临床医学的发展奠定了坚实的基础。此外，《伤寒论》载方113首，《金匮要略》载方262首，这些方剂一直被后世所沿用，所以《伤寒杂病论》也对方剂学的发展做出了重要贡献，被后世医家誉为“方书之祖”。张仲景立志做能解除百姓疾苦的医生，在《伤寒卒病论·序》中写到“上以疗君亲之疾，下以救贫贱之厄，中以保身长全，以养其生”，表现出了医学大家的仁心仁德，被后世尊称为“医圣”。

4.《神农本草经》 简称《本经》或《本草经》，成书于东汉时期，是我国现存最早的中药学专著。该书总结了汉代以前的中药学知识，载药365种，并根据药物养生、治病和有毒无毒分为上、中、下三品。该书记载了每种药物的性能、主治，并概括地论述了四气（寒、热、温、凉）、五味（酸、苦、甘、辛、咸）等药物学理论，奠定了中药理论体系的基础。同时，该书还提出了单行、相须、相使、相畏、相杀、相恶、相反的“七情和合”方药理论，为中药组方应用提供了重要理论依据。

综上所述，从战国至秦汉时期成书的四部医学典籍的内容来看，中医学的基本理论、诊断方法、辨证原则、治疗法则、药物理论、预防思想等方面都有明确而具体的论述，表明当时医家们不但已经构筑起中医学的理论框架，而且不断在实践中修正和完善理论体系，初步形成了中医学的理、法、方、药为一体的独特的理论体系。

（二）中医学理论体系的发展

随着社会的发展与进步，中医学在理论与实践方面也在不断深化和发展。汉代以后，中医学进入了全面发展时期。

1. 魏晋隋唐时期（220~960年） 该时期是医药学实用经验扩张，医学理论、药物学及临床各科全面发展的显著时期。这一时期实用临证医药著作大增，以临证方药为主要内容。不仅综合性临证方书增多，而且临证专科著作和诊断、病源、方药等方面的专门著作纷纷出现。

晋代王叔和所著的《脉经》，是中医学第一部脉学专著。该书首次系统全面地对病脉的脉象及其所主病证、相类脉的脉象鉴别等脉理进行了论述，确立了寸口诊脉法，首创“三部九候”及脏腑分配原则，奠定了脉学理论与方法的系统化和规范化基础。

晋代皇甫谧所著的《针灸甲乙经》，是中医学第一部针灸学专著。该书全面总结了魏晋以前的针灸学成就，为后世针灸学的发展做出了很大贡献。

晋代葛洪所著的《肘后备急方》（原名《肘后救卒方》），是中医学第一部临床急症著作。该书内容涉及急救、传染病，以及内、外、妇、五官、精神、骨伤各科疾病的预防、诊断、治疗等，表明临床医学的学科分化的进步。书中有青蒿治疗寒热病及疟疾的记载，屠呦呦受“青蒿一握，以水二升渍，绞取汁，尽服之”这句话的启发，成功提取出青蒿素，为世界带来了一种全新的抗疟药，为全球防治疟疾做出了重大贡献。

隋代巢元方编撰的《诸病源候论》，是中医学第一部病因病机证候学专著。该书分别论述了内、外、妇、儿、五官皮肤等诸科疾病的病因、病机和症状，尤其重于对病源的研究，如指出寸白虫（绦虫）病是因为吃了不熟的牛肉，疥疮是因疥虫导致，“漆疮”与体质禀赋有关，传染病是由自然界的“乖戾之气”引起，书中病源的研究对后世病证分类学的发展有很大影响。

唐代孙思邈所著的《备急千金要方》和《千金翼方》，是中医学第一部医学百科全书。两书是以记载处方和其他各种治疗手段为主的方书，《备急千金要方》一书载方5300首。其详述了唐代以前的医学理论、方剂、诊法、辨证、治法、食治、养生等内容，代表了唐代医学发展的先进水平。孙思邈提出“在医习业”“大医精诚”，作为医生在医学技术和职业道德方面的准则和要追求达到的境界，可谓开创了中医伦理学之先河。

唐代苏敬等20余人集体编写的《新修本草》（又称《唐本草》），由唐政府颁布流通全国，是第一部官修本草，也是世界上公开颁行最早的药典。全书载药844种，增加了药物图谱，并附以文字说明，开创了用图文对照方法编撰药学著作的先例。

2. 宋金元时期（960~1368年） 该时期是中医药学术理论不断总结、探索，发展迅速、建树颇多的时期。随着科学文化的发展，医学也有长足的进步。医家们在前代积累的大量理论和经验的基础上，结合自己的临床实践，提出了许多新的独特见解，从而使中医药学术有了新的突破和发展，成为医学史上承前启后的时代。

北宋钱乙（字仲阳）所著的《小儿药证直诀》，是中医学第一部以原书形式保存下来的儿科学专著。该书在理论上系统论述了小儿生理上“五脏六腑，成而未全，全而未壮”、病机上“脏腑柔弱，易虚易实，易寒易热”的特点，治疗上主张“柔润”反对“痛击”“大下”和蛮补，遣方用药寒温适度，强调补泻同时调理以善其后。该书所创立的儿科专用方剂，如六味地黄丸、导赤散、泻白散等至今仍广泛应用于临床。

南宋陈言（字无择）所著的《三因极一病证方论》，简称《三因方》，是一部病因学专著。该书提出了“三因学说”，将复杂的病因归纳为外因、内因、不内外因三大类，并以病因与病证相结合的方法，系统阐述了三因理论，其一直为后世论述病因所遵循。

金元时期，学术气氛活跃，涌现出许多各具特色的医学流派，最具代表性的医家是刘完素、张从正、李杲、朱震亨，后人尊称为“金元四大家”。

刘完素（字守真，后人尊称“刘河间”）倡导“火热论”，认为外感“六气皆从火化”“五志过极皆能化火”，故治疗疾病多用寒凉方药，后世称其为“寒凉派”。

张从正（字子和，号戴人）倡导“攻邪论”，认为“病由邪生”，主张“邪去则正安”，故临证治疗善用汗、吐、下三法以攻邪，后世称其为“攻下派”。

李杲（字明之，号东垣老人）倡导“脾胃论”，提出“内伤脾胃，百病由生”的学术观点，故治病重在调理脾胃，后世称其为“补土派”。

朱震亨（字彦修，后人尊称“朱丹溪”）倡导“相火论”，提出“阳常有余，阴常不足”的学术观点，故治病以滋阴降火为主，后世称其为“养阴派”。

3. 明清时期（1368~1911 年） 该时期是中医学理论的综合汇通和深化发展，日趋鼎盛与创新时期。既有对医学理论和经验的综合整理，又有许多具有重大意义的医学创新与发明，中医学理论和临床医学均有了进一步发展。尤其命门理论的发展、温病学说的出现，更使中医学理论达到了成熟和完善。

明代赵献可在《黄帝内经》《难经》的基础上阐发了“命门学说”，认为命门为人身之主，寓阴阳水火，强调“命门之火”在养生、防病中的重要意义。

明代张介宾（字景岳）提出了“阳非有余”“真阴不足”及“人体虚多实少”等观点，主张慎用寒凉攻伐方药，强调温补肾阳和滋补肾阴在养生康复与防治疾病中的重要性，所著《类经》《景岳全书》等对后世中医学术发展亦有一定的影响。

明代李中梓提出了“肾为先天之本，脾为后天之本”“乙癸同源，肝肾同治”等观点，为中医学理论特别是藏象学说的发展做出了贡献。对脾肾的治疗主张“治先天根本，则有水、火之分。水之不足者用六味丸，壮水之主以制阳光；火不足者用八味丸，益火之源以消阴翳”。其重视脾肾互济同治的学术观点，具有较大的理论意义和实践价值。

明清时期温病学说的形成和发展，是中医学理论的创新和突破。温病是对感受温邪所引起的一类外感急性热病的统称，多具有传染性和流行性。温病学说源于《黄帝内经》《难经》和《伤寒杂病论》，宋金元时期开始脱离伤寒学说体系，明清时期已逐渐成为一门独立学科。吴有性、叶桂、薛雪、吴瑭、王士雄等医家对温病的理论、实践的创新发展做出了卓越贡献。

明代吴有性（字又可）著《温疫论》，创立了“戾气学说”，提出了温病的病因是“戾气”，而非一般六淫病邪，其传染途径是从口鼻而入，相互传染、广泛流行，症状、病程多类似。

清代叶桂（字天士）著《温热论》，创立了温热病的卫气营血辨证理论，阐明了温热病发生发展的规律，详述辨舌、验齿、辨斑疹与白㾦等在温病诊断上的意义，对温病学说的发展起着承前启后的作用。

清代薛雪（字生白）著《温热条辨》，创立了温热病的湿热病因理论。阐述了湿热病的发病机制、证候演变及辨证论治等方面，为温病理论的深入发展做出了一定贡献。

清代吴瑭（字鞠通）著《温病条辨》，创立了温热病的三焦辨证理论。把温病传变与脏腑病机联系起来，补充和完善了卫气营血辨证，提出了温病不同阶段的治疗方剂，使温病学说在理、法、方、药中得到进一步发展。

清代王士雄（字孟英）著《温热经纬》《霍乱论》等，以《黄帝内经》和《伤寒论》之理论为经，以叶桂、薛雪等诸家之说为纬，提出"新感""伏邪"两大辨证纲领，强调审同察异、灵活施治，进一步充实了温病的发病机制和辨证施治理论。

清代王清任重视解剖，著有《医林改错》一书，改正了古医书在人体解剖方面的某些错误，并发展了瘀血理论及血瘀病证的治疗方法，对中医基础理论的发展亦有一定的贡献。

此外，在药物学研究方面，明代李时珍所著的《本草纲目》最具代表性。《本草纲目》载中药1892种，全面总结了16世纪以前我国药物学研究的成就，是一部内容丰富、影响深远的医药学巨著。

4. 近代与现代（1840年以后） 近代（1840~1949年），随着西方科技和文化传入，西医学也传入我国，形成了中西医并存的局面。中医学理论的发展呈现出了两种趋势。一是继续收集和整理前人的学术成就，以丰富中医学的传统理论，如20世纪30年代曹炳章主编的《中国医学大成》，是一部集古今中医学之大成的巨著；二是出现了中西汇通的学术流派，以唐宗海、朱沛文、恽铁樵、张锡纯等为代表，认为中西医各有所长，试图将中西医学术加以汇通，从理论到临床病证及治疗用药均提出了一些汇通中西医的见解，对后人有较大的影响。张锡纯所著的《医学衷中参西录》，就是中西医汇通的代表作。

现代（1949年以后），党和国家十分重视中医药事业的发展，先后制定了一系列正确的方针、政策、法规以扶持中医药事业的发展。为了继承和发扬中医药学这一优秀民族文化遗产，培养优秀中医药人才，自1956年起在全国各地相继成立了中医药院校、中医医院和中医药科研机构，各种版本的中医学统编教材相继问世。随着中医医疗、教学、科研水平的不断提高，中医理论体系也得到了进一步的发展和完善。

目前，中医药已成为我国卫生事业的一个重要组成部分，在继承发扬中医药优势特色的基础上，充分利用现代科学技术，以满足时代发展和人民群众日益增长的医疗保健需求，在保障人民健康和防治疾病方面发挥着越来越大的作用。同时，中医药在世界范围的传播与影响日益扩大，中医药医疗、教育、科研和产品开始全面走向国际。

中医学理论的继承和创新是永恒主题。继承是创新的基础，继承的目的是创新。必须高度重视继承，才能更好地推动中医学传统理论的发展和创新；创新是中医学长远发展的需求，是中医学新观点、新理论、新技术产生的源泉。中医药已迈入全面发展的新时代，我们要多措并举贯彻落实《中华人民共和国中医药法》及中国共产党第二十次全国代表大会精神，传承精华，自信自强、守正创新，挖掘中医学本质，探索其规律，运用现代科学技术手段，在学术发展中不断传承和创新的中医学，发挥中医学原创优势、推动我国生命科学实现创新突破，弘扬中华优秀传统文化、增强民族自信和文化自信，为造福全人类健康事业做出更大更新的贡献。

三、中医学理论体系的主要特点

中医学理论体系的主要特点包括整体观念和辨证论治。

（一）整体观念

整体观念，是中医学认识人体自身以及人与外界环境（自然环境、社会环境）之间完整性和统一性的学术思想。

整体观念是古代唯物论和辩证法思想在中医学中的体现，是中医学基础理论和临床实践的指导思想。中医学认为，人体是一个有机整体，人与外界环境之间相关联、相统一。人体的各个组成部分之间，结构上不可分割，功能上相互为用，病理上相互影响；人生活在自然和社会环境中，自然环境、社会条件必然会影响着人体的生理功能和病理变化。整体观念贯穿于中医学的生理、病机、诊断、辨证、防治、养生等整个理论体系方面。

1. 人体是一个有机整体

（1）生理功能的整体性　主要体现在五脏一体观、形神一体观、精气神一体观。

①五脏一体观：中医认为人体是由五脏、六腑、五体、五官、九窍等构成，它们以五脏为中心，通过经络系统的联络作用，构成了人体的五个系统（表绪-1）。五脏之中，又以心为最高统帅，心对人的生命活动起着主宰作用。五个系统之间具有结构的联系性和生理功能的统一性，相互促进、相互制约，共同维持人的生命活动的正常运行。中医的这种以五脏为中心的结构与功能统一的观点，称"五脏一体观"。

表绪-1　人体五脏系统

	五脏	五腑	五体	官窍	经脉
心系统	心	小肠	脉	舌	手少阴心经　手太阳小肠经
肝系统	肝	胆	筋	目	足厥阴肝经　足少阳胆经
脾系统	脾	胃	肉	口	足太阴脾经　足阳明胃经
肺系统	肺	大肠	皮	鼻	手太阴肺经　手阳明大肠经
肾系统	肾	膀胱	骨	耳　二阴	足少阴肾经　足太阳膀胱经

②形神一体观：中医认为人的形体与精神是生命的两大要素，二者相互依存、相互制约，是一个有机的整体。形，指人的形体结构和生命物质；神，指人的精神意识思维活动，是生命活动的主宰和总的外在表现。形是神的藏舍之处，神是形的生命体现。正常的生命活动，形与神相互依附、不可分离。中医的这种形体与精神结合统一的观点，称"形神一体观"。

③精气神一体观：中医认为人的生命活动依靠物质、功能共同维系，精，指维持人体生命的基本物质；气，指人体生命中的各种功能；神，是人体生命活动的主宰和整体表现。精、气、神为人之"三宝"，三者之间相互化生、相互滋养，而神则统驭精和气。中医的这种精气神之间的统一观点，称"精气神一体观"。

（2）病机变化的整体性　中医学善于从整体的角度分析疾病的发生、发展、变化规律。

人体各组成部分在生理上紧密联系、完整统一，因而内部脏腑与外在的形体官窍皮毛，在病变时可以相互影响、相互传变，即局部病变可以是整体生理功能失调的反映，局部病变也可以影响到整体生理功能，局部与局部之间也可以相互影响。如内脏有病，会反映在相应的形体官窍；形体官窍有病，也会影响到脏腑；脏腑之间有病，亦会相互影响。如：心火上炎，则舌体溃烂、疼痛、舌尖红赤等，这是内脏有病对官窍的影响；皮毛感受风寒邪气，除引发恶寒、发热、脉浮等症外，还可使肺气失宣肃，发生咳嗽，这是皮毛发病影响到了内脏；肝气郁滞，横逆犯脾，出现食欲降低、脘腹胀满等，这是肝病影响到了脾。

所以，中医学总是把局部与整体统一起来分析疾病的病理机制，既重视局部病变和相关脏腑的关系，又重视病变与其他脏腑之间的关系，从整体上来认识和把握脏腑间的疾病传变规律。

（3）诊断防治的整体性　中医注重从整体观念出发诊断疾病，采用"司外揣内"的方法，通过观察外在形体、官窍、舌、脉等的变化，推测内在脏腑的病理变化，做出正确诊断。中医传统诊察疾病的方法，都是中医学整体观念的具体体现。治疗疾病时，中医学不仅注意病变的局部表现，更强调脏、腑、官、窍之间的联系和五脏之间的相互影响，从整体观念出发，确立治疗原则和方法。如口舌生疮，用清心泻小肠的方法治疗。

（4）养生康复的整体性　中医养生主张形神共养、中医康复主张形神共调，都是考虑到形神统一的体现。

2. 人与外界环境的统一性 外界环境包括自然环境和社会环境，两者均是人类赖以生存的必要条件，环境的变化影响着人的功能活动。中医学强调人体内外环境的协调统一，不仅认为人体本身是一个有机整体，即人体内部环境的统一性，而且还注重人与外界环境的统一性。

（1）人与自然界的统一性 人生活在自然界中，自然界存在着人类赖以生存的必备条件。自然界的各种变化可直接或间接地影响人体，使人体相应地产生各种反应。在生理范围未出现病变的是生理的适应性，超越了这个范围出现病变的是病理反应。这种“天人一体观”，即是人与自然界的统一性。

1）自然环境对人体生理的影响：自然环境主要包括自然气候和地理环境，古人称“天地”。人生活在不断运动变化的自然环境中，人体的生理功能、机体活动也必然受其影响而产生相应的变化。

①季节气候的影响：在一年四季中，有春夏秋冬的温热凉寒的气候变化，自然界的生物会出现春生、夏长、秋收、冬藏等相应的变化。人体也随之变化而适应。如在天气炎热时，出汗多以促进散热；天气寒冷时，出汗少以保温，同时出现小便量多以排出体内多余的水液。同样，在不同季节气候的影响下，人体内气血的运行也有适应性改变。如脉象可随季节不同出现春弦、夏洪、秋毛（浮）、冬石（沉）的变化。

②昼夜晨昏的影响：一日之内昼夜晨昏的更替发生节律性的变化，人体也随之变化而适应。《素问·生气通天论篇》说：“故阳气者，一日而主外，平旦人气生，日中而阳气隆，日西而阳气已虚，气门乃闭。”人体这种阳气白天趋于体表、夜间潜于内里的运动，造就了人类日出而作、日落而息的生活规律，这都反映了人体受昼夜阴阳二气的盛衰变化影响而出现的适应性调节。

③地域环境的影响：地域环境主要指地势的高低、地域性气候、水土、物产及风俗习惯等。地域气候的差异，地理环境、水土物产的不同，人们的生活方式、饮食习惯等也有差异，在一定程度上也影响着人体的生理功能，进而影响人的体质。如，江南气候多湿热，则人体腠理多疏松、体格多瘦削；西北气候多燥寒，则人体腠理多致密、体格多壮实。长期居住在特定地理环境之中的人，一旦易地而居，常出现“水土不服”，但不久也会逐渐适应。说明地域环境对人体生理功能有影响，人体也有适应自然环境的能力。

2）自然环境对人体病理的影响：人类适应自然的能力是有限度的。如果自然环境发生异常变化，超过人体的适应能力，或机体的调节功能失常，不能适应自然环境的变化时，人体就容易发生疾病。

①季节气候的影响：不同季节的气候变化都有其特点，受其影响，常可发生一些季节性多发病或时令性流行病。如春季多温病，夏季多腹泻，秋季多疟疾，冬季多伤寒等。还有某些疾病常因气候剧变或季节交替而诱发或加重。如关节疼痛的病证，常在寒冷或阴雨天气时加重。

②昼夜变化的影响：昼夜的变化，对疾病也有一定影响。一般病证大多是白天较轻，傍晚加重，夜间最重，故《灵枢·一日分为四时》说：“夫百病者，多以旦慧、昼安、夕加、夜甚。”这是因为早晨、中午、傍晚、夜间，人体阳气随着自然界阳气变化出现生、长、衰、入的规律，从而影响到邪正斗争，病情也呈现出慧、安、加、甚的起伏变化。

③地域环境的影响：不同的地域环境，既可导致人群体质的差异，也可因气候、水土的因素而形成不同性质的致病因素，导致地域性的多发病与常见病。如克山病、血吸虫病、瘿瘤等，均有其地域性的发病特点。

3）自然环境对疾病防治的影响：自然环境的变化时刻影响着人的生命活动和病理变化，必然也影响着疾病的防治。因而在养生防病中必须顺应自然规律，在疾病治疗中遵循因时因地制宜的原则。

中医养生强调，人的生命活动要遵循自然界的客观规律，适应一年四季气候的变化，从而制定了顺应自然、顺应四时的养生原则，以达到避邪防病、保健延年的目的。“法于四时”“四气调神”“春夏养阳，秋冬养阴”“虚邪贼风，避之有时”等“天人相应”的思想一直对养生有重大的指导意义。“因时制宜”“因地制宜”是中医重要的治疗原则之一。正如《素问·六元纪大论篇》中说：“用热远热，用温远温，用寒远寒，用凉远凉。”

（2）人与社会环境的统一性　人是社会中的一员，具备社会属性。人生命活动必然受到社会环境的影响。在人类的社会活动中，政治、经济、文化、宗教、法律、人际关系、婚姻等社会因素，通过与人的信息交换影响着人体的各种生理、心理和病理变化；同时人也在与社会环境的交流中，维持着生命活动的稳定有序与协调平衡。

社会环境和社会背景不同，影响着人的心身功能与体质。一般来说，良好的社会环境、和谐的人际关系，可使人精神振奋，勇于进取，有利于心身健康；而恶劣的社会环境，如社会动荡、家庭纠纷、邻里不和、亲人亡故、人际关系紧张等，可使人的安全感与稳定感低下或缺失，导致精神压抑、紧张、恐惧等，从而破坏人体原有的生理和心理的协调和稳定，引发某些身心疾病，或使某些原发疾病加重或恶化，甚至死亡。

社会环境的改变对人的精神情志的影响较为明显和严重。因此，在预防和治疗疾病时，要尽量避免不利的社会因素对人的精神刺激，创造有利的社会环境，获得有力的社会支持；同时，还可通过精神调摄提高人对社会环境的适应能力，以维持身心健康，预防疾病的发生，并促进疾病向好的方面转化。

值得注意的是，随着现代社会的发展和生活水平的提高，出现了竞争激烈等许多社会问题的困扰，致使心身紧张因素也日趋多样化，社会因素在疾病的发生和发展变化中所起的作用也越来越显著。在整体观念的指导下，用中医学的理论和方法研究社会因素对生命、健康和疾病的影响，是社会发展给中医学带来的新课题。

（二）辨证论治

辨证论治是中医学诊断疾病、治疗疾病的基本原则，是中医学对疾病进行的一种特殊辨析判断和处理的方法，也是中医学的基本特点之一。

1. 症、证、病的基本概念

（1）症　即症状和体征，是机体发病而表现出来的异常状态，是患者自身的各种异常感觉与医者所诊查的各种异常表现。如发热、头痛、咳嗽、烦躁、面红等，都属症的概念。症是判断疾病、辨识证候的主要依据，但其仅仅是疾病的个别表面现象，尚不能完全反映疾病的本质。相同的症可由不同的致病因素引起，其病变机制不尽相同，可见于不同的疾病和证候。孤立的症不能反映机体病变的本质，因而不能作为治疗的依据。

（2）证　即证型，是疾病过程中某一阶段或某一类型的病因、病位、病性、病势等内在病机本质的概括。如风寒表实证、脾肾阳虚证、心脉痹阻证等都属证的概念。证是对病机的高度概括，涵盖了反映疾病本质的原因、部位、性质、发展趋势等要素。

证候，即证的外候，是疾病过程中某一阶段或某一类型的内在病机本质的外在反应状态。这种反应状态表现为临床可被观察、检查到的一组相对固定、有机联系的、能揭示疾病本质的症状和体征。如心悸失眠、头晕健忘、面色萎黄、食少便溏、经血量少色淡、舌质淡、脉细弱，属于心脾两虚证的证候表现。

（3）病　即疾病，指有特定的致病因素、发病规律和病机演变的一个完整的异常生命过程，常有较固定的一系列的临床症状和体征、诊断要点、与相似疾病的鉴别点等。疾病概括反映的是一种全过程的总体属性、特征和规律。如感冒、麻疹、痢疾、消渴、中风等属疾病的概念。

症、证、病三者既有区别又有联系。症是证和病的基本要素，是证、病的外在表现；证和病都由症构成，是对一组或一系症的概括。有内在联系的症状和体征组合在一起即构成证，反映病在某一阶段或某一类型的病变本质；不同的相关联的证贯穿起来，便是疾病的全过程。一种疾病由多个不同的证组成，而同一证可见于多个不同的疾病中。

岗位情景模拟 1

王某，男，71岁，退休干部。自60岁退休时出现头晕、头痛加剧，耳鸣耳聋，腰酸膝软，头重脚轻，急躁易怒，失眠多梦，目赤胀痛。舌尖边红，苔少，脉弦细而数。血压：174/116mmHg。

中医诊断：眩晕（肝肾阴虚）；西医诊断：高血压。

问题与思考

本案例中的病、证、症各是什么？

答案解析

2. 辨证论治的基本概念 辨证论治，是根据中医理论分析疾病的临床资料辨别证型，确定治则治法及方药，并付诸实施的过程。辨证论治分为辨证、论治两个阶段。

（1）辨证 即辨别证候，就是运用中医学理论对四诊（望、闻、问、切）所收集的病情资料进行分析、综合，辨清疾病的原因、部位、性质和发展趋向，然后概括、判断为某种性质的证的过程。辨证的内容包括辨病因、辨病位、辨病性、辨病势四个方面。

①辨病因：即辨别病证的原因。通过分析疾病的症状和体征，探求疾病发生变化的原因。既有病因类别，也有病变机制。如风寒表实证的原因是“风寒”之邪，心脉痹阻证的原因是“心脉痹阻不通”的病理变化。

②辨病位：即辨别病证的部位。通过分析疾病的症状和体征，探求疾病发生变化的部位。既有表里浅深之分，也有脏腑归属之别；既有气血津液之分，也有经络连属之别。如风寒表实证的病位在“表”，心脉痹阻证的病位在“心”，血瘀证的病位在“血”。

③辨病性：即辨别病证的性质。通过分析疾病的症状和体征，探求疾病发生变化的性质。既有阴阳寒热之分，也有体质虚实之别。辨清疾病的寒热虚实性质，是辨证的关键。如风寒表实证的病性是“寒”与“实”，心脉痹阻证的病性是“实”，脾肾阳虚证的病性是“虚”。

④辨病势：即辨别病证的变化趋势。通过分析疾病的症状和体征，探求疾病发展变化的趋势及转归。疾病一般都有一定的发展变化规律，也称为传变规律。如外感疾病有由表入里的传变、六经传变、卫气营血传变等，内伤杂病有脏腑间传变、精气血津液间传变。如风寒表实证失治误治可病传阳明、少阳，甚至直中太阳；肝气郁滞证常易病传脾胃，导致运化失司。掌握病证传变规律，辨别病证传变趋势，可以预测病证的演变，从而提高辨证的准确性。

（2）论治 又称施治，就是针对病证确立治疗原则、治疗方法及治疗用药，选择适当的治疗措施来处理疾病的思维和实践过程。证候概括了疾病的病因、病位、病性和病势，能反映出疾病发展过程中某一阶段病理变化的本质，也是治疗疾病解决的问题关键所在。所以，中医学将证候作为确定治法、处方遣药的依据。论治的过程一般分为因证立法、随法选方、据方施治三个步骤。

①因证立法：即依据辨别的证候确立治则治法。准确有效的论治是根据辨证的结果确定的。如风寒表实证，当以祛除表寒之邪为原则，用辛温解表法治疗。

②随法选方：即依据治则治法确定相应的治疗方案，包括治疗用药、治疗手段和措施。如风寒表实证，用麻黄汤或荆防败毒散治疗。治疗用药要明确所用方剂及其药物组成、用量、用法，治疗手段和措施包括药物的内服外用、针灸、推拿、按摩、牵引、拔罐、手术等。

③据方施治：即依据处方予以实施治疗，是治疗用药、治疗手段和措施的具体应用，是论治的最后环节，也是关键环节。施治的准确性、规范性直接影响治疗效果。

（3）辨证与论治的关系　辨证与论治，是中医诊治疾病过程中相互联系、不可分割的两个方面。辨证是论治的前提和依据，论治是辨证的延续和目的。通过施治的效果，可以检验辨证是否正确。因此，辨证论治是理论和实践相结合的体现，是理、法、方、药理论体系在临床上的具体应用，也是中医临床诊治疾病的基本原则。

3. 辨证与辨病的关系　辨证、辨病，都是中医认识疾病的思维过程。辨证与辨病都是以患者的临床表现为依据，辨证侧重于对疾病过程中某一阶段病变本质特点的把握，辨病侧重于对疾病全过程的本质特点的把握。

中医认识并治疗疾病以辨证论治为基本原则，临床实践中在强调辨证论治的同时，运用辨病与辨证相结合的方法，以从不同的角度对疾病有一个更准确、更全面的把握。运用辨病思维来确诊疾病，对某一病的病因、病变规律和转归预后有一个总体的认识；再运用辨证思维，对该病当时的病变表现进行辨析，从而确立该病当时的“证”，然后根据“证”来确定治则治法和处方遣药。也就是“既辨证又辨病，以辨病为先，以辨证为主”。

4. 病治异同　中医认为，同一疾病在病变发展的过程中可以出现不同的证候，即“同病多证”；不同疾病在各自病变发展过程中又可能出现相同的证候，即“多病同证”。中医强调辨证论治，所以在治疗疾病时就可以分别采用“同病异治”“异病同治”的原则。

（1）同病异治　指同一种疾病，由于发病的时间、地区及患者体质不同，或所处疾病的阶段或类型不同，致其反映出的证候不同，因而治疗有异。如麻疹在不同的病变阶段有不同的证，其治法也不同。发病初期，皮疹未透，治宜发表透疹；中期病邪入肺则须清解肺热；后期正气损伤又须养阴清热。

（2）异病同治　是指不同的疾病，在其各自病变发展过程中，出现了性质相同的证，则治疗方法也就相同。如脱肛、子宫下垂、胃下垂等不同的病，如果同时表现出中气下陷证候，则都可以用补中益气、升提中气的方法治疗。

总之，辨证、论治是中医学诊治疾病过程中相互联系、不可分割的两个方面，是针对复杂疾病发展过程中各种不同性质的矛盾，用准确有效的方法去解决的原则遵循，是中医理、法、方、药在临床上具体运用的基本原则。

四、《中医基础理论》的主要内容和学习方法

（一）主要内容

《中医基础理论》主要是阐述人体的生理、病理、病因、病机以及疾病的防治原则等基本理论、基本技能的综合性学科，主要内容包括中医学的哲学基础、中医学对正常人体的认识、中医学对疾病的认识、中医学防治和康复原则等内容。

1. 中医学的哲学基础　包括精气学说、阴阳学说、五行学说，是中医学的主要哲学思想，是中医学方法体系构建的思想基础。主要介绍精气学说、阴阳五行学说的基本概念、基本内容及在中医学中的应用。

2. 中医学对正常人体的认识　包括藏象、精气血津液神、经络学说和体质。这些内容是中医基础

理论的核心，本教材作了较详细的介绍。

（1）藏象　是研究人体各脏腑等结构的生理功能、病理变化及其相互关系，以及与外界环境相互关系的学说，是中医理论体系的核心。课程重点论述脏腑的生理功能及脏腑之间的相互关系。

（2）精气血津液神　主要阐述精气血津液神的基本概念、生成、功能、相互关系及其与脏腑之间的关系。

（3）经络学说　是研究人体内经络系统的组成、生理功能、病理变化及其与脏腑相互关系的学说。重点介绍十二正经和奇经八脉的概念、分布、走向与交接规律及循行概况，经络的生理功能及应用。

（4）体质　是研究体质的形成、特征、类型及其与健康、疾病关系的学说。主要介绍体质的概念、形成、类型及体质学说在中医学中的应用。

3. 中医学对疾病的认识

（1）病因　是关于致病因素的性质及致病特点的理论。主要介绍六淫、疠气、七情内伤、饮食失宜、劳逸失度、病理产物（痰饮、瘀血、结石）等致病因素。

（2）病机　是疾病发生、发展与变化的机制。主要阐述发病的机制及邪正盛衰、阴阳失调、气血失常等基本病机理论。

4. 中医学防治和康复原则　是关于疾病防治和康复的基本原则。主要介绍治未病的预防思想，阐述治病求本、扶正祛邪、调整阴阳、三因制宜等治疗原则，并简述康复的基本原则。

（二）学习方法

《中医基础理论》是学习中医学的入门课程，又是学习中医学各门课程的基础，所以必须认真学习，明确学习目的，掌握有效的学习方法。

1. 有明确的学习目的　即为了继承和发扬中医药学，为人民健康服务；充分认识基础理论和基本技能的重要性，以严谨的治学态度，掌握各具体学习环节。

2. 注意理论联系实际　中医基础理论来源于医疗实践，又指导着医疗实践，因此在学习过程中，应坚持理论联系实际，参加临床见习、病案分析、课堂讨论等教学活动。正如中国共产党第二十次全国代表大会报告指出，坚持学思用贯通、知信行统一。经过实践—认识—再实践—再认识的过程，循环往复，不断充实和提高中医理论水平。

3. 强化理解与记忆　中医基础理论的基本理论知识较多，学习起来比较枯燥乏味。在学习过程中要运用中医的科学思维方法，善于思考，在理解中增强记忆，在熟记的同时加深理解。

4. 处理好中医与西医的关系　二者是两个不同的医学理论体系，各有自己的特点和优势，在学习过程中要以科学求实的态度，处理好二者关系，努力掌握好中医学的基本理论知识和基本技能，为学好中医药学专业其他相关课程打下扎实的基础。

目标检测

答案解析

一、单项选择题

1. 为中医学奠定理论基础的古典医籍是（　）

A.《难经》　B.《神农本草经》　C.《黄帝内经》　D.《伤寒杂病论》　E.《本草纲目》

2. 我国现存最早的药物学专著是（　）

A.《新修本草》　B.《神农本草经》　C.《备急千金要方》　D.《本草备要》　E.《本草纲目》

3. 我国历史上第一部由国家颁行的药典是（　）

A.《备急千金要方》　B.《神农本草经》　C.《新修本草》

D.《本草纲目》　E.《三因方》

4. 人体生命活动的主宰是（　）

A. 肝　B. 心　C. 脾　D. 肺　E. 肾

5. 人体的脉象常随季节的变化而有不同的表现，春季的表现是（　）

A. 洪　B. 浮　C. 弦　D. 沉　E. 数

二、多项选择题

1. “金元四大家”包括（　）

A. 刘完素　B. 张从正　C. 李杲　D. 叶天士　E. 朱震亨

2. 中医理论体系初步形成的标志是哪几部著作的成书（　）

A.《内经》　B.《脉经》　C.《伤寒杂病论》　D.《神农本草经》　E.《难经》

3. 中医学理论体系的主要特点有（　）

A. 整体观念　B. 唯物论　C. 审因论治　D. 辨证论治　E. 辩证法

4. 下列体现“证”的内在本质的有（　）

A. 病因　B. 病性　C. 病位　D. 病势　E. 病程

5. 下列属于症状的有（　）

A. 发热　B. 头痛　C. 感冒　D. 恶寒　E. 咳嗽

三、名词解释

1. 整体观念
2. 辨证论治
3. 病
4. 证
5. 症

四、问答题

1. 中医学整体观念的体现有哪些？
2. 简述辨证与论治的关系。
3. 如何理解“病治异同”？

（徐迎涛）

书网融合……

知识回顾

习题

第一章　哲学基础

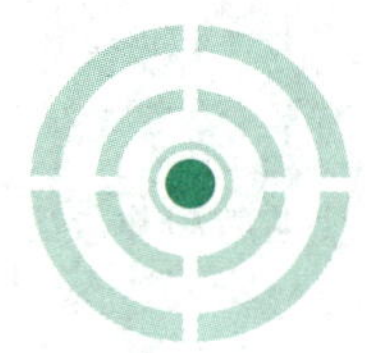

学习目标

知识要求：

1. 掌握阴阳的基本概念和阴阳学说的基本内容；五行的基本概念和五行学说的基本内容；精与气的哲学概念和精气学说的基本内容。

2. 熟悉精气学说、阴阳学说、五行学说在中医学中的应用。

3. 了解精气学说、阴阳学说、五行学说的形成和发展。

技能要求：

1. 熟练掌握对事物和现象的阴阳属性进行分属以及对常见事物和现象进行五行归类的技能。

2. 学会应用精气学说、阴阳学说和五行学说解释人体生理现象与病理变化，指导养生防病、确定治则治法。

精气学说、阴阳学说和五行学说是古人用以认识自然和解释自然的世界观和方法论，是我国古代的唯物论和辩证法，是对中医学理论体系的形成和发展产生重大影响的古代哲学思想，也是中医学最重要的思维方法。

中医学理论体系形成于战国至秦汉时期，这一时期，“诸子蜂起，百家争鸣”，中国古代哲学得以长足发展，精气学说、阴阳学说和五行学说，盛行于历法、天文、气象、地理、军事、政治、农业等各个自然和社会科学领域，对中医学理论体系的形成和发展也产生了极为深刻的影响。

古代医学家们在长期医疗实践的基础上，将精气学说、阴阳学说和五行学说的基本观点和方法运用于医学领域，借以阐释人体的生理功能及病理变化，并用以指导疾病的诊断和治疗，从而成为中医学理论体系的重要组成部分。

PPT

第一节　精气学说

精气学说，是研究精气的内涵及其运动变化规律，并用以阐释宇宙万物的构成本原及其发展变化的一种古代哲学理论。中医学理论体系形成于先秦、秦汉时期，受到了盛行于此时的精气学说的深刻而广泛的影响。

一、精与气的基本概念

精与气的概念在古代哲学中基本上是同一的，都是指存在于宇宙中的无形且运行不息的极细微物质，是宇宙万物的共同构成本原。二者的产生来源不同，其内涵的形成和发展也稍微有些区别。

（一）精的基本概念

精，又称“精气”，在中国古代哲学中，一般泛指气，是指充塞于宇宙中的无形且运行不息的极细微物质，是宇宙万物的共同构成本原；在某些情况下专指气中的精粹部分，是构成人类的本原。

精气的概念源于“水地说”。古人通过长期观察，认为地中之水是万物赖以生长发育之根源，在“水地说”的基础上引申出“精”的概念，嬗变为精为万物之源的认识。如《周易·系辞》中言“精气为物”，认为宇宙万物由精气构成。精有时也指气中的精华部分，如《淮南子·精神训》说“烦气为虫，精气为人”。

（二）气的基本概念

在中国古代哲学中，气是指存在于宇宙中的不断运动且无形的极细微物质，是宇宙万物的共同构成本原。

气的概念源于“云气说”。云气是气的本始含义，如《说文解字》说：“气，云气也。”古人运用“取物观象”的思维方法，“近取诸身，远取诸物”，将直接观察到的云气、风气、水气及呼吸之气等加以概括、提炼，抽象出气的一般概念：气是无形而运行不息的极细微物质，是宇宙万物生成的本原。

课堂互动 1-1

同学们，你们知道中国古代哲学如何解释人的产生吗？

答案解析

二、精气学说的基本内容

（一）精气是构成宇宙的本原

宇宙中的万事万物都是由精气构成的，《庄子·知北游》说：“通天下一气耳。”

宇宙之初是一种混混沌沌的状态，只有一种物质，即气，由精气的不断运动变化，产生了天地阴阳二气。即所谓“积阳为天，积阴为地”（《素问·阴阳应象大论篇》）。天之阳气下降，地之阴气上升，二气交感相错于天地之间，氤氲和合而化生了天地间的万物。《周易·咸》说：“天地感而万物化生。”

精气有两种存在状态：一种是弥散而剧烈运动的状态，是精气的基本存在形式，称之为“无形”；另一种是凝聚而相对稳定的状态，称之为有形，也称“形质”。习惯上把弥散状态的气仍称为“气”，把有形质的实体称为“形”。形与气之间可以相互转化，无形之气凝聚而成有质之形，有形之质弥散复归于无形之气，故《医门法律》说：“气聚则形存，气散则形亡。”

（二）精气的运动与变化

精气的运动，称为气机。气运动的形式多种多样，但基本的主要有四种：升、降、出、入。升，即由下向上的运动；降，即由上向下的运动；出，即由内向外的运动；入，即由外向内的运动。这些运动，从不停歇，升与降、出与入虽然是对立的，但正常情况下，始终保持着相对的、动态的平衡。由于精气的运动，使得由精气构成的宇宙万物处于不停的运动变化之中。自然界一切事物的发生发展变化，都是精气运动的结果。

通过精气的运动产生各种变化的过程，称为气化。气化的表现形式主要有四种：气与形之间的转化、形与形之间的转化、气与气之间的转化、有形之体自身的不断更新变化。气化过程分为“化”与“变”两种不同的类型。《素问·天元纪大论篇》说：“物生谓之化，物极谓之变。”化，是指气的运动所促成的事物的生长，类似于现代所说的“量变”；变，是指气的运动所促成的事物发展到极点后向其反面的转化，类似于现代所说的“质变”。

气的运动是气化的前提和基础，没有气的运动就无所谓气化，而在气化的过程中始终寓有气的各种形式的运动。气的运动一旦停止，各种变化也就终止，宇宙就失去了生生之机。

（三）精气是天地万物的中介

精气是天地万物生成的本原，无形之精气又充斥于天、地、万物之间，且这无形之精气还能渗入有形实体，与已构成有形实体的精气进行各种形式的交换活动，因而精气可成为天地万物相互联系、相互作用的中介性物质，使天、地和万物联系成为一个整体。人是宇宙万物之一，故也是这个整体的一部分。

由于精气的中介作用，使万物得以相互感应。事物间的相互感应是自然界普遍存在的现象。如乐器共振共鸣、磁石吸铁、日月吸引海水形成潮汐等，都是以气为中介而相互感应的自然现象。

（四）天地精气化生为人

《素问·宝命全形论篇》说：“人以天地之气生”“天地合气，命之曰人”。《淮南子·精神训》说：“烦气为虫，精气为人。”人不但是由天地阴阳二气相结合而产生的，而且，化生人的气是气中最精粹的部分。《庄子·知北游》说：“人之生，气之聚也。聚则为生，散则为死。”可见，人的生命过程，也就是精气的聚散过程。

三、精气学说在中医学中的应用

中国古代哲学的精气学说渗透到中医学的各个领域，对中医学的形成与发展，尤其是对中医学精气生命理论和整体观念的构建，产生了深刻的影响。

（一）构建中医学精气生命理论

1. 对中医学精学说建立的影响 中医学中的精，是指贮藏于脏腑中的液态精华物质，是构成人体和维持人体生命活动的最基本物质，包括禀受于父母的先天之精和脾胃运化的后天水谷之精。

精气学说认为，精是构成宇宙万物的本原。中医学认为，精是人的形体和精神的化生之源，是构成人体和维持人体生命活动的最基本物质。人体的各脏腑形体官窍，均由精所化生，推动和调控人体生命活动的气与神也由精化生。

2. 对中医学气理论形成的影响 中医学中的气，是指人体内活力很强、无形可见且运动不息的极细微物质，是构成人体和维持人体生命活动的基本物质之一。

中医学气概念的产生，虽然源于古人运用“观物取象”的观察思维方法，是通过对人体各种显而易见但至关重要的生命现象（如呼吸之气、身体热气、引导和气功锻炼时体内上下流动之气等）的观察、体悟、抽象和纯化而成，但也受到古代哲学中气学说的深刻影响。如古代哲学关于气是运动不息的，气的运动是推动宇宙万物发生、发展和变化的内在机制的认识渗透到中医学领域。中医学认为，人体之气的不断运动推动了人体的生命活动。中医学将古代哲学中的“精气学说”作为一种思维方法，类比人体内的各种气也有共同的化生之源，即一身之气由精化生，并与吸入的自然界清气相结合而成，人体内的各种气，包括元气、宗气、营气、卫气以及各脏腑和经络之气，都是一身之气的分化。古代哲学气学说认为天地之气的运动规律是天气下降，地气上升，阳降阴升，交感合和，协调有序；古代医家运用类比思维，认为人体之气的运动类同于天地之气，在下之气上升，在上之气下降，阴升阳降，协调共济，畅达有序。

（二）构建中医学整体观念

中医学的整体观念，即中医学对人体自身的完整性及人与自然、社会环境的统一性的认识。古代哲学的精气学说认为宇宙万物均是由精气构成，由于精气的中介作用，使宇宙万物之间得以密切联系、相互感应。中医学认为，人体内部的各个组成部分之间以及人与自然、社会环境之间通过气的中介作用同样密切联系，从而构成了人体自身的完整性，并使人与自然、社会环境相统一。

PPT

第二节　阴阳学说

阴阳学说，是研究阴阳的内涵及其运动变化规律，并用以阐释宇宙万物的发生、发展和变化的一种古代哲学理论。它是古人探索宇宙本质和解释宇宙变化的一种世界观和方法论，属于中国古代唯物论和辩证法的范畴。

阴阳的概念大约形成于西周。春秋战国时期，医学家们开始将阴阳的概念应用于医学领域，使阴阳学说成为中医学理论体系的重要组成部分，用以说明人体的生理功能、病理变化，并指导疾病的诊断与防治。阴阳是理解和掌握中医理论的一把钥匙，如《景岳全书·传忠录》说：“设能明彻阴阳，则医理虽玄，思过半矣。”

一、阴阳的基本概念和特性

（一）阴阳的基本概念

阴阳是宇宙中相互关联的事物或现象对立双方属性的概括。阴和阳，既可代表相互对立的事物，又可以代表同一事物内部所存在的相互对立的两个方面。

阴阳的最初含义是指日光的向背，向日为阳，背日为阴。由此可见，阴阳的最初含义是很朴素的，并不具备哲学上的含义。以后随着观察面的扩展，阴阳的朴素含义逐渐得到引申。如向日的地方温暖、明亮；背日的地方寒冷、晦暗。于是古人就以光明、黑暗、温暖、寒冷分阴阳。如此不断引申的结果，凡是自然界既相关联又属性相对的事物和现象都可以用阴阳对其属性进行划分，如天地、寒暑、上下、内外、日月、昼夜、水火、升降、动静、雌雄等，都可以用阴阳来概括。

阴和阳代表着相互对立，又相互关联的事物属性。一般来说，凡是运动的、外向的、上升的、温热的、明亮的、无形的、兴奋的，都属于阳；相对静止的、内守的、下降的、寒冷的、晦暗的、有形的、抑制的，都属于阴。阴和阳的相对属性引入医学领域，将人体内具有外向、中空、弥散、兴奋、温煦、推动、升举等特性的事物和现象统属于阳；将人体内具有内守、实体、凝聚、宁静、凉润、抑制、沉降等特性的事物和现象统属于阴。事物和现象的阴阳属性归类见表1–1。

表 1-1 事物和现象的阴阳属性归类

属性	空间（方位）	时间	温度	湿度	季节	重量	亮度	事物运动状态
阳	上 外 左 南 天	昼	温热	干燥	春夏	轻	明亮	化气 上升 兴奋 动
阴	下 内 右 北 地	夜	寒凉	湿润	秋冬	重	晦暗	成形 下降 抑制 静

古人通过长期观察，发现水与火这一对事物的矛盾最为突出、最为典型。水具有寒凉、幽暗、趋下等特性，可作为阴性事物或现象的代表；火具有温暖、光亮、向上等特性，可作为阳性事物或现象的代表，故《素问·阴阳应象大论篇》说："水火者，阴阳之征兆也。"

（二）阴阳的特性

1. 阴阳的抽象性 阴阳的抽象性是指阴阳不是指具体的事物或现象，而是抽象的属性概念。《灵枢·阴阳系日月》说："阴阳者，有名而无形。"《类经》言："阴阳者，一分为二也。"《局方发挥》曰："阴阳二字，固以对待而言，所指无定在。"

2. 阴阳的普遍性 阴阳的普遍性是指凡属于相互关联（又属性相对）的事物或现象，或同一事物内部的对立双方，都可以用阴阳对其各自的属性加以概括分析。宇宙中的一切事物和现象，都普遍存在着相互对立的阴阳两个方面；宇宙中一切事物和现象的发生、发展和变化，都是阴和阳的对立统一矛盾运动的结果。阴阳是自然界的根本规律。故《道德经》说："万物负阴而抱阳。"《素问·阴阳应象大论篇》说："阴阳者，天地之道也，万物之纲纪，变化之父母，生杀之本始，神明之府也。"

3. 阴阳的相关性 阴阳的相关性指用阴阳所分析的事物和现象，应该是在同一范畴、同一层次或同一交点，即相关的基础之上的。只有相互关联的一对事物或现象，或同一事物内部相互对立的两个方面，才能用阴阳加以概括，如上与下、左与右、男与女等。对不相关的事物或现象是不能划分阴阳的，如将白昼与桌子、人与马划分阴阳，是毫无意义的，甚至是荒唐的。

4. 阴阳的绝对性 事物阴阳属性的绝对性，主要表现在其属阴或属阳的不可变性和不可反称性。如水与火，水属阴，火属阳，火不能称为阴，水不能称为阳，水不论多热，对火来说，仍属阴；火不论多弱，对水来说，仍属阳。

5. 阴阳的相对性 阴阳的相对性指事物阴阳属性不是绝对的、一成不变的。事物的阴阳属性，是根据事物或现象不同的运动趋势、不同的功能属性、不同的空间和时间等，通过相互比较而归纳出来的。因此事物的阴阳属性，既具有绝对性的一面，又具有相对性的一面。若该事物的总体属性未变，或比较的对象或层次未变，它的阴阳属性是固定不变的。若该事物的总体属性发生了改变，或比较的对象或层次变了，则它的阴阳属性也随之改变，故事物的阴阳属性从某种意义上来说又是相对的。事物阴阳属性的相对性主要表现在以下三个方面。

其一，阴阳属性在一定条件下可以相互转化。在一定条件下，事物的阴阳属性可以发生相互转化，阴可以转化为阳，阳也可以转化为阴。如寒证和热证的转化：属阴的寒证在一定条件下可以转化为属阳的热证；属阳的热证在一定条件下也可以转化为属阴的寒证。病变的寒热性质发生变化，其证候的阴阳属性也随之改变。

其二，阴阳之中复有阴阳。属性相反的两种事物或一事物内部相互对立的两个方面可以划分阴阳，而阴阳双方中的任何一方又可以再分阴阳，即阴中有阳、阳中有阴。如昼为阳，夜为阴。白昼的上午与下午相对而言，则上午为阳中之阳，下午为阳中之阴；夜晚的前半夜与后半夜相对而言，则前半夜为阴中之阴，后半夜为阴中之阳。事物这种既相互对立而又相互联系的现象，在自然界是无穷无尽的。故

《素问·阴阳离合论篇》说："阴阳者，数之可十，推之可百，数之可千，推之可万。万之大，不可胜数，然其要一也。"

其三，阴阳属性随比较对象而变。事物的阴阳属性是通过对立双方比较而划分的。若比较的对象发生了改变，事物的阴阳属性可随之发生改变。如一年中的十月与七月比较，其气凉而属阴；若与十二月比较，则其气温而属阳。

二、阴阳学说的基本内容

阴阳学说的基本内容，包括阴阳的对立制约、互根互用、交感互藏、消长平衡和相互转化五个方面。

（一）阴阳的对立制约

阴阳的对立制约，是指属性相反的阴阳双方在一个统一体中的相互抑制约束、相互斗争和相互排斥。阴阳学说认为，自然界一切事物或现象都存在着相互对立的阴阳两个方面，如天与地、水与火、上与下、内与外、左与右、出与入、动与静、升与降、明与暗、寒与热、男与女，等等。阴阳双方的相互对立，主要表现在它们之间的相互制约、相互斗争。例如水可以灭火、火可以使水蒸发，温热可以驱散寒冷、寒凉可以降低高温。阴和阳之间相互对立制约的结果，维持了阴阳之间的动态平衡，促进了事物正常的发生、发展和变化。如春、夏、秋、冬四季有温、热、凉、寒的气候变化，是因为自然界阳热之气与阴寒之气对立制约的结果，春夏之所以温热，是因为春夏阳热之气上升抑制了秋冬的阴寒之气；秋冬之所以寒冷，是因为秋冬阴寒之气上升抑制了春夏的阳热之气。自然界阴阳的对立制约维持了四时寒暑更替的往复变化。人体的阴阳之间也是通过对立制约，维持着动态平衡，进而维持着生命活动的正常。《素问·生气通天论篇》说："阴平阳秘，精神乃治。"如人体有兴奋和抑制两种功能，兴奋属阳，抑制属阴，彼此相互制约。昼则阳制约阴，人处于兴奋清醒状态；夜则阴制约阳，人进入安静睡眠状态。人体阴阳对立制约的结果就有了昼寤夜寐的正常生命节律。

如果阴阳之间的对立制约关系失调，彼此之间的动态平衡遭到破坏，在自然界就会产生自然灾害，在人体就会产生疾病。如果阴阳双方中的一方过于亢盛，过度制约另一方，则会导致另一方的不足，即《素问·阴阳应象大论篇》所谓"阴胜则阳病，阳胜则阴病"；如果阴阳双方中的一方过于虚弱，对另一方制约不及，则会导致另一方相对亢盛，即通常所说的"阳虚则阴盛""阴虚则阳亢"。

（二）阴阳的互根互用

阴阳互根，是指阴阳之间具有相互依存、互为根本的关系，即阴依存于阳，阳依存于阴，双方均以对方的存在作为自己存在的前提和依据，任何一方都不能脱离另一方而单独存在。如上属阳、下属阴，没有上就无所谓下，没有下也就无所谓上。男属阳、女属阴，没有男就无所谓女，没有女也就无所谓男。

阴阳互用，指阴阳之间具有相互资生、促进和助长的关系。如《素问·生气通天论篇》说："阴者，藏精而起亟也；阳者，卫外而为固也。"意为藏于体内的阴精，不断地化生为阳气；保卫于体表的阳气，使阴精得以固守于内。《素问·阴阳应象大论篇》说："阴在内，阳之守也；阳在外，阴之使也。"意为阴为阳守持于内，阳为阴役使于外，阴阳相互为用，不可分离。

如果由于某些原因，使阴阳之间的互根关系遭到破坏，就会导致"孤阴不生，独阳不长"，甚至"阴阳离决，精气乃绝"（《素问·生气通天论篇》）。如果人体阴阳之间的互用关系失常，就会出现"阴损及阳"或"阳损及阴"的病理变化。

（三）阴阳的交感互藏

阴阳交感，是指阴阳二气在运动中相互感应而交合的过程。阴阳交感是万物化生的根本条件。精气是宇宙万物构成的本原，由于精气的自身运动而产生了相互对立的阴阳二气。阳气升腾而为天，阴气凝结而为地，天之阳气下降，地之阴气上升，天地阴阳二气相互作用，感应交合，产生宇宙万物。如《周易·咸》说："天地感而万物化生。"

阴阳交感是在阴阳二气运动的过程中进行的，没有阴阳二气的运动，也就不会发生阴阳交感。阴阳二气的运动是阴阳交感得以实现的基础，阴阳交感则是阴阳二气在运动中相互感应的一个过程（阶段），是阴阳二气在运动过程中的一种最佳状态，这种最佳状态的实现来自于阴阳二气在运动过程中的平衡协调，即古代哲学家所说的"和"。如《道德经·四十二章》说："道生一，一生二，二生三，三生万物，万物负阴而抱阳，冲气以为和。""冲气"，即运动着的和谐之气，阴阳二气在运动中达到和谐状态时就会发生交感作用，从而产生万物。

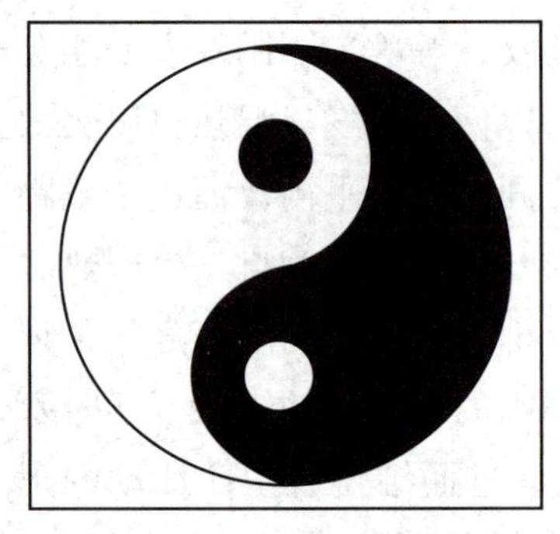

图1–1　阴阳太极图

本图所示阴阳对立、阴阳互藏、阴阳互根

阴阳互藏，是指相互对立的阴阳双方中的任何一方都包含着另一方，即阴中有阳，阳中有阴（图1–1）。宇宙中的任何事物都含有阴与阳两种属性不同的成分，属阳的事物同时含有阴性成分，属阴的事物也同时含有阳性成分。如《类经·运气类》说："天本阳也，然阳中有阴；地本阴也，然阴中有阳，此阴阳互藏之道。"事物或现象的阴阳属性是依据其所含属阴与属阳成分的比例大小而定的。

阴阳互藏是阴阳二气交感合和的动力根源。阴阳二气的升降运动而引起的交感相错、相互作用，是宇宙万物发生发展变化的根源。如《素问·六微旨大论篇》说："天气下降，气流于地；地气上升，气腾于天。故高下相召，升降相因，而变作矣。"而天之阳气为何能下降，地之阴气为何能上升，是因为天之阳气中包含有地之阴气，故天气在其所含地之阴气的作用下下降于地；地之阴气中寓有天之阳气，故地气在其所含天之阳气的作用下上升于天，如《周易·乾传》说："本乎天者亲上，本乎地者亲下。"所以说，阴升阳降而致天地二气交感相错的内在动力是阴阳互藏。

阴阳互藏又是构建阴阳双方相互依存、相互为用关系的基础和纽带。正因为阴中含阳，阴才能依存于阳，阴才能不断地资生、促进、助长阳；也正因为阳中有阴，阳才能依存于阴，阳才能不断地资生、促进、助长阴。若阴中无阳、阳中无阴，其相互依存关系就会遭到破坏，就变成"孤阴""独阳"，阴与阳之间也就失去了相互资生与相互促进的关系。如《素问·生气通天论篇》言"孤阴不生，独阳不长"，甚至"阴阳离决，精气乃绝"。

阴阳互藏也是阴阳消长与阴阳转化的内在依据，阴中寓阳，阴才有向阳转化的可能性；阳中含阴，阳才有向阴转化的可能性。阴中寓阳，其阴性成分才能逐渐（或突然）转化为阳性成分而表现为阴消阳长。当此阴性事物或现象在其内部的阴阳消长与伴随的转化中，其阴性成分仍然占较大比例时，此事物或现象的阴阳属性仍属阴。但若在其内部的阴阳消长与转化中，其阳性成分多于阴性成分而成为该事物或现象的主导成分时，该事物或现象的阴阳属性则转属阳性，此即所谓"阴转化为阳"；反之则"阳转化为阴"。因此阴阳的互藏互寓是事物或现象内部阴阳消长及事物或现象总体阴阳属性转化的内在根据。

（四）阴阳的消长平衡

消，即减少；长，即增加。阴阳消长是指一事物中所含阴与阳的量和阴与阳的比例不是一成不变的，而是不断地消长变化着。

阴阳消长是阴阳运动变化的一种形式，属于量变的过程。导致阴阳消长变化的根本原因是阴阳之间的对立制约和互根互用。阴阳消长的表现形式大体可以概括为四种类型（表1–2）。

表1–2 阴阳消长的四种类型比较

类型	消长变化机制	消长变化形式	临床意义举例
此长彼消	阴阳中的任何一方增加，制约另一方太过，使另一方减少	阴长阳消	阴胜则阳病
		阳长阴消	阳胜则阴病
此消彼长	阴阳中的任何一方减少，制约另一方力量减弱，使另一方增加	阴消阳长	阴虚则阳亢
		阳消阴长	阳虚则阴盛
此长彼长	阴阳中的任何一方增加，资生助长另一方，使另一方亦随之增加	阴长阳长	血充则气旺
		阳长阴长	气旺则血充
此消彼消	阴阳中的任何一方减少，无力资生助长另一方，使另一方亦随之减少	阴消阳消	阴损及阳
		阳消阴消	阳损及阴

1. 此长彼消 即阴长阳消，阳长阴消。这是因阴阳制约太过所致。以四时气候变化为例，从夏至秋及冬，气候由热逐渐转凉变寒，这是“阴长阳消”的过程；从冬至春及夏，气候由寒逐渐转温变热，这是“阳长阴消”的过程。以人体病理变化为例，疾病过程中出现的寒盛伤阳、热盛伤阴，即《素问·阴阳应象大论篇》所说的“阴胜则阳病，阳胜则阴病”，也是属于阴长阳消、阳长阴消的过程。

2. 此消彼长 即阴消阳长，阳消阴长。这是因阴阳制约不及所致。以一日昼夜变化为例，中午至黄昏及夜半，为阳消阴长；夜半至清晨及中午，为阴消阳长。以人体病理变化为例，疾病过程中出现的阴虚火旺、阳虚寒盛，其发病机制就是阴消阳长和阳消阴长。

3. 此长彼长 即阴长阳长，阳长阴长。这是阴阳互根互用得当的结果。如上述的四季气候变化中，随着春夏气温的逐渐升高而降雨量逐渐增多，随着秋冬气候的转凉而降雨量逐渐减少，即是阳长阴长与阴长阳长的消长变化类型。以人体气血为例，气属阳，血属阴，气旺可生血，血盛可助气，故临床治疗时常采用补气以生血、补血以养气的方法，即是阳长阴长、阴长阳长理论在治疗上的具体运用。

4. 此消彼消 即阴消阳消，阳消阴消。这是因阴阳互根互用不及所致。临床上常见到的气虚引起血虚、血虚并发气虚、阳损及阴、阴损及阳，皆属此类。

平衡是指协调、匀平和相对稳定的状态。阴阳消长稳定在一定范围内，称为阴阳平衡。阴阳消长的结果，形成了阴阳相对的、动态的平衡。如前所述，一年当中，自然界的阴阳是不断消长变化的，但只要阴阳双方的消减和增加不超出一定范围、一定限度，就形成了自然界阴阳相对的动态平衡。人体的阴阳也是在不断的消长变化中维持着动态的平衡。

阴阳平衡，在自然界标志着气候的正常变化，在人体标志着生命活动的正常。若阴阳的消长变化超出了正常的限度，使平衡遭到破坏，在自然界则形成自然灾害，如过寒、过热、水灾、旱灾之类；在人体则产生疾病，如前述的“阳胜则阴病”“阴胜则阳病”“阳虚阴盛”“阴虚阳亢”及“精气两虚”“气血两虚”等。

（五）阴阳的相互转化

阴阳的相互转化，是指一事物的总体属性，在一定条件下，可以向其相反的方向转化，即属阳的事物可以转化为属阴的事物，属阴的事物可以转化为属阳的事物。如一年四季气候的变化，属阳的夏天可以转化为属阴的冬天，属阴的冬天又可以转化为属阳的夏天。人体的病证，属阳的热证可以转化为属阴的寒证，属阴的寒证又可以转化为属阳的热证。

阴阳转化是阴阳运动的又一基本形式，阴阳双方的消长运动发展到一定阶段，事物内部阴与阳的比例出现了颠倒时，则该事物的总体属性即发生了变化。所以说，转化是消长的结果。如果说阴阳消长是一个量变的过程，那么阴阳转化就是在量变基础上的质变。

阴阳转化，一般都发生在事物变化的"物极"阶段，即所谓的"物极必反"。《素问·阴阳应象大论篇》谓之"重阴必阳，重阳必阴""寒极生热，热极生寒"，《灵枢·论疾诊尺》谓之"寒甚则热，热甚则寒"，重、极、甚，即是阴阳消长变化发展到"极"的程度，是事物的阴阳属性发生转化的必备条件。

阴阳的转化既可以表现为渐变的形式，也可以表现为突变的形式。一年四季之中的寒暑交替，一天之中的昼夜转化等，属于渐变的形式。夏季的气温骤降和下冰雹，急性热病过程中持续高热的情况下，突然出现体温下降、四肢厥冷等，属于突变的形式。

知识拓展

阴阳自和

阴阳自和，是指阴阳双方自动维持和自动恢复其协调平衡状态的能力和趋势。阴阳自和是阴阳的本性。阴阳自和是以"自"为核心，依靠内在自我的相互作用而实现"和"。阴阳之间互生、互化、互制、互用等，在这样交互作用的变化中相反相成，是维持事物或现象协调发展的内在机制。

阴阳自和所维持的平衡，是相对的、动态的平衡。阴阳自和所维持的动态平衡，在自然界标志着气候的正常变化，四时寒暑的正常更替，在人体标志着生命活动的稳定、有序、协调。故《素问·调经论篇》说："阴阳匀平，以充其形。九候若一，命曰平人。"由于人体内的阴阳二气具有自身调节的能力，在疾病过程中，人体阴阳自动恢复协调平衡是促使病势向愈的内在机制。如《伤寒论·辨太阳病脉证并治》说："阴阳自和者，必自愈。"如果阴阳动态平衡遭到破坏，又失去了自和的能力，在自然界就会出现反常现象，在人体则由生理状态进入疾病状态，甚至死亡。

综上所述，阴阳对立制约、互根互用、交感互藏、消长平衡及相互转化，是从不同角度说明阴阳之间的相互关系及其运动规律的，它们之间不是孤立的，而是相互联系的。阴阳交感是阴阳最基本的前提，是万物化生的根源，阴阳互藏是阴阳交感的动力根源，是构建阴阳互根互用关系的基础，也是阴阳消长转化的内在根据。阴阳对立制约、互根互用是阴阳最普遍的规律。在阴阳对立制约、互根互用基础上表现出的阴阳消长是一个量变的过程，阴阳转化则是在量变基础上的质变，在一定限度内的阴阳消长运动维持着阴阳双方相对的、动态的平衡。

三、阴阳学说在中医学中的应用

阴阳学说贯穿于中医学的所有领域，广泛用来说明人体的组织结构、生理功能、病理变化，并指导着养生防病及疾病的诊断和治疗。

（一）在组织结构和生理功能方面的应用

1. 说明人体的组织结构　人体是一个有机整体，人体的一切组织结构，既是有机联系的，又都可以划分为相互对立的阴阳两方面。《素问·宝命全形论篇》说："人生有形，不离阴阳。"《素问·金匮真言论篇》提出："夫言人之阴阳，则外为阳，内为阴。言人身之阴阳，则背为阳，腹为阴。言人身之脏腑中阴阳，则脏者为阴，腑者为阳。肝、心、脾、肺、肾五脏皆为阴，胆、胃、大肠、小肠、膀胱、三焦六腑皆为阳。"（表1–3）

表1–3　人体组织结构的阴阳属性归纳

属性	人体部位	脏腑组织
阳	上部　体外　背　四肢外侧	六腑　络脉　气　皮毛
阴	下部　体内　腹　四肢内侧	五脏　经脉　血　筋骨

脏腑之中又各分阴阳，即阴中有阳，阳中有阴，如五脏中心、肺居上属阳，而心为阳中之阳，肺为阳中之阴；肝、脾、肾居下属阴，而肝为阴中之阳，肾为阴中之阴，脾为阴中之至阴。各脏又有阴阳之分，如心有心阴心阳，肾有肾阴肾阳。经络也有阴阳之分，经分阴经、阳经；络分阴络、阳络。

2. 说明人体的生理功能　中医学认为，人体的正常生理活动，是对立互根的阴阳双方处于相对的动态平衡的结果。如《素问·生气通天论篇》说："阴平阳秘，精神乃治。"对人体的各种生理活动，也都可以用阴阳来加以概括（表1–4）。

表1–4　人体生理功能的阴阳属性归纳

属性	生理活动	气机运动
阳	兴奋　亢进　温煦　功能活动	升　出
阴	抑制　衰退　滋润　营养物质	降　入

中医学认为，整个人体生命活动都是由气推动的，人体之气分为阴气和阳气。阳气具有推动、温煦、兴奋等作用，阴气具有宁静、凉润、抑制等作用。人体内阴阳二气的动静、温润以及兴奋与抑制，相反相成、相互作用，维持着平衡协调，推动和调控着人体的生命活动有序进行，使各种生理功能得以正常发挥。

（二）在病理方面的应用

阴阳平衡，是人体生理活动正常、身体健康的保证。一旦平衡遭到破坏，阴阳失调，就标志着疾病的发生。

疾病的发生发展取决于两方面的因素，一是正气，二是邪气。正气有阴气和阳气之分，邪气有阴邪（如寒邪、湿邪）和阳邪（如风邪、暑邪、热邪、燥邪）之别。阳邪侵袭人体，"邪并于阳"，可致阳偏胜而伤阴；阴邪侵袭人体，"邪并于阴"，可致阴偏胜而伤阳。无论疾病的病理变化如何复杂，其基本病机都不外乎阴阳的偏盛和偏衰两个方面（图1–2）。

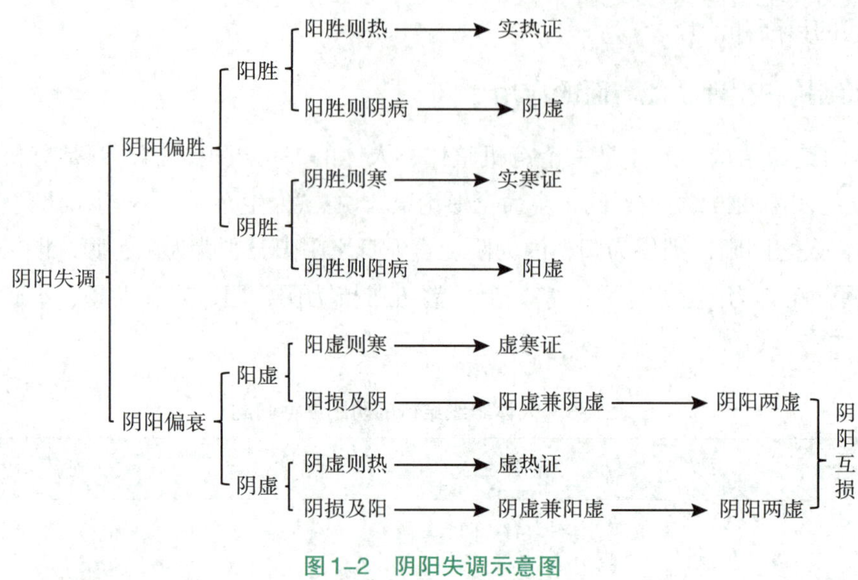

图1-2 阴阳失调示意图

1. 阴阳偏盛 即阴偏盛、阳偏盛，是指阴或阳任何一方高于正常水平的病理状态，属于《素问·通评虚实论篇》中所说的"邪气盛则实"的实证。

（1）阳胜则热，阳胜则阴病 阳胜，指阳邪侵犯人体，"邪并于阳"而使机体阳气亢盛的病理状态。由于阳的性质是热，故"阳胜则热"。阳能制约阴，阳长阴消，阳气亢盛消耗和制约阴气，使阴减少，故"阳胜则阴病"。

（2）阴胜则寒，阴胜则阳病 阴胜，指阴邪侵犯人体，"邪并于阴"而使机体阴气亢盛的病理状态。由于阴的性质是寒，故"阴胜则寒"。阴能制约阳，阴长阳消，阴气亢盛损耗和制约阳气，使阳减少，故"阴胜则阳病"。

2. 阴阳偏衰 即阴偏衰、阳偏衰，是指阴或阳任何一方低于正常水平的病理状态，属于《素问·通评虚实论篇》中所说的"精气夺则虚"的虚证。

（1）阳虚则寒 人体的阳气虚损，阳虚不能制约阴，阴相对偏盛，则虚寒内生。

（2）阴虚则热 人体的阴气不足，阴虚不能制约阳，阳相对偏盛，则虚热内生。

（3）阴阳互损 阴或阳任何一方虚损到一定程度时，必然导致另一方的不足。阳虚至一定程度时，因不能化生阴，导致同时出现阴虚的现象，称"阳损及阴"。阴虚至一定程度时，因不能资生阳，导致同时出现阳虚的现象，称"阴损及阳"。阳损及阴、阴损及阳概称为"阴阳互损"，阴阳互损的结果是导致"阴阳两虚"。这种阴阳两虚并不是阴阳双方处于低水平的平衡状态，而是同样存在着偏于阴虚或偏于阳虚的不同，仍然属于病理状态。

（三）在疾病诊断方面的应用

《素问·阴阳应象大论篇》说："善诊者，察色按脉，先别阴阳。"阴阳学说用于疾病诊断，主要包括分析四诊所收集的病情资料和概括病证的阴阳属性两个方面。

1. 分析四诊资料 将望、闻、问、切四诊收集的各种资料，包括症状和体征，按照阴阳特征来辨别其阴阳属性，为辨证提供依据（表1-5）。

表1-5 症状、体征的阴阳属性归纳

属性	望诊		闻诊		脉诊		
	颜色	光泽	语音	呼吸	部位	至数	形态
阳	赤黄	鲜明	高亢洪亮	声高气粗	寸部	数	浮大洪滑
阴	青白黑	晦暗	低微无力	声低气怯	尺部	迟	沉小细涩

（1）望诊 通过观察面色、肤色、目色、舌色及分泌物等的颜色与光泽进行属性划分。颜色赤黄、色泽鲜明属阳；颜色青白黑、色泽晦暗属阴。

（2）闻诊 对声音和气味进行属性划分。语声高亢洪亮、呼吸声高气粗者属阳；语声低微无力、呼吸声低气怯者属阴。

（3）问诊 对问诊所得症状进行阴阳属性划分。身热恶热属阳，身寒喜暖属阴；烦躁不安属阳，蜷卧安静属阴；尿黄便秘属阳，尿清便溏属阴；口渴喜饮属阳，口淡不渴属阴等。

（4）切诊 根据脉之部位、至数、形状等来划分脉象的阴阳属性。寸为阳，尺为阴；数者为阳，迟者为阴；浮大洪滑属阳，沉小细涩属阴。

2. 概括疾病证候 证候是中医认识和治疗疾病的核心。辨别证候的阴阳属性是中医诊断疾病的基本原则。八纲辨证中，阴阳是总纲，表证、热证、实证属阳，里证、寒证、虚证属阴（表1-6）。

表1-6 病证的阴阳属性归纳

属性	表里	寒热	虚实
阳证	表证	热证	实证
阴证	里证	寒证	虚证

（四）在疾病预防和治疗方面的应用

调理阴阳，使之保持或恢复相对平衡，达到阴平阳秘，是预防和治疗疾病的基本原则，也是阴阳学说用于疾病防治的主要内容。

1. 指导养生 人体的阴阳，是生命的根本，注重养生是保持身体健康无病的重要手段，养生最根本的原则是"法于阴阳"，即遵循自然界阴阳变化的规律来调理人体的阴阳，以保持人与自然界的和谐统一。《素问·四气调神大论篇》说："圣人春夏养阳，秋冬养阴，以从其根，故与万物沉浮于生长之门。"临床上，对"能夏不能冬"的阳虚阴盛体质者，夏用温热之药预培其阳，则冬不易发病；对"能冬不能夏"的阴虚阳亢体质者，冬用凉润之品预养其阴，则夏不易发病。此即根据"春夏养阳、秋冬养阴"原则而采用的"冬病夏治""夏病冬治"的治法。

2. 确定治疗原则 阴阳失调是疾病的基本病机，调整失调的阴阳，使其恢复相对平衡的状态，是治疗疾病的基本原则。

阴阳偏盛，是有余之证，应损其有余。阳偏盛的实热证，宜用寒凉药以制其阳热，以寒治热，亦即"热者寒之"；阴偏盛的实寒证，宜用温热药以制其阴寒，以热治寒，亦即"寒者热之"。如果阳胜进一步发展导致阴虚或阴胜进一步发展导致阳虚时，则当同时配合益阴或扶阳之法。

阴阳偏衰，是不足之证，应补其不足。阳偏衰的虚寒证，不宜用辛温发散药以散阴寒，而应"阴病治阳"，采用"益火之源，以消阴翳"的治法；阴偏衰的虚热证，不能用寒凉药直折其热，而应"阳病治阴"，采用"壮水之主，以制阳光"的治法。

阳阴互损的治疗原则，由于阴阳互损导致阴阳两虚，故应阴阳双补。对阳损及阴导致的以阳虚为主的阴阳两虚，当以补阳为主，兼以补阴；对阴损及阳导致的以阴虚为主的阴阳两虚，当以补阴为主，兼以补阳。

知识拓展

阴中求阳、阳中求阴

对于阴阳偏衰的治疗，张景岳根据阴阳互根互用的原理，提出了阴中求阳、阳中求阴的治疗大法，他在《景岳全书·新方八阵·补略》中说："善补阳者，必于阴中求阳，则阳得阴助而生化无穷；善补阴者，必于阳中求阴，则阴得阳升而泉源不竭。"

3. 归纳药物的性能 药物的性能包括性、味和升降浮沉等，均可用阴阳来加以概括（表1–7），从而指导临床用药。

药性有寒、热、温、凉四种，其中，寒、凉属阴，温、热属阳。一般来说，阴性的寒凉药物多用于阳热证；阳性的温热药物多用于阴寒证。

五味，指药物的辛、甘、酸、苦、咸五种基本味道。《素问·至真要大论篇》说："辛甘发散为阳，酸苦涌泄为阴，咸味涌泄为阴，淡味渗泄为阳。"辛味有发散之性，甘味能滋补与缓急，故辛、甘属阳；酸味能收能敛，苦味能降能坚，咸味能软坚和泻下，故酸、苦、咸属阴。还有些药物有淡味，淡味有渗泄作用，故属阳。

升降浮沉，是指药物在体内发挥作用的趋向。升是上升，浮为向外浮于表，升浮之药多具有升提、发散的特点，故属阳；降是下降，沉为向内沉于里，沉降之药多具有收涩、泻下、重镇的特点，故属阴。

表1–7 药物性能的阴阳属性归纳

	四气	五味	升降浮沉
阳	温 热	辛 甘（淡）	升 浮
阴	凉 寒	酸 苦 咸	降 沉

岗位情景模拟2

赵某，女，22岁，3天前不慎受凉后，出现感冒症状，微咳，今晨咳嗽加剧，咳出黄稠痰，且高热不恶寒，大汗，口渴喜冷饮。症见满面通红，烦躁不安，舌红苔黄，脉洪数有力。

问题与思考

本案例中患者临床表现的症状和体征的阴阳属性是什么？

答案解析

第三节 五行学说

PPT

五行学说，是研究木火土金水五行的概念、特性、生克制化乘侮规律，并用以阐释宇宙万物的发生、发展、变化及相互关系的一种古代哲学思想，属于中国古代唯物论和辩证法范畴，也属于古代朴素的系统论。五行学说认为，宇宙间的一切事物都是由木、火、土、金、水五种基本物质所构成的，自然界各种事物和现象的发展变化，都是这五种物质不断运动和相互作用的结果。

一、五行的概念、特性及归类

（一）五行的概念

五行中的“五”，指木、火、土、金、水五种基本物质；“行”，指运动变化。五行，即木、火、土、金、水五种物质及其运动变化。在古代哲学中，五行早已超越了物质性的概念，衍化为归纳宇宙万物并阐释其相互关系的五种属性。

五行最初的含义与“五材”有关。《左传·襄公二十七年》说：“天生五材，民并用之，废一不可。”木、火、土、金、水这五种物质是人类日常生产和生活中最为常见和不可缺少的基本物质，由于人类在生产和生活中，经常接触这五种物质，而且认识到这五种物质相互作用，还可以产生出新的事物，逐渐产生了五行相生、相克的概念。

（二）五行的特性

五行的特性，是古人在长期的生活和生产实践中对木、火、土、金、水五种物质的直观观察和朴素认识的基础上，进行抽象而逐渐形成的理性概念，是识别各种事物的五行属性的基本依据。一般认为，《尚书·洪范》所说的“水曰润下，火曰炎上，木曰曲直，金曰从革，土爰稼穑”是对五行特性的经典性概括，分述如下。

1. 木曰曲直　曲，屈也；直，伸也。曲直，是指树木的枝条具有生长、柔和、能屈能伸的特性，引申为凡具有生长、升发、条达、舒畅等性质或作用的事物和现象，归属于木。

2. 火曰炎上　《说文解字》曰：“炎，火光上也。”引申为温热、焚烧；“上”，是上升。炎上，是指火具有炎热、上升、光明的特性。引申为凡具有温热、上升、光明等性质或作用的事物和现象，归属于火。

3. 土爰稼穑　“爰”通“曰”；“稼”，种植谷物；“穑”，收获谷物。稼穑，泛指种植和收获谷物的农事活动。引申为凡具有生化、承载、受纳性质或作用的事物和现象，归属于土。

4. 金曰从革　“从”，随行、跟随；“革”，《说文解字》曰：“革，兽皮治去其毛。”引申为变化。从革，指金属有刚柔相济之性，质地刚硬，可作兵器以杀戮，但有随人意而更改的特点。引申为凡具有沉降、肃杀、收敛等性质或作用的事物和现象，归属于金。

5. 水曰润下　“润”，即滋润、濡润；“下”即向下、下行。润下，是指水具有滋润、下行的特性。引申为凡具有滋润、下行、寒凉、闭藏等性质或作用的事物和现象，归属于水。

（三）事物和现象的五行归类

五行学说依据五行各自的特性，对自然界的各种事物和现象进行归类，从而构建了五行系统。事物和现象五行归类的方法，主要有取象比类法和推演络绎法。

1. 取象比类法　“取象”，即是从事物的形象（形态、作用、性质）中找出能反映本质的特有征象；“比类”，即是以五行各自的抽象属性为标准，与某种事物所特有的征象相比较，以确定其五行归属。事物或现象的某一特征与木的特性相类似，则将其归属于木，以此类推。例如：以方位配五行：日出东方，与木升发特性相似，故东方归属于木；南方炎热，与火特性相类似，故南方归属于火；日落于西方，与金之沉降相类似，故西方归属于金；北方寒冷，与水之特性相类似，故北方归属于水；中原地带土地肥沃，物产丰富，与土之特性相类似，故中央归属于土。

2. 推演络绎法 即根据已知的某些事物的五行归属，推演归纳其他相关的事物，从而确定这些事物的五行归属。例如：精气学说认为天地万物是由精气构成的，人是天地的一部分，那么人也是由精气构成的。再如已知肝属木（大前提），由于肝合胆、主筋、其华在爪、开窍于目（小前提），因此可推演络绎胆、筋、爪、目皆属于木。其他行以此类推。

中医学在天人相应思想指导下，以五行为中心，以空间结构的五方、时间结构的五季、人体结构的五脏为基本框架，将自然界的各种事物和现象以及人体的生理病理现象，按其属性进行归纳，从而将人体的生命活动与自然界的事物或现象联系起来，形成了联系人体内外环境的五行结构系统，用以说明人体以及人与自然环境的统一（表1-8）。

表1-8 事物属性的五行归类

自然界							五行	人体						
五音	五味	五色	五化	五气	五方	五季		五脏	五腑	五官	形体	情志	五声	变动
角	酸	青	生	风	东	春	木	肝	胆	目	筋	怒	呼	握
徵	苦	赤	长	暑	南	夏	火	心	小肠	舌	脉	喜	笑	忧
宫	甘	黄	化	湿	中	长夏	土	脾	胃	口	肉	思	歌	哕
商	辛	白	收	燥	西	秋	金	肺	大肠	鼻	皮	悲	哭	咳
羽	咸	黑	藏	寒	北	冬	水	肾	膀胱	耳	骨	恐	呻	栗

二、五行学说的基本内容

（一）五行相生与相克

1. 五行相生 是指木、火、土、金、水之间存在着有序的递相资生、助长和促进的关系。五行相生次序是：木生火，火生土，土生金，金生水，水生木（图1-3）。在五行相生关系中，任何一行都具有“生我”和“我生”两方面的关系。《难经》将此关系比喻为母子关系：“生我”者为母，“我生”者为子。因此，五行相生，实际上是指五行中的某一行对其子行的资生、促进和助长。如以木为例，由于水生木，故“生我”者为水，水为木之“母”；由于木生火，故“我生”者为火，火为木之“子”。

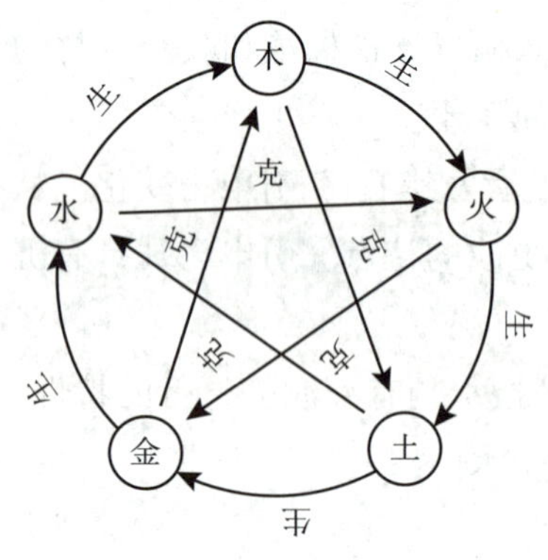

图1-3 五行相生和相克

2. 五行相克 是指木、火、土、金、水之间存在着有序的递相克制、制约的关系。五行相克次序是：木克土、土克水、水克火、火克金、金克木（图1-3）。在五行相克关系中，任何一行都具有“克我”和“我克”两方面的关系。《内经》把相克关系称为“所胜”“所不胜”关系：“克我”者为“所不胜”，“我克”者为“所胜”。因此，五行相克，实为五行中的某一行对其所胜行的克制和制约。如以土为例，由于土克水，故“我克”者为水，水为土之“所胜”；由于木克土，故“克我”者为木，木为土之“所不胜”。

（二）五行制化

五行制化，是指五行之间既相互资生，又相互制约，维持平衡协调，推动事物间稳定有序的变化与发展。五行制化出自《素问·六微旨大论篇》："亢则害，承乃制，制则生化。"属五行相生与相克相结合的自我调节。五行的相生和相克是不可分割的两个方面：没有生就没有事物的发生和成长；没有克就不能维持事物间的正常协调平衡。因此，必须生中有克，克中有生，相反相成，才能维持事物间的平衡协调，促进稳定有序的变化与发展。故明代张介宾在《类经图翼·运气上·五行统论》中说："盖造化之机，不可无生，亦不可无制。无生则发育无由，无制则亢而为害。"

五行制化的规律是：五行中一行亢盛时，必然随之有制约，以防止亢而为害。即在相生中有克制，在克制中求发展。具体地说，即木生火，火生土，而木又克土；火生土，土生金，而火又克金；土生金，金生水，而土又克水；金生水，水生木，而金又克木；水生木，木生火，而水又克火。如此循环往复。

知识拓展

五行胜复

五行胜复，指五行中一行亢盛（即胜气），引起其所不胜一行（即复气）的报复性制约，从而使五行之间复归于协调和稳定。五行胜复，属五行之间按相克规律的自我调节机制。胜气的出现，有两种情况：一是由于五行中所胜一行的太过，即绝对亢盛；二是由于五行中所胜一行的不足，而致其所不胜的相对偏盛。复气则是因为胜气的出现而产生，即先出现胜气，而后有复气产生，以对胜气进行"报复"，使胜气复平。复气即胜气的所不胜：若胜气为木，则复气为金，以此类推。

（三）五行相乘与相侮

1. 五行相乘　是指五行中一行对其所胜的过度制约或克制。又称"倍克"。五行相乘的次序与相克相同，即木乘土，土乘水，水乘火，火乘金，金乘木（图1-4）。导致五行相乘的原因有"太过"和"不及"两种情况。太过相乘，是指五行中的某一行过于亢盛，对其所胜行进行超过正常限度的克制，引起其所胜行的虚弱，从而导致五行之间的协调关系失常。如以木克土为例：正常情况下，木能克土，土为木之所胜。若木气过于亢盛，对土克制太过，可致土的不足。这种由于木的亢盛而引起的相乘，称为"木旺乘土"。不及相乘，是指五行中某一行过于虚弱，难以抵御其所不胜行正常限度的克制，使其本身更显虚弱。仍以木克土为例，正常情况下，木能制约土，若土气不足，木虽然处于正常水平，土仍难以承受木的克制，因而造成木乘虚侵袭，使土更加虚弱。这种由于土的不足而引起的相乘，称为"土虚木乘"。

相乘与相克虽然在次序上相同，但本质上是有区别的。相克是正常情况下五行之间的制约关系，相乘则是五行之间的异常制约现象。在人体，相克表示生理现象，相乘表示病理变化。

2. 五行相侮　是指五行中一行对其所不胜的反向制约和克制。又称"反克"。五行相侮的次序是：木侮金，金侮火，火侮水，水侮土，土侮木（图1-4）。导致五行相侮的原因，亦有"太过"和"不及"两种情况。太过相侮，是指五行中的某一行过于强盛，使原来克制它的一行不仅不能克制它，反而受到它的反向克制。例如木气过于亢盛，其所不胜行金不仅不能克木，反而受到木的欺侮，出现"木反侮金"的逆向克制现象，这种现象称为"木亢侮金"。不及相侮，是指五行中某一行过于虚弱，不仅不能制约其所胜的一行，反而受到其所胜行的"反克"。如正常情况下，金克木，木克土，但当木过度虚弱时，则不仅金来乘木，而且土也会因木的衰弱而“反克”之。这种现象，称为“木虚土侮”。

五行的相乘和相侮，都是异常的相克现象。前者是按五行的相克次序发生过度的克制，后者是与五行相克次序发生相反方向的克制现象。在发生相乘时，也可同时发生相侮；发生相侮时，也可同时发生相乘（图1-5）。例如：木过强时，木既可以乘土，又可以侮金；金虚时，既可受到木侮，又可受到火乘。因而相乘与相侮之间存在着密切的联系。《素问·五运行大论篇》说：“气有余，则制己所胜而侮所不胜；其不及，则已所不胜，侮而乘之，己所胜，轻而侮之。”

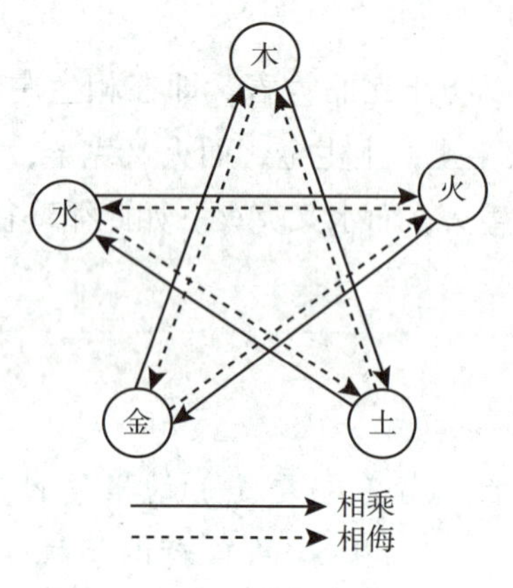

图1-4　五行的相乘和相侮

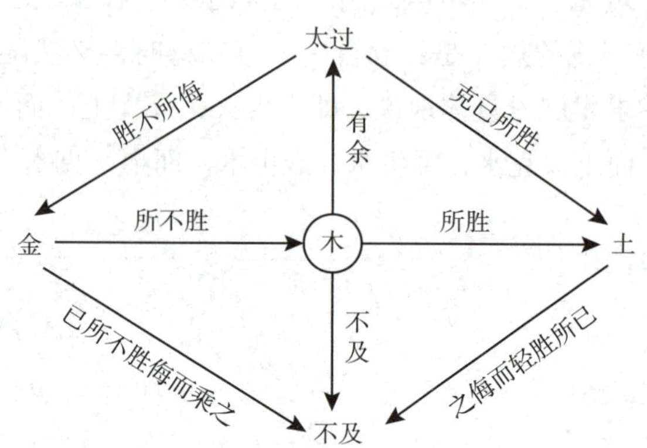

图1-5　相乘和相侮同时发生

（四）五行母子相及

五行母子相及包括母病及子和子病及母两种情况，皆属于五行之间相生关系异常的变化。

1. 母病及子　是指五行中的某一行异常，累及其子行，导致母子两行皆异常。母病及子的一般规律是：母行虚弱，引起子行亦不足，终致母子两行皆不足。例如：水生木，水为母，木为子。若水不足，不能生木，导致木亦虚弱，母子俱衰。

2. 子病及母　是指五行中的某一行异常，影响到其母行，终致子母两行皆异常。子病及母的一般规律有三种：一是子行亢盛，引起母行亦亢盛，结果是子母两行皆亢盛，一般称为“子病犯母”。如火旺导致木亢，终至木火皆亢。二是子行虚弱，上累母行，引起母行亦不足，终致子母俱虚，一般称为“子盗母气”。如木不足导致水枯，终至木水两行皆不足。三是子行亢盛引起母行虚弱，致子盛母衰。如火行亢盛，耗伤母行，导致母行虚衰。

五行的相生相克是指五行间存在着动态有序的相互资生和相互制约的关系；五行的制化和胜复，是指五行系统中具有的自我调节机制。由于五行之间存在着相生、相克与制化胜复的关系，从而维持五行结构系统的平衡与稳定，促进事物的生生不息。五行的相乘相侮与母子相及是五行之间异常的生克变化，主要用于阐释某些异常的气候变化和人体的病理变化。

岗位情景模拟 3

徐某，男，57岁。2016年3月8日初诊。患者于1个月前出现胃脘胀满疼痛，虽经治疗，但效果不理想。近日表现为胃脘胀满，攻撑疼痛，连及胁肋，善太息，嗳气频繁，口苦烦躁，嘈杂泛酸，大便不畅，每因情志不舒而加剧，舌淡红，苔白，脉弦。

问题与思考

请用五行关系解释案例中涉及的脏腑关系。

答案解析

三、五行学说在中医学中的应用

五行学说在中医学中的应用，主要是以五行的特性来分析归纳人体脏腑、经络、形体、官窍等组织器官和精神情志等各种功能活动，构建以五脏为中心的生理病理系统，进而与自然环境相联系，建立天人一体的五脏系统，并以五行的生克制化规律来分析五脏之间的生理联系，以五行的乘侮和母子相及规律来阐释五脏病变的相互影响，指导疾病的诊断和防治。

（一）在生理方面的应用

五行学说在生理方面的应用，主要包括以五行特性类比五脏的生理特点，构建天人一体的五脏系统，以生克制化说明五脏之间的生理联系等。

1. 说明五脏的生理特点　五行学说将人体的五脏分别归属于五行，并以五行的特性来说明五脏的生理功能。如木有生长、升发、舒畅、条达的特性，肝喜条达而恶抑郁，有疏通气血、调畅情志的功能，故以肝属木。火有温热、向上、光明的特性，心主血脉以维持体温恒定，心主神明以为脏腑之主，故以心属火。土性敦厚，有生化万物的特性，脾主运化水谷、化生精微以营养脏腑形体，为气血生化之源，故以脾属土。金性清肃、收敛，肺具有清肃之性，以清肃下降为顺，故以肺属金。水具有滋润、下行、闭藏的特性，肾有藏精、主水功能，故以肾属水。

2. 说明五脏之间的生理联系　五行学说不仅用五行特性说明五脏的功能特点，而且还运用五行生克制化理论来说明脏腑生理功能的内在联系，即五脏之间存在着既相互资生又相互制约的关系。

（1）以五行相生说明五脏之间的资生关系　木生火即肝生心，如肝藏血以济心，肝之疏泄以助心行血；火生土即心生脾，如心阳温煦脾土，助脾运化；土生金即脾生肺，如脾气运化，化气以充肺；金生水即肺生肾，如肺之精津下行以滋肾精，肺气肃降以助肾纳气；水生木即肾生肝，如肾藏精以滋养肝血，肾阴资助肝阴以防肝阳上亢。

（2）以五行相克说明五脏之间的制约关系　水克火即肾制约心，如肾水上济于心，可以防止心火之亢烈；火克金即心制约肺，如心火之阳热，可以抑制肺气清肃太过；金克木即肺制约肝，如肺气清肃，可以抑制肝阳的上亢；木克土即肝制约脾，如肝气条达，可疏泄脾气之壅滞；土克水即脾制约肾，如脾气之运化水液，可防肾水泛滥。

（3）以五行制化说明五脏之间的协调平衡　依据五行学说，五脏中的每一脏都具有生我、我生和克我、我克的生理联系。五脏之间的生克制化，说明每一脏在功能上因有他脏的资助而不至于虚损，又因有他脏的制约和克制，而不至于过亢；本脏之气太盛，则有他脏之气制约；本脏之气虚损，则又可由他脏之气补之。如脾（土）之气，其虚，则有心（火）生之，其亢，则有肝（木）克之；肺（金）气不足，脾（土）可生之；肾（水）气过亢，脾（土）可克之。这种制化关系把五脏紧紧联系成一个整体，从而保证了人体内环境的统一。

应当指出的是，五脏的生理功能及其相互资生、相互制约的关系，是以五行的特性及其生克规律来论述的。然而，五脏的功能是多样的，其相互间的关系也是复杂的。五行的特性并不能说明五脏的所有功能，而五行的生克关系也难以完全阐释五脏间复杂的生理联系。因此，在研究脏腑的生理功能及其相互间的内在联系时，不能囿于五行之间相生相克的理论。

（二）在病理方面的应用

五行学说，也可以说明在病理情况下脏腑间的相互影响。某脏有病可以传至他脏，他脏疾病也可以传至本脏，这种病理上的相互影响称之为传变。以五行学说阐释五脏病变的相互传变，可分为相生关系的传变和相克关系的传变两类。

1. 相生关系的传变 包括“母病及子”和“子病及母”两个方面。

（1）母病及子 即母脏之病传及子脏。如肾属水，肝属木，水能生木，故肾为母脏，肝为子脏。肾病及肝，即属母病及子。临床常见的因肾精不足不能资助肝血而致的肝肾精血亏虚证、肾阴不足不能涵养肝木而致的肝阳上亢证、肾阳不足不能资助肝阳而致的少腹冷痛证，皆属母病及子的传变。他脏之间的母病及子传变，可以此类推。母病及子，多见母脏不足累及子脏亏虚的母子两脏皆虚的病证。

（2）子病及母 是指疾病的传变，从子脏传及母脏。如肝属木，心属火，木能生火，故肝为母脏，心为子脏。心病及肝，即是子病及母。临床常见的因心血不足累及肝血亏虚而致的心肝血虚证，因心火旺盛引动肝火而形成心肝火旺证，皆属子病及母。子病及母，既有子脏虚引起母脏也虚的虚证，又有子脏盛导致母脏也盛的实证。另外还有子脏盛导致母脏虚的虚实夹杂病变，即所谓“子盗母气”，如肝火亢盛，下劫肾阴，以致肾阴亏虚的病变即是。

2. 相克关系的传变 包括“相乘”和“相侮”两个方面（图1-6）。

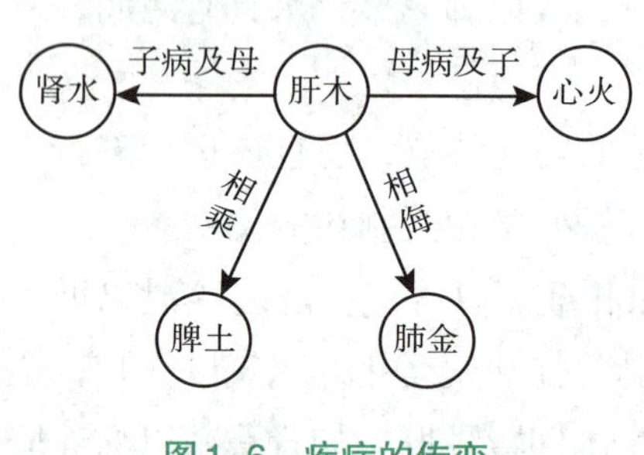

图1-6 疾病的传变

（1）相乘 是相克太过致病。引起五脏相乘的原因有二：一是某脏过盛，而致其所胜之脏受到过分克伐；二是某脏过弱，不能耐受其所不胜之脏的正常克制，从而出现相对克伐太过。如以肝木和脾土之间的相克关系而言，相乘传变就有“木旺乘土”（即肝气乘脾）和“土虚木乘”（即脾虚肝乘）两种情况。由于肝气郁结或肝气上逆，影响脾胃的运化功能而出现胸胁苦满、脘腹胀痛、泛酸、泄泻等表现时，称为“木旺乘土”。反之，先有脾胃虚弱，不能耐受肝气的克伐，而出现头晕乏力、纳呆嗳气、胸胁胀满、腹痛泄泻等表现时，称为“土虚木乘”。

（2）相侮 是反向克制致病。形成五脏相侮有两种情况，即太过相侮和不及相侮。太过相侮，是指由于某脏过于亢盛，导致其所不胜无力克制而反被克的病理现象。例如：肺金本能克制肝木，由于暴怒而致肝火亢盛，肺金不仅无力制约肝木，反遭肝火之反向克制，而出现急躁易怒、面红目赤，甚则咳逆上气、咯血等肝木反侮肺金的症状，称为“木火刑金”。不及相侮，是指由于某脏虚损，导致其所胜之脏出现反克的病理现象。如脾土虚衰不能制约肾水，出现全身水肿，称为“土虚水侮”。

由于五行生克规律不能完全阐释五脏间复杂的生理关系，因而五脏间病变的相互影响也难完全以五行乘侮和母子相及规律来说明。故对于疾病的五脏传变，不能完全受五行生克乘侮规律的束缚，而应从实际情况出发去把握疾病的传变。

（三）在疾病诊断方面的应用

五行学说将人体五脏与自然界的五色、五音、五味等都做了相应联系，构成了天人一体的五脏系统，因而观察分析望、闻、问、切四诊所搜集的外在表现，依据事物属性的五行归类和五行生克乘侮规律，可确定五脏病变的部位，推断病情进展和判断疾病的预后。即所谓“视其外应，以知其内脏”。五行学说以事物五行属性归类和生克乘侮规律确定五脏病变的部位，包括以本脏所主之色、味、脉来诊断本脏之病和以他脏所主之色、味、脉来确定五脏相兼病变。如面见青色，喜食酸味，脉见弦象，可以诊断为肝病；面见赤色，口味苦，脉象洪，可诊断心火亢盛之病。若脾虚患者，而面见青色，为木来乘土，是肝气犯脾；心脏病患者，而面见黑色，为水来乘火，多见于肾水上凌于心等。

（四）在疾病治疗方面的应用

五行学说指导疾病的治疗，主要表现在：根据药物的色、味，按五行归属指导脏腑用药；按五行的生克乘侮规律，控制疾病的传变和确定治则治法等。

1. 指导脏腑用药　病理情况下，面色有青、赤、黄、白、黑“五色”之分；选择药物则有酸、苦、甘、辛、咸“五味”之别。病理的五色、中药的五味与五脏的关系是以药物天然色味为基础，以其不同性能与归经为依据，按照五行归属来确定的。如青色、酸味入肝，赤色、苦味入心，黄色、甘味入脾，白色、辛味入肺，黑色、咸味入肾。如面色青，白芍、山茱萸味酸入肝经以补肝之精血；面色红，黄连味苦入心经以清心泻火；面色白，麻黄味辛入肺经发散风寒；面色黄，人参、白术味甘色黄以补益脾气；面色黑，玄参、生地、何首乌色黑味咸入肾经以滋养肾阴等。

2. 控制疾病的传变　根据五行生克乘侮理论，五脏中一脏有病，可以传及其他四脏而发生传变。如肝有病可以影响到心、肺、脾、肾等脏。心、肺、脾、肾有病也可以影响肝脏。不同脏腑的病变，其传变规律不同。因此，临床治疗时除对所病本脏进行治疗之外，还要依据其传变规律，治疗其他脏腑，以防止其传变。如肝气太过，或郁结或上逆，木亢则乘土，病将及脾胃，此时应在疏肝平肝的基础上预先培其脾气，使肝气得平，脾气得健，则肝病不得传于脾。如《难经·七十七难》中所说：“见肝之病，则知肝当传之于脾，故先实其脾气。”这里的“实其脾气”，是指在治疗肝病的基础上佐以补脾、健脾。

3. 确定治则治法　五行学说不仅用以说明人体脏腑的生理功能和病理传变，指导疾病的诊断和预防，而且还以五行相生相克规律来确定疾病的治疗原则和方法。

（1）依据五行相生规律确定治则和治法　临床上运用五行相生规律来治疗疾病，其基本治疗原则是补母和泻子，即“虚则补其母，实则泻其子”。

补母，即“虚则补其母”，指一脏之虚证，不仅可以补其本脏进行治疗，同时还可依据五行相生规律，补其“母脏”，通过相生作用而促其恢复。适用于母子关系的虚证。如肝血不足，除直接使用补肝血的药物外，还可以用补肾益精的方法，通过“水生木”的作用促进肝血亏虚的恢复。

泻子，即“实则泻其子”，指一脏之实证，不仅可以泻除本脏亢盛之气，同时还可依据五行相生规律，泻其子脏以泻除其母脏的亢盛之气。适用于母子关系的实证。如肝火炽盛，除须用清泻肝火的药物外，还可用清泻心火的方法，以消除亢盛的肝火。

依据五行相生规律确定的治法，常用的有滋水涵木法、益火补土法、培土生金法和金水相生法四种。

①滋水涵木法：又称滋肾养肝法、滋补肝肾法，是滋肾阴以养肝阴的治法。适用于肾阴亏损导致的肝阴不足，或肝阳上亢之证。

②益火补土法：又称温肾健脾法、温补脾肾法，是温肾阳以补脾阳的治法。适用于肾阳虚衰导致的脾阳不足之证。

根据五行相生的原理，心属火，脾属土，火不生土应当是心火不生脾土，而益火补土应当是温心阳以暖脾土。但命门学说兴起以后，大多认为命门之火具有温煦脾土的作用。因此，临床上多将“益火补土”法用于肾阳（命门之火）虚衰而致脾失健运之证，而少指心火与脾阳的关系。

③培土生金法：是健脾益气以补益肺气的治法。主要用于脾气虚衰，以致肺气虚弱之证，若肺气虚衰，兼见脾失健运者，亦可应用。

④金水相生法：又称滋养肺肾法，是滋养肺肾之阴的治法。主要用于肺阴亏虚，不能滋养肾阴，或肾阴亏虚，不能滋养肺阴的肺肾阴虚证。

（2）依据五行相克规律确定治则和治法　临床上运用五行相克规律来治疗疾病，其基本治疗原则是抑强扶弱。

抑强，适用于相克太过引起的相乘和相侮。抑其强者，则其弱者功能自然易于恢复。扶弱，适用于相克不及引起的相乘和相侮。扶助弱者，加强其力量，可以恢复脏腑的正常功能。

依据五行相克规律确定的治法，常用的有抑木扶土法、培土制水法、佐金平木法和泻南补北法四种。

①抑木扶土法：又称疏肝健脾法、调理肝脾法（或平肝和胃法），是通过疏肝健脾或平肝和胃以治疗肝脾不和或肝气犯胃病证的治法。适用于木旺乘土或土虚木乘之证。

②培土制水法：又称为敦土利水法，是通过健脾利水以治疗水湿停聚病证的治法。适用于脾虚不运，水湿泛滥而致水肿胀满之证。

③佐金平木法：又称滋肺清肝法，是通过滋肺阴清肝火以治疗肝火犯肺病证的治法。适用于肺阴不足，肝火偏旺的肝火犯肺证。

④泻南补北法：又称滋阴降火法，是通过泻心火补肾水以治疗心肾不交病证的治法。适用于肾阴不足，心火偏旺，水火不济，心肾不交之证。因心主火，火属南方；肾主水，水属北方，故称泻南补北法。

总之，根据五行相生、相克规律可以确立有效的治则和治法，指导临床用药。但在具体运用时又须分清主次，要依据双方力量的对比进行全面考虑。或以治母为主，兼顾其子；治子为主，兼顾其母。或以抑强为主、扶弱为辅；扶弱为主，抑强为辅。如此，方能正确地指导临床实践，提高治疗效果。

目标检测

答案解析

一、单项选择题

1. 古代哲学认为，宇宙的构成本原是（　）
   A. 水　B. 天　C. 风　D. 气　E. 地
2. 阴阳属性的征兆是（　）
   A. 动静　B. 上下　C. 寒热　D. 水火　E. 明暗
3. 宇宙万物发生的根源是（　）
   A. 阴阳对立制约　B. 阴阳互根互用　C. 阴阳交感　D. 阴阳互藏　E. 阴阳消长
4. “孤阴不生，独阳不长”说明阴阳的（　）
   A. 制约　B. 互根　C. 互藏　D. 互用　E. 消长
5. 根据阴阳的可分性，一日之中的前半夜属于（　）
   A. 阳中之阳　B. 阳中之阴　C. 阴中之阳　D. 阴中之阴　E. 以上均非
6. “阳病治阴”的方法适用于（　）
   A. 阴阳互损　B. 阴胜则寒　C. 阴胜则阳病　D. 阳盛格阴　E. 阴虚阳亢
7. “一行”过于强盛对“所不胜”的“一行”进行克制是（　）
   A. 相乘　B. 相生　C. 相克　D. 相侮　E. 母子相及
8. 属于母病及子的是（　）
   A. 肺病影响心　B. 肺病传脾　C. 肺病影响肾　D. 脾病传肾　E. 肺病影响肝
9. “亢则害，承乃制”说明五行间的（　）

A. 相生　B. 相克　C. 相乘　D. 相侮　E. 制化

10. “见肝之病，知肝传脾”，从五行之间的相互关系看，其所指内容是（　）

A. 木疏土　B. 木克土　C. 木乘土　D. 木侮土　E. 土侮木

11. 据五行相生规律确立的治法是（　）

A. 培土生金　B. 佐金平木　C. 泻南补北　D. 抑木扶土　E. 培土制水

12. “肝火犯肺”属于（　）

A. 子病犯母　B. 相克　C. 相乘　D. 相侮　E. 母病及子

二、多项选择题

1. 气的存在状态有（　）

A. 变幻莫测　B. 弥散　C. 凝聚　D. 静止　E. 以上均是

2. 下列属于量变和质变关系的阴阳运动形式有（　）

A. 阴阳制约　B. 阴阳互用　C. 阴阳交感　D. 阴阳消长　E. 阴阳转化

3. 阴阳消长的类型有（　）

A. 此消彼长　B. 此消彼消　C. 此长彼消　D. 此长彼长　E. 以上均不是

4. 可运用五行母子关系来说明两者关系的脏腑是（　）

A. 肺　B. 肝　C. 心　D. 三焦　E. 大肠

5. 根据《素问·五运行大论篇》中的观点，五行中某一行之气不及，则（　）

A. 制己所胜　B. 侮所不胜　C. 己所不胜侮而乘之

D. 五行相克　E. 己所胜轻而侮之

6. 五行之中某一行之气太过或不足，均可引起（　）

A. 相生　B. 相克　C. 相乘　D. 制化　E. 相侮

7. 金水相生法治疗何脏之阴虚（　）

A. 心阴虚　B. 肾阴虚　C. 肺阴虚　D. 脾阴虚　E. 肝阴虚

8. “水曰润下”形象地说明了肾的哪些功能（　）

A. 肾开窍于二阴　B. 肾开窍耳　C. 肾主水　D. 肾主纳气　E. 肾藏精

三、简答题

1. 阴阳学说的基本内容有哪些？

2. 五行学说的基本内容有哪些？

（利顺欣　余小波）

书网融合……

知识回顾

微课1

微课2

习题

第二章　藏　象

学习目标

知识要求：

1. 掌握五脏的主要生理功能及与形窍志液时的关系；六腑的主要生理功能。

2. 熟悉五脏各自的生理特性；奇恒之腑的主要功能；脏腑之间的关系。

3. 了解藏象学说的形成。

技能要求：

1. 熟练掌握运用藏象理论解释人体脏腑生理功能的技能。

2. 初步学会运用藏象理论分析脏腑之间的关系。

PPT

第一节　藏象学说概论

“藏象”一词，首见于《素问·六节藏象论篇》。藏，指隐藏于体内的脏器。象，其义有二,一指脏腑的解剖形态，如“心象尖圆，形如莲花”；二指脏腑的生理病理表现于外的征象。《类经·藏象类》曰：“藏居于内，形见于外，故曰藏象。”“象”是“藏”的外在反映，“藏”是“象”的内在本质，两者结合起来则称“藏象”。

藏象学说是研究各脏腑的形态结构、生理功能活动、病理变化及其与精、气、血、津液等相互关系的学说。藏象学说认为人体是以心、肝、脾、肺、肾五脏为中心，与胆、胃、大肠、小肠、膀胱、三焦六腑相配合，以精、气、血、津液为物质基础，通过经络将五脏、六腑、形体、官窍有机联系的功能活动系统。这个系统不仅受天地自然、四季地域等的影响，同时互相之间也紧密联系，从而使人体整体与局部，人体与外界环境成为一个复杂的有机统一整体。

藏象学说的形成，主要源自于以下三个方面：一是古代的解剖知识。如《灵枢·经水》说：“夫八尺之士，皮肉在此，外可度量切循而得之，其死，可解剖而视之。其脏之坚脆，腑之小大，谷之多少，脉之长短，血之清浊……皆有大数。”所以说古代解剖学知识的发展，为藏象学说的形成在形态学方面奠定了基础。二是长期以来对人体生理病理现象的观察。古人在长期生活之中，仔细观察并结合一定的解剖学知识，对人体一些生理或病理变化进行总结。例如，感受寒凉而感冒，会出现鼻塞、流涕、咳嗽等症状，因而认识了皮毛、鼻和肺之间存在着密切的联系。三是反复的医疗实践经验的积累。古人在对人体病理变化过程中，反复探索求证，积累了大量的临床经验。如许多目疾，通过清肝、养肝治疗而获愈，久而久之，便得出了“肝开窍于目”的理论；在使用补肾益精的药物后，可以促进骨骼的生长或愈合，从中认识到肾中精气有促进骨骼生长的作用，从而进一步产生了“肾主骨”之说。

知识拓展

古人对脏腑的解剖认识

脏腑是人体五脏（心、肺、脾、肝、肾）、六腑（胆、胃、大肠、小肠、膀胱、三焦）和奇恒之腑（脑、髓、骨、脉、胆、女子胞）的总称。它是在古代的历史条件下，运用解剖学的方法，实际观察、测量而来的。如《灵枢·五十营》中对人体呼吸的计量，《灵枢·骨度》中对人体骨骼的计量，以及《灵枢·肠胃》和《灵枢·平人绝谷》中对人体器官的计量等。《灵枢·肠胃》记载人体食道与大小肠长度比为1：35.5，与现代解剖学所定长度比例1：37基本一致。这比西方医学关于肠道方面的解剖记载要早1000多年，充分体现了中医学的先进性与中医先辈们的聪明智慧。

中医学研究脏腑主要不是从解剖学的实体器官角度出发，而是以功能为基础，将显现于外的功能现象和内藏于里的组织器官有机地联系起来以确定脏腑的概念。因此，中医学所说的脏腑是一个形态与功能的综合概念。

根据生理功能特点，脏腑分为五脏、六腑和奇恒之腑三类。

五脏，即心、肝、脾、肺、肾的统称。从形态来看，五脏属于实体性器官；从功能来看，五脏主“藏精气”，即生化和贮藏精、气、血、津液等精微物质，主持复杂的生命活动。《素问·五脏别论篇》说：“五脏者，藏精气而不泻也，故满而不能实。”满，指精气盈满；实，指水谷充实。满而不能实，就是说五脏贮藏的都是精气，而不是水谷或代谢产物。

六腑，即胆、胃、小肠、大肠、膀胱、三焦的统称。从形态来看，六腑属于管腔性器官；从功能来看，六腑是主“传化物”，即受纳和腐熟水谷，传化和排泄糟粕，主要是对饮食物起消化、吸收、输送、排泄的作用。《素问·五脏别论篇》说：“六腑，传化物而不藏，故实而不能满也。”六腑传导、消化饮食物，经常充盈水谷，而不贮藏精气。因传化不藏，故虽有积实而不能充满。

奇恒之腑，即脑、髓、骨、脉、胆、女子胞六者的合称。奇恒之腑，形多中空，与腑相近，内藏精气，与脏相近，似脏非脏，似腑非腑，故称之为“奇恒之腑”。《素问·五脏别论篇》说：“脑、髓、骨、脉、胆、女子胞，此六者，地气之所生也，皆藏于阴而象于地，故藏而不泻，名曰奇恒之腑。”根据以上五脏六腑的生理特点，在临床辨证论治中，一般病理变化上“脏病多虚”“腑病多实”；诊断治疗上“五脏宜补”“六腑多泻”。

课堂互动 2-1

如何从形态、功能、特点等角度来比较五脏、六腑与奇恒之腑？

答案解析

藏象学说的内容虽然包含了脏腑、形体和官窍等，但以脏腑特别是五脏为重点。五脏是生命活动的中心，六腑和奇恒之腑均隶属于五脏系统。因此，五脏理论是藏象学说中最重要的内容。

藏象学说的基本特点是以五脏为中心的整体观。藏象学说的研究对象是具有生命活力的人。人体是以五脏为中心、极其复杂的有机整体。人体各组成部分之间，在形态结构上密不可分，在生理功能上互相协调，在物质代谢上互相联系，在病理上互相影响。人体的生理病理又与外界环境相通应，体现了结构与功能、物质与代谢、局部与整体、人体与环境的统一。以五脏为中心，从系统整体的观点来把握人体，是藏象学说的基本特点。

藏象学说的形成，虽然以古代解剖学的知识作为基础，但其发展，还是基于整体观念的研究方法，并且始终贯穿在中医学的生理、病理、诊断、治疗、方药、预防、养生等各个方面，在中医学理论体系中占有十分重要的地位。

PPT

第二节　五　脏

五脏即心、肺、脾、肝、肾的统称，加上心包络又称六脏。但习惯上把心包络附属于心。五脏具有化生和贮藏精气的共同生理功能，这里的精气包括了“精、气、血、津液”等，其共同的生理特点是“藏而不泻，满而不实”。同时又与形体官窍有着特殊的联系，形成了以五脏为中心的功能系统。其中，心的生理功能起着主宰作用。

一、心

心，在五行属火，为阳中之阳脏，主血脉，藏神志，为五脏六腑之大主、生命之主宰，又被称为“君主之官”。心在体合脉，其华在面，开窍于舌，在志为喜，在液为汗，与小肠相表里，心与这些形体官窍共同构成心系统。心与四时之夏相应。

（一）心的解剖形态

心位于胸腔偏左，膈膜之上，肺之下，圆而下尖，形如莲蕊，外有心包卫护。关于心的解剖部位，在《内经》《难经》等中医文献中已有较为明确的记载，心位于胸腔偏左，居肺下膈上，《类经图翼·经络》曰：“心居肺管之下，膈膜之上，附着脊之第五椎。”《类经图翼·经络》曰：“心象尖圆，形如莲蕊……心外有赤黄裹脂，是为心包络。”心脏呈尖圆形，色红，中有孔窍，外有心包络围护，心居其中。

（二）心的生理功能

1. 心主血脉　指心有主管血脉和推动血液循行于脉中的作用，包括主血和主脉两个方面。

（1）主血　血就是血液。心主血的生理作用体现在两个方面：一是推动血的循行以输送精微物质。心气推动血液在脉内循环运行，将精微物质输送至全身脏腑形体官窍，发挥营养作用，使五脏六腑、四肢百骸、肌肉皮毛，整个身体都获得充分的濡养，用以维持其正常的功能活动。二是参与血的生成。《素问·经脉别论篇》曰：“食入于胃，浊气归心，淫精于脉。”饮食水谷经脾胃的运化，化生水谷精微，再通过脾主运化、升清散精的作用，贯注心脉变化而赤成为血液。

（2）主脉　脉即是脉道，又称经脉，为血之府，是血液运行的通道。心与脉相连接，形成一个密闭的管道循环系统，成为血液运行的枢纽。心气充沛，心脏有规律的搏动，推动血液在全身脉管中循环无端，周流不息，成为血液循环的动力。《医学入门·脏腑》说：“人身动，则血行于诸经……是心主血也。”所以说，心、脉和血所构成的这个相对独立系统的生理功能，都属于心所主，都有赖于心脏的正常搏动。在正常生理情况下，心的功能正常，气血运行通畅，全身的功能正常，则脉搏节律调匀，和缓有力。否则，脉搏便会出现异常改变。

心功能正常，则心搏动如常，脉象和缓有力，节律调匀，面色红润光泽。若心发生病变，则会通过心搏动、脉搏、面色等方面反映出来。如心气不足，血液亏虚，脉道不利，则血液不畅，或血脉空虚，而见面色无华、脉象细弱无力等，甚则发生气血瘀滞，血脉受阻，而见面色灰暗，唇舌青紫，心前区憋闷和刺痛，脉象结、代、促、涩等。

2. 心主神志 即心主神明，又称心藏神。在中医学中，神有广义和狭义之分。广义之神，是人体生命活动的总称。整个人体生命活动的外在表现，如整个人体的形象以及面色、眼神、言语、应答、肢体活动姿态等，无不包含于神的范围。换言之，凡是机体表现于外的“形征”，都是机体生命活动的外在反映。狭义之神，是指人们的精神、意识、思维活动。心所主之神志，既包括广义之神，又包括狭义之神。

心藏神的生理功能体现在两个方面：一是主思维、意识、精神。在正常情况下，神明之心接受和反映客观外界事物，进行精神、意识、思维活动。这种功能中医学称之为“任物”，即心具有接受和处理外来信息的作用。有了这种“任物”的作用，人才会产生精神和思维活动，对外界事物做出判断。二是主宰生命活动。《饮膳正要·序》曰：“心为一身之主宰，万事之根本。”心为人体生命活动的主宰。五脏六腑必须在心的统一指挥下，才能进行统一协调的正常的生命活动。心为君主而脏腑百骸皆听命于心。心藏神而为神明之用。《灵枢·邪客》曰：“心者，五脏六腑之大主也，精神之所舍也。”

心主神志的生理功能正常，则精神振奋，神志清晰，思维敏捷，对外界事物变化的反应灵敏。如果心主神志的生理功能异常，不仅可以出现精神意识思维活动的异常，如失眠、多梦、神志不宁，甚至谵狂，或反应迟钝、精神萎靡，严重者甚至出现昏迷、不省人事等表现，且还可能会影响其他脏腑的功能活动，甚至危及患者的生命。

（三）心的生理特性

1. 心为阳脏 心为阳中之太阳，以阳气为用。心之阳气能推动血脉循行，维持人的生命活动，使之生机不息，故喻之为人身之“日”。心之阳气，不仅维持了心本身的生理功能，而且对全身又有温养作用。《血证论·脏腑病机论》曰：“心为火脏，烛照事物。”故凡胃之腐熟，脾之运化，肾阳之温煦蒸腾，以及全身的水液代谢、汗液的调节等，心阳皆起着重要作用。

2. 心主通明 是指心脉以通畅为本，心神以清明为要。心主血脉的功能正常，则心之血脉畅通，血行调畅，精神振奋，思维敏捷。心脉的畅通和心神的清明是心阳的推动、温煦作用与心阴的滋润、宁静作用相辅相成的结果。如《素问·灵兰秘典论篇》曰：“主明则下安……主不明则十二官危。”

（四）心的生理联系

1. 心在体合脉 全身的血脉均归属于心，脉为血之府，血液通过脉能将营养物质输送到全身各个部分。所以，脉间接地起着将水谷精微输送到全身的作用。

2. 心其华在面 其华在面是指心的功能正常与否，常可从面部的色泽反映出来。这里的华是光彩之意。由于心主血脉，面部血脉极为丰富，全身气血皆可上注于面，所以面部的色泽能反映出心气的盛衰、心血的多少。心功能健全，血脉充盈，循环通畅，则面色红润光泽；反之，心功能失调，可引起面部色泽异常。如心气不足，心血亏少，则面白无华；心脉瘀阻，则面色青紫。故《素问·六节藏象论篇》曰：“心……其华在面。”

3. 心开窍于舌 开窍于舌是指舌为心之外候，故又称舌为“心之苗”。心经的别络上系于舌，心的气血通过经脉的流注而上通于舌，以保持舌体的正常色泽形态和发挥其正常的生理功能。所以，察舌可以测知心的生理功能和病理变化。心的功能正常，则舌红荣润，柔软灵活，味觉灵敏，语言流利。若心有病变，舌象可发生相应变化。心主血脉功能失常时，如心阳不足，则舌质淡白胖嫩；心血不足，则舌质淡白；心火上炎，则舌尖红赤；心脉瘀阻，则舌紫伴瘀点瘀斑；如心主神志的功能异常，则可现舌强、舌卷、语謇或失语等。

4. 心在志为喜 是指心的生理功能与情志活动的“喜”密切相关。喜，是机体对外界信息刺激而产生的良性反应，一般情况下有益于气血循行。适当的喜乐，能使血气调和，营卫通利，心情舒畅，有益于心的生理活动。《素问·举痛论篇》曰：“喜则气和志达，荣卫通利。”但过度的喜乐，则可使心神涣散，精神难以集中。故《素问·阴阳应象大论篇》曰：“喜伤心。”但由于心能统领五志，故五志过极皆能伤心。

5. 心在液为汗 是指汗液的生成与排泄与心之血脉的关系密切。《素问·阴阳别论篇》曰：“阳加于阴谓之汗。”“阳”，是指体内的阳气；“阴”，是指体内的阴液，汗液是津液通过阳气的蒸腾气化后，从玄府排出的液体。因为汗为津液所化，血与津液又同出一源，因此有“汗血同源”之说。血又为心所主，汗为血之液，气化而为汗，故有“汗为心之液”之称。正如李中梓在《医宗必读·汗》中所说：“心之所藏，在内者为血，在外者为汗，汗者，心之液也。”由于汗与血液，生理上有密切联系，故它们在病理上也互相影响。

6. 心与夏气相应 人与自然是一个统一整体，心应夏气，与夏季、南方、热、火、苦味、赤色等有着内在联系。四季之中，夏季以火热为主，在人体则与阳中之太阳的心相通应，了解心的这一生理特性，有助于理解心的生理病理，例如心阳不足的患者，在夏季病情往往有所缓解。心通于夏气，是说心阳在夏季最为旺盛，功能最为强盛。

知识拓展

心为五脏六腑之大主

古人称心为“五脏六腑之大主”，是与心的主神志功能不可分割的。《灵枢·本神》曰：“所以任物者谓之心，心有所忆谓之意，意之所存谓之志，因志而存变谓之思，因思而远慕谓之虑，因虑而处物谓之智。”充分说明了心为心理活动的中枢，故《灵枢·邪客》指出：“心者，五脏六腑之大主也，精神之所舍也。”中医学从整体观念出发，认为人体的一切精神意识思维活动，都是脏腑生理功能的反映。《类经·疾病类》曰：“心为五脏六腑之大主，而总统魂魄，兼该意志。故忧动于心则肺应，思动于心则脾应，怒动于心则肝应，恐动于心则肾应，此所以五志唯心所使也。”所以说，人的精神意识思维活动，虽五脏各有所属，但主要还是归属于心主神志的生理功能。

附：心包络

心包络，简称心包，是心脏外面的包膜，为心脏的外围组织，其上附有脉络，是通行气血的经络，合称心包络。

由于心包络是心的外围组织，故有保护心脏，代心受邪的作用。藏象学说认为，心为君主之官，邪不能犯，所以外邪侵袭于心时，首先侵犯心包络，故《灵枢·邪客》曰：“诸邪之在于心者，皆在于心之包络。”其临床表现，主要是心藏神的功能异常，如在外感热病中，因温热之邪内陷，出现高热神昏、谵语妄言等心神受扰的病态，称之为“热入心包”。由痰浊引起的神志异常，表现为神昏模糊、意识障碍等心神昏乱的病态，称之为“痰浊蒙蔽心包”。实际上，心包受邪所出现的病变与心是一致的，故在辨证和治疗上也大体相同。

二、肺

肺，在五行属金，为阳中之阴脏。主气司呼吸、主行水、朝百脉、主治节。在五脏六腑中，位居最高，被称为“华盖”，又称“相傅之官”。肺在体合皮，其华在毛，开窍于鼻，在志为悲，在液为涕，与大肠相表里，肺与这些形体官窍共同构成肺系统。肺与四时之秋相应。

（一）肺的解剖形态

肺位居胸腔，左右各一，呈分叶状，质疏松，与心同居膈上，上连气管，通窍于鼻，与自然界之大气直接相通。肺脏为白色分叶质地疏松含气的器官。其“虚如蜂窠”“得水而浮”“熟而复沉”，故称为清虚之脏。

（二）肺的生理功能

1. 肺主气司呼吸 肺主气，包括主呼吸之气和主一身之气两个方面。

（1）肺主呼吸之气 是指肺通过呼吸运动，吸入自然界的清气，呼出体内的浊气，实现体内外气体交换的功能。《素问·阴阳应象大论篇》曰：“天气通于肺。”肺为呼吸器官，具有呼吸功能，为体内外气体交换的场所。肺吸入自然界的清气，呼出体内的浊气，实现了体内外气体的交换。通过不断地呼浊吸清，吐故纳新，促进气的生成，调节着气的升降出入运动，从而保证了人体新陈代谢的正常进行。

中医学认为，呼吸运动不仅靠肺的作用，还有赖于肾的辅助。肺为气之主，肾为气之根，肺主呼，肾主纳，一呼一纳，一出一入，协同合作才能完成呼吸运动。肺司呼吸的功能正常，则气道通畅，呼吸调匀。若病邪犯肺，影响其呼吸功能，则可见咳嗽、喘促、呼吸不利等症状。

（2）肺主一身之气 是指肺有主持、调节全身各脏腑之气的作用，即肺通过呼吸而参与气的生成和调节气机的作用。《素问·五脏生成篇》曰：“诸气者，皆属于肺。”

肺主一身之气的生理功能具体体现在两个方面：一是气的生成方面。肺参与一身之气的生成，特别是宗气的生成。肺通过呼吸运动，吸入自然界的清气至肺中，又通过胃肠的消化吸收功能，把饮食物变成水谷精气，由脾气升清，上输于肺。自然界的清气和水谷精气在肺内相结合，积聚于胸中，生成宗气。宗气上出喉咙，以促进肺的呼吸运动；贯通心脉，以行血气，在生命活动中占有重要地位。因此，肺的呼吸功能正常与否，不但影响宗气的生成，也影响着全身之气的生成。二是对全身气机的调节方面。气机，是指气的运动，其基本形式是升、降、出、入。肺的呼吸运动，是气的升降出入运动的具体体现。肺有节律地一呼一吸，对全身之气的升降出入运动起着重要的调节作用。

肺主一身之气的功能正常，则各脏腑之气正常。若肺主一身之气的功能失常，会影响宗气的生成和全身之气的升降出入运动，则会出现少气、声低、气怯、倦怠、乏力等气虚症状。

肺主一身之气和呼吸之气，均要依赖于肺的呼吸功能。肺的呼吸功能正常是气的生成和气机调畅的根本前提。如果肺的呼吸功能失常，必然会影响宗气的生成和气的运动，肺主一身之气和呼吸之气的功能也就下降，甚则丧失了呼吸功能，清气不能入，浊气不能出，脏腑活动停止，人的生命活动也就终结了。所以说，肺主一身之气的作用，主要取决于肺的呼吸功能。但是，气的不足和升降出入运动异常，以及血液运行和津液的输布排泄异常，亦可影响肺的呼吸运动，而出现呼吸异常。

2. 肺主行水 是指肺具有通过宣发与肃降作用，对体内水液输布、运行和排泄的疏通和调节作用，又称“通调水道”。由于肺为华盖，其位最高，参与调节体内水液代谢，所以《血证论·肿胀》言“肺为水之上源，肺气行则水行”。人体内的水液代谢，是由肺、脾、肾，以及小肠、大肠、膀胱等脏腑共同完成的。肺主行水的生理功能，是通过肺气的宣发和肃降来实现的。肺气宣发，一是使水液迅速向上、向外输布，布散到全身，外达皮毛，以充养、滋润各组织器官。二是将被输布至肺及皮毛肌腠的水液，通过呼吸、发汗而排出体外。肺气肃降，使体内代谢后的水液不断地下行到肾，经肾和膀胱的气化作用，生成尿液而排出体外，保持小便的通利。这就是肺在调节水液代谢中的作用，也就是肺的通调水道的生理功能。如果肺气宣降失常，失去行水的功能，水道不利，则可出现痰饮、水肿等水液输布和排泄障碍的证候。

3. 肺朝百脉 是指全身的血液都通过经脉而聚会于肺，再通过肺的呼吸，完成体内外清气与浊气的交换，最后又将富含清气的血液输送至全身的作用。全身的血液，都要通过经脉而流经于肺，通过肺的呼吸进行气体交换，然后再输布全身。《素问·经脉别论篇》曰：“食气入胃，浊气归心，淫精于脉，脉气流经，经气归于肺，肺朝百脉，输精于皮毛。”

肺主气，心主血，全身的血和脉，均统属于心。但血的运行，又需要依赖于气的推动，随着气的升降而运行到全身。肺主一身之气，贯通百脉，调节全身气机，并参与宗气的生成，协助心推动血液的循行。所以，血液的运行，亦有赖于肺气的促进和调节。《医学真传·气血》曰：“人之一身，皆气血之所循行，气非血不和，血非气不运。”肺助心行血的作用，说明了肺与心在生理病理上反映了气和血的密切关系。若肺气虚衰，不能助心行血，则会导致心血循行不畅通，而出现血脉瘀阻，进而出现胸闷心悸、唇舌青紫等症状。

课堂互动 2-2

肺朝百脉的生理功能与西医学循环系统中的肺循环有什么联系？

答案解析

4. 肺主治节 治节，即治理调节。指肺具有辅助心治理调节全身气、血、津液的功能。心为君主之官，为五脏六腑之大主。肺为相傅之官而主治节。《素问·灵兰秘典论篇》曰：“肺者，相傅之官，治节出焉。”心为君主，肺为辅相。肺辅助心对全身来进行治理和调节。肺的治节作用，主要体现在四个方面：一是调节呼吸运动，呼浊吸清，对保证呼吸的调匀有着极为重要的作用。二是调节气机，肺主气，调节气的升降出入运动，使全身的气机调畅。《类经·藏象类》谓：“肺主气，气调则营卫脏腑无所不治。”三是治理调节血液循行，通过肺朝百脉，助心行血，辅助心，推动和调节全身血液的运行。“诸气者皆属于肺”，气行则血亦行。四是治理和调节津液的输布代谢，通过宣发和肃降，促进全身津液的输布、运行和排泄。因此，肺主治节，实际上是对肺的主要生理功能的高度概括。

（三）肺的生理特性

1. 肺为华盖 是指肺在体腔中位居最高，具有保护诸脏、抵御外邪的作用。华盖，是指古代帝王行车的车盖。肺位于胸腔，居五脏的最高位置，有覆盖诸脏的作用，肺又主一身之表，为脏腑之外卫，故称肺为华盖。肺为华盖，说明肺位高居，犹如伞盖保护位居其下的脏腑。肺为华盖是对肺在五脏中位居最高和保护脏腑、抵御外邪、统领一身之气作用的高度概括。

2. 肺为娇脏 是指肺脏清虚娇嫩而易受邪气侵犯的特性。娇是娇嫩之意。肺为清虚之体，且居高位，为诸脏之华盖，百脉之所朝，外合皮毛，开窍于鼻，与外界直接相通，六淫外邪侵犯人体，不论是从口鼻而入，还是侵犯皮毛，皆易于犯肺而致病。无论外感、内伤或其他脏腑病变，亦常累及影响于肺而为病，以致肺不耐寒热，易于受邪，故又称肺为娇脏。

3. 肺气宣发肃降 宣发，即宣通和发散之意。“气通于肺脏，凡脏腑经络之气，皆肺气之所宣”。肃降，清肃下降之意。肺禀清虚之体，主降，以清肃下降为顺。宣发与肃降为肺气机升降出入运动的具体表现形式。肺气必须在宣发肃降的情况下才能保持其主气、司呼吸、助心行血、通调水道等正常的生理功能。

（1）肺主宣发　是指肺气向上升宣和向外布散的功能。其气机运动表现为升与出。其生理功能主要体现在三个方面：其一，呼出浊气，肺通过本身的气化作用，经肺的呼吸，呼出体内的浊气，有利于肺之呼吸。其二，输布水谷精微，将脾所转输的津液和精微，布散到全身，外达于皮毛肌腠。其三，宣发卫气，肺借宣发卫气，调节腠理之开阖，并将代谢后的津液化为汗液，由汗孔排出体外。如若肺气失于宣散，则可出现呼吸不利、胸闷、咳嗽，以及鼻塞、喷嚏和无汗等症状。

（2）肺主肃降　是指肺气清肃、下降的功能，其气机运动形式为降与入。其生理作用主要体现在四个方面：其一，吸入清气，通过呼吸运动吸入自然界的清气，完成吸清呼浊、吐故纳新的作用。其二，输布水谷精微，肺将脾转输于肺的水谷精微向下向内布散于全身，以营养濡润脏腑组织。其三，通调水道，肺气肃降能使水液代谢产物下输膀胱，生成尿液。其四，清肃洁净，肺气肃降，能肃清肺和呼吸道内的异物，以保持呼吸道的洁净。如若肺气失于肃降，则可出现呼吸短促、喘促、咳痰等肺气上逆之候。

肺气的宣发和肃降，是相反相成的矛盾运动。在生理情况下，相互依存和相互制约；在病理情况下，则又常常相互影响。所以，没有正常的宣发，就不能有更好的肃降；没有正常的肃降，也会影响正常的宣发。只有宣发和肃降正常，才能使气出入顺畅，气道畅通，呼吸调匀，保持人体内外气体之交换，才能使各个脏腑组织得到气、血、津液的营养灌溉。如果二者的功能失去协调，就会发生肺气失宣或肺失肃降的病变，出现咳嗽或喘促气逆等症状。

（四）肺的生理联系

1. 肺在体合皮 皮为一身之表，肺与皮肤的关系，表现在以下两个方面：一是肺气宣发，输精并温养皮毛。肺主气，肺气宣发，使卫气和气血津液输布到全身，以温养皮毛。皮毛具有抵御外邪侵袭的屏障作用。皮毛的营养，虽然与脾胃的运化有关，但必须依赖肺气的宣发，才能使精微津液达于体表。故《素问·五脏生成篇》曰：“肺之合皮也，其荣毛也。”若肺气虚弱，其宣发卫气和输精于皮毛的生理功能减弱，则卫表不固，抵御外邪侵袭的能力低下而易于感冒，或出现皮毛憔悴枯槁等现象。由于肺与皮毛相合，外邪侵袭皮毛，腠理闭塞，卫气郁滞的同时也常常影响到肺，导致肺气不宣；而外邪袭肺，肺气失宣时，也同样能引起腠理闭塞、卫气郁滞等病变。二是皮毛汗孔的开阖与肺司呼吸相关。肺司呼吸，而皮毛上汗孔的开阖，通过开阖有调节体温，配合呼吸运动的作用。在中医学中汗孔又称“气门”（玄府、鬼门），故《素问·水热穴论篇》云：“所谓玄府者，汗孔也。”汗孔不仅排泄由津液所化之汗液，也能够随着肺的宣发和肃降进行体内外气体的交换。因此，肺卫气虚，肌表不固，则常自汗出而呼吸微弱；外邪袭表，毛窍闭塞，又常见无汗而呼吸气喘的症状。

2. 肺其华在毛 毛为附在皮肤上的毫毛。《素问·六节藏象论篇》言：“肺……其华在毛。”《素问·五脏生成篇》曰：“肺之合皮也，其荣毛也。”肺主皮毛，肺宣发卫气和津液于毫毛，则毫毛润泽光亮。若肺气失调，不能行卫气与津液以温养毫毛，则会皮毛憔悴枯槁。故《灵枢·经脉》曰："气不荣则皮毛焦，皮毛焦则津液去皮节，津液去皮节者则爪枯毛折，毛折者则毛先死。"

3. 肺开窍于鼻 鼻为呼吸的通道，与肺直接相通，具有通气的功能。肺司呼吸，故有"鼻为肺窍"之说。鼻还有主嗅觉的功能。鼻的嗅觉和通气功能均须依赖于肺气的宣发作用。肺气宣畅，则呼吸通畅，嗅觉灵敏。鼻为肺窍，故鼻又为邪气侵犯肺脏的通路。所以在病理上，外邪袭肺，肺失宣降，常见鼻塞、流涕、嗅觉失灵，甚则鼻翼煽动与咳嗽喘促等症，故临床上可将鼻的异常表现作为诊断肺病的依据之一，对于鼻病证的治疗，也多从肺入手治疗。

4. 肺在志为悲 悲忧是人体对外界刺激正常产生的情绪变化或情志活动，但是在过度悲忧的不良刺激情况下，往往会损伤机体正常的生理活动。悲忧对人体的影响是易损耗人体之气。因肺主气，所以忧愁过度易于伤肺，所谓"悲则气消"。而肺气虚弱时，机体对外来非良性刺激的耐受能力下降，人也较易产生忧愁的情志变化。

5. 肺在液为涕 涕是由鼻腔分泌的黏液，有润泽鼻窍的功能。鼻为肺之窍，五脏化液，肺为涕。在肺的生理功能正常时，鼻涕润泽鼻窍而不外流。若肺感风寒，则鼻流清涕；肺感风热，则鼻流浊涕；如肺燥，则鼻干涕少或无涕。

6. 肺与秋气相应 肺性喜清润，与秋季气候清肃、空气明润相通应，故肺气在秋季最旺盛，秋季也多见肺的病变。肺气旺于秋，肺与秋季、西方、燥、金、白色、辛味等有内在的联系，如秋金之时，秋季多燥，此时燥邪极易侵犯人体而耗伤肺之阴津，出现干咳、皮肤和口鼻干燥等症状。

三、脾

脾在五行属土，为阴中之至阴。主运化、主升、主统血，输布水谷精微，为气血生化之源、"后天之本"，又称"仓廪之官"。脾在体合肉，其华在唇，开窍于口，在志为思，在液为涎，与胃相表里，脾与这些形体官窍共同构成脾系统。脾与四时之长夏相应。

（一）脾的解剖形态

脾位于腹腔上部，横膈之下，与胃以膜相连，在左季胁的深部，附于胃的背侧左上方，《素问·太阴阳明论篇》曰："脾与胃以膜相连。"中医文献描述脾的形象是"扁似马蹄""其色如马肝紫赤，其形如刀镰""形如犬舌，状如鸡冠"。"扁似马蹄"是指脾而言，"形如刀镰""犬舌""鸡冠"是指胰而言。故而，从脾的位置、形态来看，五脏中的"脾"作为解剖学单位就是现代解剖学中的脾和胰，但其生理功能又远非脾和胰所能概括。

（二）脾的生理功能

1. 脾主运化 运，即转运输送，化，即消化吸收。脾主运化，指脾具有将饮食物化为水谷精微，并将精微物质转输至全身各脏腑组织的功能。饮食物的消化和营养物质的吸收、转输，是在脾胃、肝胆、大小肠等多个脏腑共同参与下的一个复杂的生理活动，其中脾起主导作用，脾的运化功能主要依赖脾气升清和脾阳温煦的作用。脾的运化功能，则包括运化水谷和运化水液两个方面。

（1）运化水谷 是指脾对饮食物的消化吸收并转输精微的功能。脾主运化水谷，包括消化水谷、吸收转输精微并将精微转化为气血的过程。首先，胃初步腐熟消化的饮食物，经小肠的泌别清浊作用，通过脾的磨谷消食作用使之化为水谷精微（又称水谷精气）；其次，吸收水谷精微并将其转输至全身；最后，将水谷精微上输心肺而化生气血等。饮食入胃后，对饮食物的消化和吸收，实际上是在胃和小肠内进行的。《类经·藏象类》曰："脾主运化，胃司受纳，通主水谷。"胃主受纳水谷，并对饮食物进行初步消化，然后再下移于小肠作进一步消化。但此过程必须依赖脾的运化功能，才能将水谷化生为精微。食物经过消化吸收后，其水谷精微又靠脾的转输和散精作用而上输于肺，由肺脏注入心脉化为气血，再通过经脉输送至全身，以营养五脏六腑、四肢百骸，以及皮毛、筋肉等各个组织器官。所以说，五脏六腑维持正常生理活动所需要的水谷精微，都有赖于脾的运化作用。人出生之后维持生命活动所必需的营养物质的主要来源为水谷精微，它也是化生气血的物质基础。故称脾为"后天之本""气血生化之源"。

脾的运化功能强健，称为脾气健运，脾气健运才能为化生气、血、津液等提供充足的来源，使全身脏腑组织得到充分的营养，以维持正常的生理活动。若脾失健运，机体的消化吸收功能异常，则会出现腹胀、便溏、食欲不振以至倦怠、消瘦和气血不足等病理变化。

岗位情景模拟 4

张某，男，50岁。食少、腹痛1个月，加重3天。近2年来，由于工作繁忙，饮食经常无规律，渐致脘腹隐痛时发，纳食逐渐减少，口淡乏味，时嗳气，无泛酸，食后脘胀尤甚，喜按，气短乏力，大便时溏，体重下降3kg，面色萎黄，形体瘦弱，舌淡嫩，苔白，脉弱。

问题与思考

本案例中患者临床表现的机制是什么？

答案解析

（2）运化水液　又称运化水湿，是指脾对水液的吸收和转输，调节人体水液代谢的功能，是调节、维持人体水液代谢平衡的重要环节。在机体的水液代谢过程中，脾在转输水谷精微的同时，也将人体所需要的津液，通过心肺输送至全身各组织部位中去，发挥滋润、濡养作用，又把各组织代谢后的多余水液，及时地转输至肾，通过肾的气化作用产生尿液，贮存于膀胱，再排出体外，从而维持体内水液代谢的平衡。脾位于中焦，是人体气机升降的枢纽，故在人体水液代谢过程中起着重要的枢纽作用。因此，脾运化水液的功能健旺，既能使体内各组织得到水液的充分濡润，又不致使水湿过多而潴留。如若脾运化水液的功能失常，必然导致水液在体内的停滞，而产生水湿、痰饮等病理产物，甚则形成水肿。故《素问·至真要大论篇》曰："诸湿肿满，皆属于脾。"这也是脾虚生湿、脾为生痰之源和脾虚水肿等病理变化的理论依据。

脾运化水谷和运化水液两方面的作用是相互联系、相互影响的，一方面的功能失司可导致另一方面的功能失司，在病理变化上常常互相影响。

2. 脾主升　脾主升的功能体现在两个方面：一是指脾具有将水谷精微等营养物质，吸收并上输于心、肺、头目，再通过心肺的作用化生气血，以营养全身，并维持人体内脏位置相对恒定的作用。而上升的主要是精微物质，所以说"脾主升清"。脾之升清，是与胃之降浊相对而言。脾宜升则健，胃宜降则和。脾气主升与胃气主降形成了升清降浊的一对矛盾，它们既对立又统一，共同完成饮食物之消化吸收和输布。二是脾具有维持内脏位置之恒定的作用。脏腑之间的升降相因、协调平衡是维持人体内脏位置相对恒定的重要因素。

脾的升清功能正常，水谷精微等营养物质才能正常吸收和输布，气血充盛，人体的生机盎然。同时，脾气升发，也维持了机体内脏位置的相对恒定。如脾升清功能失常，则水谷不能运化，气血生化无源，则可出现神疲乏力、眩晕、泄泻等症状。脾气虚弱，升举无力（又称中气下陷），则可见久泻久痢、脱肛甚或内脏下垂等。

3. 脾主统血 统是统摄、控制的意思。脾主统血，指脾具有统摄血液，使之在经脉中运行而不溢于脉外的功能。脾统血的作用实际上是通过气的固摄作用来实现的。脾为气血生化之源，气为血之帅，血随气行。脾的运化功能健旺，则气血充盈，气能摄血；气旺则固摄作用亦强，血液也不会逸出脉外而发生出血现象。如若脾的运化功能减退，气血生化无源，则气血虚亏，气虚统摄无权，则会导致血溢脉外，形成出血。由此可见，脾统血，实际上是气对血作用的具体体现。另一方面，脾的统血功能亦与脾阳有密切的关系。如《血证论·脏腑病机论》曰："脾统血，血之运行上下，全赖于脾。脾阳虚，则不能统血。"因脾失健运，阳气虚衰，不能统摄血液，血不归经而导致出血者称为脾不统血，临床上表现为皮下出血、便血、尿血、崩漏等，尤以下部出血多见。所以说脾不仅能够生血，而且还能摄血，其具有生血与统血之功能。所以孙思邈在其《金匮翼·卷二》中曰："脾统血，脾虚则不能摄血；脾化血，脾虚则不能运化，是皆血无所主，脱陷妄行。"由此可见，脾既可生血，亦可统血。

（三）脾的生理特性

1. 脾宜升则健 升，为向上升浮之义。五脏各有升降，心肺在上，在上者宜降；肝肾在下，在下者宜升；脾胃居中，脾气宜升，胃气宜降，升降相因。这种脾升胃降的气机变化，共为人体气机上下升降的枢纽。正是由于五脏的这种气机升降相互作用，才构成了机体升降出入气化活动的整体性，维持着气机升降出入的动态平衡。脾性主升，是指脾的气机运动形式以升为要。脾升则脾气健旺，生理功能正常，故《临证指南医案·卷三》曰："脾宜升则健。"

2. 脾喜燥恶湿 脾为太阴湿土之脏，胃为阳明燥土之腑。《临证指南医案·卷三》曰："太阴湿土，得阳始运；阳明阳土，得阴自安，以脾喜刚燥，胃喜柔润也。"脾喜燥恶湿，与胃喜润恶燥相对而言。脾的这种特性是与其运化水液的功能密不可分的。脾能运化水液，水津四布，以调节体内水液代谢的平衡；脾虚不运则最易生湿，而湿邪过胜又最易困脾。脾主湿而恶湿，因湿邪困脾，脾失健运而水湿为患者，称为"湿困脾土"，可见头重如裹、脘腹胀闷、口黏不渴等症。若脾气虚弱，健运无权而水湿停聚者，称"脾虚生湿"，可见肢倦、纳呆、脘腹胀满、痰饮、泄泻、水肿等。所以，脾具有恶湿的特性，并且对于湿邪有特殊的易感性，故有"脾湿而恶湿"之说。

3. 脾为孤脏 脾五行属土，居中央，木、火、金、水居四旁，与四时、四方无所对应，独居于中，得天气始动、始运，故为孤脏。主运化水谷精微，化生气血，以灌四旁而养四脏。《素问·玉机真脏论篇》曰："脾脉者，土也，孤脏，以灌四旁者也。"

（四）脾的生理联系

1. 脾在体合肉、主四肢 脾主肌肉，是指人体肌肉的丰盛与脾运化水谷精微的功能密切相关。《黄帝内经素问集注·五脏生成篇》曰："脾……主运化水谷之精，以生养肌肉，故合肉。"脾胃为气血生化之源，全身的肌肉，依靠脾所运化的水谷精微来营养，营养充足则肌肉丰盛。因此，人体肌肉壮实与否，与脾的运化功能有关。故《素问·痿论篇》曰："脾主身之肌肉。"《中藏经》曰："脾者，肉之本，脾气已失，则肉不荣。"若脾气虚弱，营养亏乏，必致肌肉瘦削，软弱无力，甚则痿废失用。

四肢，是相对于人体的躯干而言的部位，人体之末，又被称为四末。所谓"脾主四肢"，是指人体的四肢，需要脾气输送营养才能维持其正常的功能活动。脾气健运，营养充足，则四肢轻劲，灵活有力；脾失健运，营养不足，则四肢倦怠乏力，甚或痿弱不用。在中医临床有"治痿独取阳明"之说，意即调理脾胃是治疗痿证的重要方法之一。

2. 脾其华在唇 是指脾的功能正常与否，可以通过口唇的色泽形态反映出来。《灵枢·五阅五使》曰：“口唇者，脾之官也。”口唇的肌肉由脾所主。《医学真传》曰：“口为脾窍，内外唇肉，脾所主也。”脾气健运，气血充足，营养良好，则口唇红润而有光泽。如果脾的功能失调，口唇的色泽形态就会出现异常的变化。脾失健运，气血虚少，营养不良，则口唇淡白不华，甚则萎黄不泽；口唇糜烂为脾胃积热。总之，口唇的形色变化，不但可反映全身气血的状况，也是脾胃功能正常与否的表现。

3. 脾开窍于口 口为饮食物进入人体的通道。脾开窍于口，是指饮食、口味等与脾的运化功能密切相关。《灵枢·脉度》曰：“脾气通于口，脾和则口能知五谷矣。”《素问·阴阳应象大论篇》曰：“脾主口……在窍为口。”脾主运化，脾气健旺，则津液上注口腔，唇红而润泽，口味正常，食欲旺盛。若脾失健运，则可出现口淡无味，或口中甜、腻等异常感觉。口唇与脾的运化功能互相配合，才能完成水谷运化、精微输布的功能。脾主肌肉，口唇为脾之外候，故脾的生理病理常从口唇的变化反映出来。

4. 脾在志为思 思，即思考、思虑，是人正常的精神意识思维活动状态。脾在志为思，是指脾的生理功能与情志思密切相关。正常的思考，对机体的生理活动并无不良的影响，但是思虑过度的异常情况，就会影响机体的正常生理活动，《素问·阴阳应象大论篇》曰：“思伤脾。”脾气健运，化源充足，气血旺盛，则思虑、思考等心理活动正常。若脾虚则易不耐思虑，思虑太过又易伤脾。

5. 脾在液为涎 是指涎的分泌与脾的功能密切相关。涎为口津，是唾液中较清稀的部分，具有保护和润泽口腔的作用。在进食时涎分泌较多，还可湿润和溶解食物，使之易于吞咽和消化。在正常情况下，涎液上行于口但不溢于口外。若脾胃不和，或脾不摄涎，则会导致涎液分泌增多，而出现口涎自出等病理变化，故说脾在液为涎。

6. 脾与长夏相应 脾气旺于长夏，脾脏的生理功能活动，与长夏的阴阳变化相互通应。此外，脾与中央方位、湿、土、黄色、甘味等有内在联系。脾运湿又恶湿，若脾为湿困，运化失职，可引起胸脘痞满、食少体倦、大便溏薄、口甜多涎、舌苔滑腻等，反映了脾与湿的关系。故长夏之时，处方遣药，常加入藿香、佩兰等芳香化浊、醒脾燥湿之品。此外，脾为后天之本、气血生化之源，脾气虚弱则会出现倦怠乏力、食欲不振等症，临床治疗脾虚多选用党参、黄芪、白术、大枣、饴糖等甘补益气健脾之品。

四、肝

肝在五行属木，为阴中之阳。主疏泄，主藏血，性升发条达舒畅，体阴而用阳。肝又被称为“将军之官”。肝在体合筋，其华在爪，开窍于目，在志为怒，在液为泪，与胆相表里，肝与这些形体官窍共同构成肝系统。肝与四时之春相应。

（一）肝的解剖形态

肝位于腹部，横膈之下，右胁下而稍偏左。《十四经发挥》曰：“肝之为脏……其脏在右胁右肾之前，并胃贯脊之第九椎。”所以很早之前中医学就已经认识到了肝脏的部位是在右胁下右肾之前。肝为分叶脏器，左右分叶，其色紫赤。中医古代文献资料虽有记载，但限于解剖学水平有限，也有许多不准确的地方，如《难经》中就有“独有两叶”与“左三叶、右四叶，共七叶”之差异。

（二）肝的生理功能

1. 肝主疏泄 是指肝具有疏通、畅达全身气机，使气的运行畅通的功能。肝主疏泄是确保机体各脏腑生理功能正常发挥的重要因素。疏，即疏通，疏导之意；泄，即升发，发泄之意。元代朱丹溪在其

《格致余论·阳有余阴不足论》中也提到："司疏泄者，肝也。"肝主疏泄的功能主要体现在以下几个方面。

（1）调畅气机　肝主疏泄的生理功能关系到全身的气机调畅。气机，即气的升降出入运动。人体内的气在不断地发生着升降出入的运动变化。人体脏腑、经络、气血津液、无不依赖气机升降出入而维持其正常的生理功能。《读医随笔·卷四》曰："凡脏腑十二经之气化，皆必藉肝胆之气化以鼓舞之，始能调畅而不病。"所以说，肝的疏泄功能正常，则气机调畅、气血和调、经络通利，全身脏腑组织的活动才能协调。如肝疏泄功能异常，可出现疏泄不及或疏泄太过两种情况，导致气机失调，进而表现出闷闷不乐，胸胁、乳房、少腹部胀痛或急躁易怒、面红目赤、头晕头痛等症。

（2）调节精神情志　情志，是指人类精神活动反映于外的一种表现，主要包括喜、怒、忧、思、悲、恐、惊，被称之为七情。人的精神情志活动，除由心神所主宰外，还与肝的疏泄功能密切相关，故《素问·灵兰秘典论篇》有"肝主谋虑"的观点。肝的疏泄功能正常，肝气舒畅条达，既不亢奋，也不抑郁，则气机调畅，气血和调，人的精神愉快，心情舒畅，理智清朗，思维灵敏。若肝失疏泄，则易引起人的精神情志活动异常。疏泄不及，肝气郁结，可见抑郁寡欢、胸闷太息等。疏泄太过，肝气上逆，可见烦躁易怒、头胀头痛、面红目赤等。肝主疏泄失常与情志失常，往往互为因果，相互影响。

（3）促进消化吸收　肝主疏泄能促进脾胃正常消化吸收，其对脾胃消化吸收功能的促进作用，是通过协调脾胃的气机升降和分泌、排泄胆汁而实现的。主要体现在两个方面：一是调节脾胃气机的升降。肝疏泄功能正常，能保持脾胃升降协调平衡。肝属木，脾胃属土，土得木而达。《血证论·脏腑病机论》曰："木之性主于疏泄。食气入胃，全赖肝木之气以疏泄之，而水谷乃化。设肝之清阳不升、则不能疏泄水谷，渗泄中满之证在所难免。"若肝失疏泄，横犯脾胃，可致脾胃升降失常，临床表现中除了肝气郁结的症状外，既可见脾失升清所致的腹胀、泄泻、便溏等肝脾不调的症状，亦可出现胃不降浊的嗳气、反酸、呕恶、纳呆等肝胃不和的症状。二是调节胆汁的分泌与排泄。胆汁是肝之余气积聚而成，具有促进消化吸收的作用。胆汁来源于肝，贮藏于胆，胆汁排泄到肠道内，以助食物的消化吸收。肝的疏泄功能正常，气机调畅，则胆汁的生成和排泄正常，有助于脾胃的消化吸收功能。若肝失疏泄，气机郁结，影响胆汁的分泌和排泄，可导致脾胃的消化吸收障碍，出现胁痛、口苦、纳呆、腹胀，甚至黄疸等症。

（4）促进血的运行和津液的输布　血的运行和津液的输布，有赖于气的升降出入运动的促进，气行则血行，气行则津布。肝疏泄正常，气机调畅，充分发挥心主血脉、肺朝百脉、脾统血液的作用，从而保证气血的正常运行。所以血与气关系密切，气行则血行，气滞则血瘀。若肝失疏泄，气机不调，必然影响血的运行。如气机阻滞，导致气滞而血瘀，则可见胸胁刺痛、瘕积、肿块、痛经、闭经等。若气机逆乱，亦可致血液不循常道溢出脉外而出血。

津液的输布代谢虽然是由肺、脾、肾等脏腑共同协调完成，但也与肝的疏泄有密切关系。因肝主疏泄，能调畅气机，气行则津布，促进三焦之中肺、脾、肾的功能，以调节水液代谢。三焦为水液运行的通道，《类经·藏象类》曰："上焦不治，则水泛高原；中焦不治，则水留中脘；下焦不治，则水乱二便。三焦气治，则脉络通而水道利。"肝的疏泄正常，气机调畅，则三焦水道通利，故曰："气行水亦行。"若肝失疏泄，三焦气机阻滞，导致津液输布障碍，产生痰、饮、水肿等病理变化。因此，肝是通过其疏泄功能，调达三焦脏腑气机的作用，来调节体内水液代谢活动的。

（5）调节生殖　男子的排精、女子的排卵及月经来潮，都与肝主疏泄有密切的关系。妇女经、带、胎、产等特殊的生理活动，关系到许多脏腑的功能，其中肝脏的作用甚为重要，故有"女子以肝为先天"之说。女子以血为重，由于行经耗血，妊娠血聚养胎、分娩出血等，均涉及血。冲为血海，任主胞胎，冲任二脉与女性生理功能息息相关。肝主疏泄可调节冲任二脉的生理活动。肝的疏泄功能正常，足厥阴经之气调畅，冲任二脉得其所助，则任脉通利，太冲脉盛，月事以时而下，妊娠孕育，分娩胎儿。若肝失疏泄而致冲任失调，气血不和，从而导致出现月经、带下、胎产、不孕之病变等。男子随肾气充盛而天癸至，则精气溢泻，具备了生殖能力。男性精液的藏泄，与肝肾的功能有关。《格致余论·阳有余阴不足论》："主闭藏者，肾也，司疏泄者，肝也。"肝之疏泄与肾之闭藏协调平衡，则男子精液排泄有节，使男子的性与生殖功能正常。若肝之疏泄失常，导致藏泄开阖失度，其不及，可见性欲低下、阳痿、精少、不孕等；其太过，则性欲亢奋、阳强、梦遗等。

2. 肝主藏血 是指肝脏具有贮藏血液、防止出血和调节血量的功能。故肝有"血海"之称。

（1）贮藏血液 血液的生成来源于脾运化的水谷精微，生化血后而藏于肝内。肝内贮存一定的血液，有以下几个方面的作用：一是濡养自身，使得肝体柔和，以制约肝的阳气，防止其升动太过，而维持肝的阴阳平衡、气血和调。二是防止出血，通过收摄作用，防止其逸出脉外而引发出血。三是濡养脏腑组织。《素问·五脏生成篇》曰："肝受血而能视，足受血而能步，掌受血而能握，指受血而能摄。"因此，肝不藏血，不仅可以出现肝血不足，阳气升腾太过；脏腑组织失养，两目干涩，筋脉拘急；还可以导致各种出血症状。

（2）调节血量 一般生理情况下，人体组织各部分的血液量是相对恒定的。但是，当机体活动剧烈或情绪激动时，人体各部分的血液需要量也就相应地增加，于是肝脏所贮藏的血液向机体的外周输布，以供机体活动的需要。当机体在安静休息及情绪稳定时，机体外周的血液需要量也相应减少，部分血液便归藏于肝。故《素问·五脏生成篇》曰："人卧则血归于肝。"

当肝藏血功能异常时常出现两种病理变化：一是藏血不足。藏血不足也称肝血不足，血液不能满足机体生理活动的需要，可出现血虚失养的病理变化。如：目失血养，则两目干涩昏花，或为夜盲；筋失所养，则筋脉拘急，肢体麻木，屈伸不利，以及妇女月经量少，甚至闭经等。二是藏血失司。藏血失司也称肝不藏血，可导致出现出血倾向的病理变化，如吐血、衄血、月经过多，甚则崩漏等各种出血证候。

综上所述，肝既主疏泄又主藏血，两者功能密切相关。肝的疏泄有赖于血之濡养作用，而肝的藏血也赖于肝的疏泄功能正常。所以肝的疏泄与藏血功能之间有着相辅相成的关系。肝疏泄气机调畅，则血能正常地归藏和调节。反之，肝失疏泄可以影响血液的归藏和运行。如肝郁气滞，气机不畅，则血亦随之而瘀滞，即由气滞而血瘀；若疏泄太过，肝气上逆，血随气逆，又可导致出血。肝的藏血对疏泄而言，肝主藏血，血能养肝，使肝阳勿亢，保证肝主疏泄的功能正常。反之，肝之藏血不足或肝不藏血而出血，血不养肝，疏泄失职，则可见失眠、多梦、女子月经不调等病变。

（三）肝的生理特性

1. 肝气升发条达 是指肝性喜升发、条达。肝气宜升发、舒畅、条达，才能维持其正常的生理功能，比类春天的树木生长，条达舒畅，生机勃发。木曰曲直，自然界中木之属性，其喜舒展、顺畅、畅达，既不压抑又不阻遏而伸其自然之性。在生理情况下，肝气升发、柔和、舒畅，既非抑郁，也不亢奋，以冲和条达为顺。若肝气升发不及，郁结不畅，则可表现出胸胁满闷、胀痛、闷闷不乐等症状。若肝气升发太过，则可表现出急躁易怒、头晕目眩、头痛头胀等症状。

2. 肝为刚脏 肝性条达而舒畅，其气易逆易亢，其性刚强，故称"刚脏"。肝脏具有刚强之性，其气急而动，易亢易逆，故被喻为"将军之官"。肝体阴用阳，为风木之脏，其气主升主动，喜条达而恶抑郁，容易过亢。肝为刚脏系由肝体阴用阳之性所致。肝体阴柔，其用阳刚，阴阳和调，刚柔相济，则肝的功能正常。故叶天士在《临证指南医案·卷一》中曰："肝为风木之脏，因有相火内寄，体阴用阳，其性刚，主动，主升，全赖肾水以涵之，血液以濡之，肺金清肃下降之令以平之，中宫敦阜之土气以培之，则刚劲之质，得为柔和之体，遂其条达畅茂之性，何病之有。”在生理情况下，肝之体阴有赖于肾阴涵养，故肝之自身阴常不足而阳常易亢。肝气、肝阳常有余的病理特性，反映了肝脏本身具有躁急刚强的特性。

3. 肝体阴而用阳 体用指实体及其功用或属性的关系。所谓“体”，是指肝的本体；“用”，是指肝的功能活动。肝为藏血之脏，以血为体，血属阴，故肝体为阴；肝主疏泄，性喜条达，主升主动，以气为用，气属阳，故肝用为阳。

肝体阴用阳，实际上说明了肝的形体结构与生理功能之间的关系。由于肝脏具有体阴而用阳的特点，所以，在临床上对于肝病的治疗，要体现“不宜刚而宜柔，不宜伐而宜和”的特点，用滋养阴血以益肝或采用凉肝、泻肝等法以抑制肝之阳气的升动太过。

（四）肝的生理联系

1. 肝在体合筋 筋即筋膜，附于骨而系于关节，具有连接关节、肌肉，主司关节屈伸运动的功能，但筋膜有赖于肝血的濡养。肝血充足则筋膜强劲，关节屈伸运动灵活；肝血虚衰则筋力疲惫，屈伸运动活动减弱。所谓“筋属肝木，得血以养之，则和柔而不拘急”（《风劳臌膈四大证治》）。伴随着年老体衰，肝血不足时，筋膜失其所养，故动作迟钝、运动失灵。在病理情况下，筋失所养的病变与肝的功能异常有关。如肝血不足，血不养筋，则可出现肢体麻木、屈伸不利、筋脉拘急、手足震颤等症状；如热邪津伤，筋失濡润，则可出现四肢抽搐、手足震颤、牙关紧闭、角弓反张等肝风内动之证。

2. 肝其华在爪 爪即爪甲，包括指甲和趾甲。爪甲为筋之延续，故称“爪为筋之余”。爪甲赖肝血以滋养，肝血的盛衰，可以影响爪甲的荣枯。肝血充足，则爪甲坚韧明亮，红润光泽。若肝血不足，则爪甲软薄，枯而无泽，甚则变形或脆裂。所以《素问·六节藏象论篇》谓“肝……其华在爪”，《素问·五脏生成篇》曰：“肝之合筋也，其荣爪也。”所以，爪甲色泽形态的变化，对于辨证肝的病理变化有一定的诊断意义。

3. 肝开窍于目 是指肝的功能活动也可以通过目表现出来。肝的经脉上连于目系，所以说肝开窍于目。虽然五脏六腑都与目有着内在联系，但其中尤以肝为密切，《灵枢·脉度》曰：“肝气通于目，肝和则目能辨五色矣。”肝主藏血，故《素问·五脏生成篇》曰：“肝受血而能视。”因此，肝的功能正常与否，常在目上反映出来，例如，肝火上炎，则目赤肿痛；肝风内动可见两目斜视、天吊等。目的视觉功能，既依赖于全身脏腑经络气血的充养，又需要肝血的濡养，所以许多眼科疾患在治疗上突出强调治肝，体现了五脏与官窍、局部和整体的统一性。

4. 肝在志为怒 是指肝的生理功能与情志怒密切相关。怒是人们在情绪激动时的一种情志变化，适当之怒，有利于肝气的疏泄。若怒而无节，过度发怒，则对于机体是一种不良的精神刺激，不利于健康，并易使气血逆乱，阳气升发。肝为刚脏，主疏泄，其气主动主升，体阴而用阳。故肝的生理病理与怒有密切关系，在病理变化中最为多见，《灵枢·百病始生》所谓“忿怒伤肝”。如情志出现大怒可伤肝，使肝的阳气升发太过而致病。反之，肝的阴血不足，阳气偏亢，则稍有刺激，便易发怒。

5. 肝在液为泪 是指泪液的分泌与肝的功能密切相关。泪从目出，有濡润、保护眼睛的功能。在一般情况下，泪液的分泌正常，濡润目而不外溢，若有异物侵入目中时，泪液即可大量分泌，起到清洁眼目和排出异物的作用。在病理情况下，则可见泪液分泌异常。如肝的阴血不足，泪液分泌减少，常见两目干涩；如风火赤眼，肝经湿热，可见目眵增多、迎风流泪等。

6. 肝与春气相应 春季为一年之始，阳气始生，万物以荣，气候温暖多风。肝与东方、风、木、春季、青色、酸味等有着一定的内在联系。天人相应，同气相求，在人体则与肝相应。故肝气在春季最旺盛，反应最强，而在春季也多见肝之病变。证之于临床，春三月为肝木当令之时，肝主疏泄，与人的精神情志活动有关；故精神神经病变多发于春天。又如肝与五味之酸相通应，故补肝多用白芍、五味子等酸味之品。

知识拓展

肺与肝调节气机升降

肺主气司呼吸，主宣发肃降；肝主疏泄，两脏均对气机有调节作用。《素问·刺禁论篇》曰："肝生于左，肺藏于右。"肺居膈上，在上者宜降，其气肃降；肝居膈下，在下者宜升，其气升发。肝从左而升，肺从右而降。《素问·阴阳应象大论篇》曰："左右者，阴阳之道路也。"肝从左升为阳道，肺从右降为阴道，肝升才能肺降，肺降才能肝升，升降得宜，出入交替，则气机调畅，人体精气血津液运行以肝肺为枢转，肝升肺降，二者相互协调，以维持人体气机的正常升降运动。

五、肾

肾在五行属水，为阴中之阴。主藏精，主水液，主纳气，为人体脏腑阴阳之根本，生命之源，故称为先天之本；肾者"作强之官"。肾在体合骨，其华在发，开窍于耳及二阴，在志为恐，在液为唾，与膀胱相表里，肾与这些形体官窍共同构成肾系统。在四时与冬季相应。

（一）肾的解剖形态

肾位于腰部脊柱两侧，左右各一。肾有两枚，外形椭圆弯曲，状如豇豆。《医贯》曰："肾有二，精所舍也，生于脊膂十四椎下，两旁各一寸五分，形如豇豆，相并而曲附于脊外，有黄脂包裹，里白外黑。"

（二）肾的生理功能

1. 肾藏精 是指肾具有贮存、封藏人身精气的作用。精，又称精气，是中国古代哲学气一元论的重要范畴。中医学体系建立之后，逐渐形成了中医学气和精或精气的概念，在中医学理论中，精与气虽同属于生命物质基础的范畴，但精是除气之外的精微物质的总称。一般来讲，精的含义有广义和狭义之分。广义之精是构成人体和维持人体生长发育和脏腑功能活动的有形的精微物质。狭义之精是禀受于父母而贮藏于肾的具有生殖繁衍作用的精微物质，又称生殖之精。

精的来源可分为先天之精和后天之精两类。先天之精，禀受于父母，与生俱来，是生育繁殖，构成人体的原始物质。《灵枢·经脉》曰："人始生，先成精。"在胚胎发育过程中，精是构成胚胎的原始物质，为生命的基础，所以称为"先天之精"。先天之精藏于肾中，出生之后，得到后天之精的不断充实，成为人体生育繁殖的基本物质，故又称为"生殖之精"。后天之精，来源于脾胃运化之水谷精微，并转输到五脏六腑，使之成为脏腑之精，除供给本身生理活动所需要的以外，剩余部分则贮藏于肾，以充养先天之精。如脏腑需要这些精微物质给养时，肾又把所藏之精气，用来灌溉五脏六腑，如此循环往复。这就是肾藏五脏六腑之精的过程和作用。由此可见，后天之精是维持人体生命活动、促进机体生长发育的基本物质。

先天之精和后天之精，其来源虽然不同，但二者相互依存。先天之精只有得到后天之精的补充滋养，才能充分发挥其生理效应；后天之精也只有得到先天之精的活力资助，才能源源不断地化生。此即所谓之“先天生后天，后天养先天”，二者相辅相成，在肾中贮存而形成肾中所藏之精。脏腑的精气充盛，肾精的生成、贮藏和排泄才能正常。肾中之精可化气，即肾气，精散为气，气聚为精，精与气在不断地相互转化，故常统称为“精气”。肾中之精气在功能上分为两类，即肾阴与肾阳。肾阴，又称真阴、元阴，是人体阴之根本，具有凉润、宁静、抑制等作用；肾阳，又称真阳、元阳，是人体阳之根本，具有温煦、推动、兴奋等作用。肾阴与肾阳既对立统一，又相辅相成，共同促进全身脏腑阴阳的协调平衡。

肾中之精气具有促进机体的生长发育和人类生殖繁衍，以及参与血液生成等方面的作用。

人生命中的生、长、壮、老、已是自然规律，每个人都会经历出生、发育、成长、衰老、死亡。肾中所藏之精气为生命的基础，在人的生、长、壮、老、已过程中起主导作用。人体脏腑气血随着年龄的增长呈现出由盛而衰的规律性变化。《素问·上古天真论篇》曰：“丈夫八岁，肾气实，发长齿更；二八肾气盛，天癸至，精气溢泻，阴阳和，故能有子；三八肾气平均，筋骨劲强，故真牙生而长极；四八筋骨隆盛，肌肉满壮；五八肾气衰，发堕齿槁；六八阳气衰竭于上，面焦，发鬓颁白；七八肝气衰，筋不能动，天癸竭，精少，肾脏衰，形体皆极；八八则齿发去”“女子七岁，肾气盛，齿更发长；二七而天癸至，任脉通，太冲脉盛，月事以时下，故有子；三七肾气平均，故真牙生而长极；四七筋骨坚，发长极，身体盛壮；五七阳明脉衰，面始焦，发始堕；六七三阳脉衰于上，面皆焦，发始白；七七任脉虚，太冲脉衰少，天癸竭，地道不通，故形坏而无子”。因此，在整个生命过程中，由于肾中精气的盛衰变化，而呈现出生、长、壮、老、已的不同生命规律。由此可见，肾精决定着机体的生长发育，为人体生长发育之根。如果肾精亏少，影响到人体的生长发育，会出现生长发育障碍，如发育迟缓、筋骨痿软等；成年则会出现未老先衰、齿摇发落等。如果出现生长发育迟缓，如“五软”“五迟”等情况，补肾填精也是重要手段。

肾精的生成、贮藏和排泄，对人类生殖繁衍后代起着重要的作用。人的生殖器官发育及其生殖能力，均有赖于肾中之精。人出生以后，由于先天之精和后天之精的相互充养，肾精逐渐充盛，到了青春时期，肾中精气充盈到一定程度，便产生了一种具有促进生殖器官发育并维持生殖功能的物质，称为“天癸”。天癸至后，男子开始产生精液，女子开始月经来潮，性功能逐渐成熟，具备了生殖能力。但随着逐渐步入老年，肾精开始由充盛而逐渐亏虚，天癸的生成亦随之而减少，生殖能力亦随之而下降，直至消失。说明了肾精对生殖功能起着决定性的作用。如果肾藏精功能失常就会导致性功能异常，生殖功能下降。《素问·上古天真论篇》中说，男子“二八，肾气盛，天癸至，精气溢泻，阴阳和，故能有子”“七八，肝气衰，筋不能动，天癸竭，精少，形体皆极”。女子“二七而天癸至，任脉通，太冲脉盛，月事以时下，故有子”“七七，任脉虚，太冲脉衰少，天癸竭，地道不通，故形坏而无子”。所以说，男女生殖功能发育成熟，均有赖于肾精的充盛，而精气的生成、贮藏和排泄均由肾所主，故有“肾主生殖”之说。据此，固肾保精就成为治疗生殖功能异常的主要方法。

除此之外，肾藏精，精能生髓，精髓可以化而为血。《景岳全书·血证》曰：“血即精之属也，但精藏于肾，所蕴不多，而血富于冲，所至皆是。”所以，在临床上治疗血虚常用补益精髓之法。

2. 肾主水 是指肾脏有主持和调节水液代谢的作用。《素问·逆调论篇》曰：“肾者水脏，主津液。”而肾主水的功能具体包括两个方面：一是参与并促进水液的代谢。水饮入胃，由脾的运化和转输而上输于肺，再经肺气的宣发和肃降而通调水道，使清者以三焦为通道而输送到全身，发挥其生理作用；浊者则化为汗液、尿液和气等分别从皮肤汗孔、呼吸道、尿道排出体外，从而维持体内水液代谢的相对平衡。被脏腑组织利用后的水液从三焦下行而归于肾，经肾的气化作用分为清、浊两部分。清者再通过三焦上升，归于肺而布散于周身；浊者变成尿液，下输膀胱，从尿道排出体外，如此循环往复，以维持人体水液代谢的平衡。二是主持尿液的生成与排泄。尿的生成和排泄是各脏腑组织代谢产生的浊液，以三焦为通道下输至膀胱，在肾气的蒸化作用下，清者通过脾气的转输到达于肺，再次参与水液代谢。浊者则化为尿液输于膀胱，从而排出体外。这两方面的功能，均有赖于肾的气化作用，肾的蒸腾气化使肺、脾、膀胱等脏腑在水液代谢中发挥各自的生理作用。

所以说，人体的水液代谢由肺、脾、胃、肾、膀胱、三焦等多个脏腑共同完成输布，其中肾的气化作用始终贯穿于水液代谢的过程，具有极其重要的地位，所以有“肾者主水”“肾为水脏”之说。在病理上，肾主水功能异常，气化失职，开阖失度，则会引起水液代谢障碍。气化失常，阖多开少，小便不利可引起尿少、水肿等症；若开多阖少，则又可见尿频、尿多等症。

岗位情景模拟5

金某某，男，40岁。患慢性肾病已10余年，时常反复，迁延难愈。刻下症：腰膝酸软乏力，脘腹胀满，纳少，小便频多，脉细弱，舌淡苔白。尿蛋白（+++）；血压：140/90mmHg。

问题与思考

本案患者的临床表现与哪些脏腑功能失常有关？

答案解析

3. 肾主纳气　是指肾有摄纳肺吸入之气而保持呼吸深度，防止呼吸浅表的作用。人体的呼吸运动，主要由肺所主，依赖于其宣发与肃降完成人体与外界的气体交换。但所吸入之气，必须依赖肾的摄纳，才能呼吸均匀和调。所以《类证治裁·喘症论治》曰：“肺为气之主，肾为气之根，肺主出气，肾主纳气，阴阳相交，呼吸乃和。”肾气充盛，摄纳正常，才能使肺的呼吸均匀，气道通畅。若肾的纳气功能减退，摄纳无权，吸入之气不能归纳于肾，就会出现呼多吸少、吸气困难、动则喘甚等肾不纳气的病理变化。所以，咳喘病变，“在肺多为实，在肾多为虚”，初病治肺，久病治肾。肾主纳气，是肾的封藏作用在呼吸运动中的体现。

（三）肾的生理特性

1. 肾主封藏　是指肾具有贮藏五脏六腑之精的作用。肾为先天之本，生命之根。肾藏精，精宜藏而不宜泄，故《素问·六节藏象论篇》曰：“肾者主蛰，封藏之本，精之处也。”人之生长发育、生命活动均有赖于肾。肾为封藏之本，是对肾脏生理功能的高度概括，如藏精气、主纳气、主生殖、孕胎儿、司二便等，均为肾封藏之职功能的体现。依据肾的这一生理特性，古人提出了“肾无实不可泻”的学术观点，所以治肾多言补，或以补为泻。肾主封藏的理论对中医养生也具有重要的指导意义，中医养生中常通过收心神、节情欲、少劳累以保养阴精，使肾精充盈而达到延年益寿之目的。

2. 肾为水火之宅　是指肾寓真阴和真阳，是人体五脏六腑阴阳之根本。五脏六腑之阴，非肾阴不能滋养；五脏六腑之阳，非肾阳不能温养。肾阴充则全身诸脏之阴亦充，肾阳旺则全身诸脏之阳亦旺盛。所以说，肾阴为全身诸阴之本，肾阳为全身诸阳之根。在病理变化过程中，受病因的影响，肾阴和肾阳的动态平衡被破坏导致阴阳失调而又不能自行恢复时，即能形成肾阴虚和肾阳虚的病理变化。肾阴虚，则表现为五心烦热、眩晕耳鸣、腰膝酸软、男子遗精、女子梦交等症状；肾阳虚，则表现为精神疲惫、腰膝冷痛、形寒肢冷、小便不利或遗尿失禁，以及男子阳痿、女子宫寒不孕等性功能减退和水肿等症状。由于肾阴与肾阳之间的内在联系，在病变过程中，如肾阴虚或肾阳虚发展到一定程度时，可累及对方，发展为阴阳两虚，称作“阴阳互损”。

（四）肾的生理联系

1. 肾在体合骨生髓 因肾藏精，精生髓而髓又能养骨，所以骨骼的生理功能与肾精有密切关系。髓藏于骨骼之中，称为骨髓。肾精充足，则骨髓充盈，骨骼得到骨髓的滋养，才能强劲坚固。所以，肾精具有促进骨骼生长、发育、修复的作用，故称“肾主骨”。如果肾精虚少，骨髓空虚，就会出现骨骼软弱无力，甚至骨骼发育障碍。因此如果出现小儿囟门迟闭、骨软无力，以及老年人的骨质脆弱、易于骨折等，均与肾精不足有关。

齿为骨之余，齿与骨同出一源，也是由肾精所充养，故《杂病源流犀烛》曰：“齿者，肾之标，骨之本也。”牙齿的生长、脱落与肾精的盛衰有密切关系，小儿牙齿生长迟缓，成人牙齿松动或早期脱落，都是肾精不足的表现。

2. 肾其华在发 发的营养来源于血，生机根源于肾，故称“发为血之余”。因为肾藏精，精能化血，精血旺盛，则毛发壮而润泽，故又说肾“其华在发”。发为肾之外候，所以发的生长与脱落、润泽与枯槁，与肾精的关系极为密切。

3. 肾开窍于耳及二阴 《素问·阴阳应象大论篇》曰：“肾主耳……在窍为耳。”肾藏精，精生髓，髓聚于脑，精髓充盛，髓海得养，则听觉才会灵敏。故称耳为肾之外候，肾开窍于耳。临床上常把耳的听觉变化，作为诊断肾气盛衰的标志。人到老年，随着年龄的增长，肾中精气逐渐衰减，髓海失养，常出现耳鸣、耳聋等症状。

二阴，即前阴和后阴。前阴包括尿道和生殖器，是排尿和生殖器官。《中西汇通医经精义·上卷》曰：“前阴有精窍，与溺窍相附，而各不同。溺窍内通于膀胱，精窍则内通于胞室，女子受胎，男子藏精之所，尤为肾之所司。”尿液的贮存和排泄虽属于膀胱的功能，但须依赖肾的气化才能完成。因此，临床中常见的尿频、遗尿、尿失禁等小便异常，均与肾的气化功能密切相关。后阴是水谷运化后剩余残渣糟粕排泄的通道。虽然残渣糟粕的排泄与脾胃及肠道的运化功能有关。但脾的运化有赖于肾的温煦和滋润，所以大便的排泄亦与肾的功能密切相关。若肾的阴阳失调，则可能出现泄泻、便秘等大便异常。故张景岳在《景岳全书·泄泻》中说：“肾为胃关，开窍于二阴，所以二便之开闭，皆肾脏之所主。”

4. 肾在志为恐 恐，即恐惧、胆怯，是人们对事物惧怕时的一种精神活动，与肾的关系密切，可对机体的生理活动功能产生不良的刺激。“恐伤肾”“恐则气下”。若肾精亏虚，外加过度恐惧，有时可使肾气不固，气泄于下，导致二便失禁。

5. 肾在液为唾 唾，即唾液。较稠者为唾，较稀薄者为涎。唾液具有湿润与溶解食物，辅助食物吞咽的作用。古代医家认为唾为肾精所化生，有滋养肾精之功。如多唾或久唾，则易耗肾精，所以古代养生常常通过吞咽津唾以补养肾精。

6. 肾与冬气相通 肾与冬季、北方、寒、水、咸味等有着内在联系。冬季气候比较寒冷，霜雪凛冽，万里冰封，万物归藏。肾为水脏，主蛰而为封藏之本，故肾与冬气相通。在人应肾，阴平阳秘，封藏有节。在时四季阴阳异常，在人则肾之阴阳失调，封藏失职。故冬季以肾病、关节类疾病较多为其特点。

附：命门

命门一词，始见于《内经》，所谓“命门者，目也”。它是先天之气蕴藏之所在，人体生命的来源，生命活动的根本。

从古至今，关于命门的部位与形态，历来争论较大，归纳起来有以下几种：一是左肾右命门说，其认为肾有二枚，左肾为肾，右肾为命门之说，始自《难经》。《难经·三十六难》曰："肾两者，非皆肾也，其左者为肾，右者为命门。"二是两肾皆为命门说，明代虞抟明确指出："夫两肾固为真元之根本，性命之所关，虽为水脏，而实内寓水火在其中，当以两肾总号命门。"明代张景岳在《类经附翼·求正录》中亦认为："肾两者……一以统两，两以包一。是命门总主乎两肾，而两肾皆属于命门。故命门者，为水火之府，为阴阳之宅，为精气之海，为死生之窦。"三是两肾之间为命门说，以命门独立于两肾之外，位于两肾之间，为明代赵献可为首倡。他在《医贯》中认为："此处两肾所寄，左边一肾属阴水，右边一肾属阳水，各开一寸五分，中间是命门所居之官，其右旁……即相火也，其左旁……天一之真水也。"四是肾间动气说，此说虽然认为两肾中间为命门，但其间非水非火，而只是存在一种原气发动之机，同时又认为命门并不是具有形质的脏器。明代孙一奎认为："命门乃两肾中间之动气，非水非火，乃造化之枢纽，阴阳之根蒂，即先天之太极，五行以此而生，脏腑以继而生。若谓属水、属火、属脏、属腑，乃是有形之物，则外当有经络动脉而形于诊，《灵》《素》亦必著之于经也。"

历代名医名家对命门的认识，虽然有有形与无形、右肾与两肾之间、主火与非火等多种不同观点，但对命门的主要生理功能，以及命门与肾的生理功能息息相关的认识是一致的。所以说古代医家强调命门，无非是强调肾中阴阳的重要性而已。

第三节　六　腑

PPT

六腑，是指胆、胃、小肠、大肠、膀胱、三焦的总称。它们的共同生理功能是腐熟消化，传化糟粕。饮食物进入人体后，要通过七道关隘，以维持饮食物顺利地消化吸收。这七道关隘，称为"七冲门"，如《难经·四十四难》载："唇为飞门，齿为户门，会厌为吸门，胃为贲门，太仓下口为幽门，大肠小肠会为阑门，下极为魄门，故曰七冲门也。"飞门同"扉门"，因口唇像门扇一样开阖，故称唇为飞门；户，即门户，引申为"把守"，食物摄入，必经牙齿咀嚼，然后下咽，故称齿为户门；会厌是食管与气管相会之处，食物向下传送必经此处，亦为呼吸之气的门户，故称会厌为吸门；"贲"与"奔"相通，食物由此奔入胃中，是胃之上口；太仓即指胃，与其下的小肠连接之处为幽门，食糜自此进入传化之路；小肠与大肠连接处，为水谷之精微得到阻拦，与糟粕分离之处，因而得名称为阑门；下极，即大肠末端，是糟粕排出人体之门，又因大肠与肺相表里，肺藏"魄"，故称魄门。七冲门中任何一门发生异常，都会影响饮食物的受纳、腐熟、传化和排泄。

六腑的共同生理特点是"泻而不藏""实而不能满"。故有"六腑以通为用，以降为顺"之说。突出强调"通""降"二字，如"通"和"降"太过或不及，均属于病态。

一、胆

胆位于右胁下，附于肝之短叶间，与肝互为表里。胆是中空的囊状器官，胆内贮藏的胆汁，是一种精纯、清净、味苦而呈黄绿色的精汁，由肝之余气化生，故胆有"中精之腑""清净之腑""中清之腑"之名。胆为六腑之首，因贮藏精汁，功能与脏相似，故胆又隶属于奇恒之腑。胆的主要生理功能有两个方面。

（一）贮藏和排泄胆汁

胆汁由肝脏生成和分泌，在胆中贮藏和浓缩，受肝疏泄功能控制和调节，使之排泄，注入肠中以促进饮食物的消化。若肝的疏泄功能失常，胆汁的分泌与排泄受阻，就会影响脾胃消化动能，从而出现食欲不振、腹胀、腹泻等消化不良症状。若湿热熏蒸，胆汁泛溢，浸渍肌肤，则发为黄疸，以身黄、目黄、小便黄为特征。胆气以降为顺，若胆气不利，气机上逆，则可出现口苦、呕吐黄绿苦水等。

（二）主决断

胆主决断，指胆在精神意识思维活动过程中，具有判断事物、做出决断的作用。故《素问·灵兰秘典论篇》曰："胆者，中正之官，决断出焉。"胆气豪壮者，则决断果敢，受不良精神刺激较少；胆气虚弱者，则处事犹豫不决，受不良精神刺激较大，易表现出胆怯易惊、善恐、失眠、多梦等精神情志病变。

二、胃

胃位于膈下，腹腔上部，上接食管，下通小肠。胃又称为胃脘，分上、中、下三部：胃的上部为上脘，包括贲门；下部为下脘，包括幽门；上下脘之间的胃体部分名为中脘。贲门上接食管，幽门下接小肠，为饮食物出入胃腑的通道。胃的生理功能主要体现在两个方面。

（一）主受纳、腐熟水谷

受纳是接受和容纳之意。饮食物入口，经过食管，容纳并暂存于胃腑，这一过程称为受纳，胃因此而有"太仓""水谷之海"之说。腐熟是饮食物经过胃的初步消化，形成食糜的过程。胃主受纳功能是胃主腐熟功能的基础，若胃不能受纳腐熟，则出现纳呆、厌食、胃脘胀闷疼痛、嗳腐食臭等症状。胃主受纳和腐熟水谷的功能，必须和脾的运化功能结合，才能将饮食物化为水谷精微，以资气血，供养全身。机体的生理活动和气血津液的化生，都需要依靠饮食物的营养，所以又将脾胃同称为"后天之本""气血生化之源"。中医将脾胃对饮食物的消化功能，概括为"胃气"。中医学非常重视"胃气"，认为"人以胃气为本"，胃气强则五脏俱盛，胃气弱则五脏俱衰，有胃气则生，无胃气则死。

（二）主通降，以降为和

胃主通降与脾主升清相对。饮食物入胃，经过胃的腐熟，食糜必须下行入小肠，再经过小肠的充分消化，残渣下移于大肠，在大肠中形成粪便排出体外，保证了胃肠虚实更替的状态。这是由胃气通畅下行作用完成的。故《素问·五脏别论篇》曰："水谷入口，则胃实而肠虚；食下，则肠实而胃虚。"所以，胃贵乎通降，以下行为顺。中医的藏象学说以脾胃升降来概括整个消化系统的生理功能。胃的通降作用，还包括小肠将食物残渣下输于大肠和大肠传化糟粕的功能在内。脾宜升则健，胃宜降则和，脾升胃降，为中焦气机之枢纽，彼此协调，共同完成饮食物的消化吸收。胃之通降是降浊，降浊是受纳的前提条件。所以，胃失通降，可以出现纳呆脘闷、胃脘胀满或疼痛、大便秘结等胃失和降之证，或恶心、呕吐、呃逆、嗳气等胃气上逆之候。

三、小肠

小肠是管道器官，居腹中，上接幽门与胃相通，下接阑门连大肠。小肠的生理功能主要体现在三个方面。

（一）主受盛化物

受盛，即接受，以器盛物之意。化物，即变化、消化、化生。一是小肠盛受了由胃腑下移而来的食糜，故称"受盛之官"；二指小肠对食糜进一步消化和吸收，将水谷化为精微，糟粕由此下输于大肠。

在病理上，小肠受盛功能失调，传化停止，则气机失于通调，滞而为痛，表现为腹痛等。如化物功能失常，可以导致消化、吸收障碍，表现为腹胀、腹痛、便溏等。

（二）主泌别清浊

泌，即分泌；别，即分别。所谓泌别清浊，是指小肠将胃下传的食糜进一步消化，分成清（水谷精微和津液）和浊（食物残渣及部分水液）两部分，并将清者吸收，再通过脾之升清散精的作用，上输心肺，输布全身，浊者下输大肠，形成粪便排出体外。若小肠清浊不分，则可见大便溏泄、泻下完谷不化之物等。

（三）主液

小肠在泌别清浊的过程中，随着精微吸收了大量水液，故称“小肠主液”。若小肠吸收水液障碍，水液归于糟粕，即可出现水谷混杂、便溏泄泻等，同时也影响小便，表现为小便短少。所以泄泻初期常用“利小便即所以实大便”的治疗原则。

四、大肠

大肠亦位于腹中，其上口在阑门处接小肠，其下端紧接肛门，大肠的生理功能主要体现在两个方面。

（一）传导糟粕

大肠将糟粕燥化，使之形成粪便从肛门排出体外。故大肠有“传导之官”之称。大肠的向下传导功能，是胃的降浊功能的延伸，与肺之肃降相关联，同时还受到肾的气化功能的调节。如胃气不降、肺失宣肃则会引起大肠传导失常，出现大便秘结。若肾阳不足，气化失司，又会出现腹痛、腹泻等。

（二）主津

大肠主津是指大肠接受由小肠下注的饮食物残渣和剩余水分之后，将其中的部分水液再吸收，使残渣糟粕形成粪便。如大肠虚寒，无力吸收水分，则水谷杂下，出现肠鸣、腹痛、泄泻等。大肠实热，消烁水分，肠道失润，又会出现大便秘结不通之症。机体所需之水，绝大部分是在小肠或大肠中被吸收的。

五、膀胱

膀胱位于下腹部中央，其上有输尿管，与肾脏相通，其下有尿道，开口于前阴。膀胱的生理功能主要表现在贮存和排泄尿液。

津液进入人体之后，“津液之余”者，下归于肾，经肾的气化作用，生成尿液下输并贮存于膀胱，达到一定容量时，通过肾的气化作用，使膀胱开阖适度，则尿液可及时地排出体外。故称之为“津液之腑”“州都之官”。膀胱的贮尿和排尿功能，依赖肾的固摄和气化功能调节。所谓膀胱气化，实际上属于肾的气化作用。若肾气的封藏和气化功能失常，则膀胱的气化失司，开阖失权，可出现小便不利或癃闭，以及尿频、尿急、遗尿、小便失禁等。

六、三焦

三焦，是藏象学说中的一个特有名称。三焦是上焦、中焦、下焦的合称，为六腑之一，属脏腑中最大的腑，在脏腑表里关系中，唯三焦无与之相表里的脏，故称“孤腑”。对三焦解剖形态的认识，历史上有“有名无形”和“有名有形”之争。即使是有形论者，对三焦实质的争论，至今尚无统一看法，但更重要的并不在于确定三焦的解剖学结构，而是研究和掌握三焦在生理和病理上的实际应用价值。在三焦生理功能的认识上，基本还是一致的，主要表现在以下三个方面。

（一）通行诸气

三焦是全身诸气升降出入的通道。元气，是人体最根本的气。元气根于肾，通过三焦而充沛于全身，以激发、推动各个脏腑组织的功能活动。故《难经·三十一难》说：“三焦者……气之所终始也。”水谷之精微进入人体，化为宗气、营气和卫气，也是通过三焦运行于全身，又《难经·六十六难》曰：“三焦者，原气之别使也，主通行三气，经历五脏六腑。”说明三焦是气升降出入的通道，人体之气通过三焦输布到五脏六腑，灌注于全身。

（二）运行水液

“三焦者，决渎之官，水道出焉”（《素问·灵兰秘典论篇》）。决渎，即疏通水道。三焦有疏通水道、运行水液的功能，为水液升降出入的道路。全身的水液代谢，是由肺、脾、肾三脏和小肠、大肠、膀胱等脏腑协同完成，但必须以三焦为通道，才能正常的运行于全身。三焦在水液代谢过程中的协调平衡作用，称之为“三焦气化”。

（三）运行水谷

“三焦者，水谷之道”（《难经·三十一难》）。三焦具有运行水谷、协助输布水谷精微、排泄废物的作用。

三焦的气化活动在上、中、下三焦不同部位，以及经过的不同脏腑而各有特点。膈以上为“上焦”，包括心与肺。上焦接受来自中焦脾胃的水谷精微，通过心肺的宣发肃降，布散于全身，发挥其营养滋润作用，如雾露之溉，故称“上焦如雾”。横膈以下到脐为“中焦”，包括脾与胃。胃受纳腐熟水谷，由脾之运化而形成水谷精微，以此化生气血，并通过脾的升清转输作用，将水谷精微上输于心肺以濡养周身。因为脾胃有腐熟水谷、运化精微的生理功能，故喻之为“中焦如沤”。脐以下至二阴为“下焦”，包括肝、肾、大小肠、膀胱、女子胞等，其中肝脏，按其部位来说，应划归中焦，但因它与肾关系密切，故将肝和肾一同划归下焦。下焦将饮食物的残渣糟粕传送到大肠，变成粪便，从肛门排出体外，并将体内剩余的水液，通过肾和膀胱的气化作用变成尿液，从尿道排出体外。这种生理过程具有向下疏通，向外排泄之势，故称“下焦如渎”。

综上所述，三焦关系到饮食水谷受纳、消化吸收与输布排泄的全部气化过程，所以三焦是通行诸气，运行水液、水谷的通道，是人体脏腑生理功能的综合，为“五脏六腑之总司”（《类经附翼·求正录》）。

岗位情景模拟6

王某，男，60岁，恶寒发热5天后，体温39.5℃，伴有咳嗽、头痛、痰多色黄，经服银翘散，虽汗出而热不退，体温升高到41.1℃，前来医院就诊，症见汗出，烦躁不宁，时有谵语，咳嗽咯黄痰，脘腹痞满，疼痛拒按，5日未大便，舌红苔黄，脉沉实。证候：阳明里实热证。选用大承气汤通泻大便，服1剂，解大便4次，热退身凉。

问题与思考

本案例说明什么原理？

答案解析

PPT

第四节 奇恒之腑

奇恒之腑，是指脑、髓、骨、脉、胆、女子胞六个人体脏器组织。“奇”者，“异”也，“恒”者，“常”也，奇恒之腑，即指异常之腑，在形态上它们多中空与腑相似，在功能上又内藏精气与脏类似，似腑非腑，似脏非脏。除胆为六腑之一外，奇恒之腑没有表里配合，也没有五行配属，这一特点有别于五脏六腑，故因此而得名。

一、脑

脑居于颅内，由髓汇集而成，为人体内髓最聚集之处，故称“脑为髓之海”。脑的生理功能比较复杂，主要体现在以下两个方面。

（一）主宰生命活动、主精神意识思维

脑主宰人体的生命活动，是生命活动的最高级中枢，《本草纲目》指出：“脑为元神之府。”元神是人形成之初随“形具”而生之“神”，由先天之精化生而来，藏于脑中，为生命之主宰。人的认知、意识、思维和情志等精神活动，都是外界客观事物反映在脑的结果。清代汪昂在《本草备要》中指出“人之记性，皆在脑中”。小儿善忘者，脑未满也；老人善忘者，脑渐空也；凡人见一物，必留形影于脑中。

（二）主感觉运动

五脏外窍即目、耳、口、鼻、舌，皆位于头面部，与脑相通。人的视、听、言、嗅功能虽由各脏及官窍产生，但均与脑密切相关。清代王清任在《医林改错》中对脑的功能作了较为详细的论述：“两耳通脑，所听之声归脑……两目系如线长于脑，所见之物归脑……鼻通于脑，所闻香臭归于脑……至周岁脑渐生……舌能言一二字。”他的这一认识，已把视、听、嗅、言等感官功能归于脑。若脑髓充足，则耳聪目明，嗅觉灵敏，语言流利。若脑髓失养，则出现头晕耳鸣、嗅觉不灵、视物不清、语言謇涩等病证。

中医藏象学说认为，脑的生理和病理统归于心而分属于五脏。心是“君主之官，神明出焉”，把人的精神意识和思维活动统归于心，故有“心藏神”之说。同时，又把神分为五类，即魂、魄、意、志、神，这五种神分别归属于五脏，在心的统领下而发挥作用，如心藏神、肝藏魂、脾藏意、肺藏魄、肾藏志等。因此，对于脑功能异常，如出现精神意识、思维、情志类病证，中医还是从“心”论治，并与其他四脏有关。

二、髓

髓，为一种膏状物质，根据分布不同，可分为脑髓、脊髓、骨髓，均由肾中精气所化生。脑髓藏于颅腔内，脊髓充于脊椎管内，骨髓居于骨腔之中。髓的生理功能可归纳为以下三个方面。

（一）充养脑髓

肾精化髓，髓充于脑，脑得髓养，故能维持人体正常生命活动。若肾精不足，不能生髓充脑，则可见头晕、耳鸣、失眠、健忘等症。

（二）滋养骨骼

髓充于骨中，滋养骨骼，促进骨骼正常生长，维持骨骼正常功能。若肾精不足，化髓无源，髓不养

骨，则小儿出现骨骼发育迟缓、身材矮小，成人出现骨骼脆弱、老年人驼背等现象。

（三）化生血液

精生髓，髓化血，在外源性水谷精微不足时，髓是人体血液化生的重要物质来源。临床上，血虚证常采用补肾填精的方法来治疗。

三、骨

骨，泛指人体的骨骼，是一种坚硬的组织，构成人体的支架。大部分中间有腔，内藏骨髓。早在《内经》中就对人体骨骼的形态和功能有了比较详细的描述。骨的生理功能主要体现在以下三个方面。

（一）贮藏骨髓

骨为髓府，髓藏骨中，如《素问·脉要精微论篇》曰："骨者，髓之府。"骨的生长、发育依赖于肾精的充沛、骨髓的充养。肾精充足，骨髓充盈，骨得髓养，则骨骼生长发育正常，坚固有力。反之，骨失所养，可见生长迟缓，小儿囟门迟闭、骨软无力，成年人骨质酥脆、易于折断等。

（二）支持形体

骨具坚韧之性，为人体支架，既能支持形体，使人体维持一定的形态，又能防卫外力对重要脏腑的损伤，起到保护作用，故《灵枢·经脉》曰："骨为干。"骨之支持形体功能依赖于骨髓之充养，骨得髓养，才能维持其坚韧之性。若精髓不足，骨失髓养，则可见不能久立，行则振掉之候。

（三）主管运动

骨是构成人体运动系统的重要组成之一。肌肉的收缩和舒张，促使关节发生屈伸和旋转，形成了躯体的运动。在运动过程中，骨及骨连接起到了支点和支撑作用，在实施动作时发挥重要作用。如出现骨折或骨骼畸形，则会出现活动困难或异常。

四、脉

脉，即血脉。脉是血液运行的通道，故称为"血之府"。全身之脉首尾相接，循环无端，与心、血液构成了相对密闭的系统。《灵枢·决气》曰："壅遏营气，令无所避，是谓脉。"脉的生理功能主要体现在以下两个方面。

（一）运行气血

气血在脉道之中运行不息，营养周身。血脉能约束气血运行，促进其循着一定的通道和方向运行。饮食物经中焦脾胃运化，产生水谷精微，亦通过脉道输送到全身，为全身各脏腑组织的运行提供充足的养分。若脉中气血亏虚，不能营养周身，则出现面色无华、神疲乏力、脉细数或脉弱无力等症。若脉中气血运行异常，血行不畅则血瘀，血液妄行则出血。

（二）传递信息

脉与心直接相通，心推动血液在脉道中运行时产生的搏动，称为"脉搏"。脉搏既是生命活动的标志，又是形成脉象的动力。脉象是脉动应指的形象，其与血、心、脉有关，脉运行气血，与全身各脏腑组织紧密相连，因此，脉象也受全身脏腑功能活动的影响。因此，脉象能够反映全身脏腑强弱、气血盈亏、阴阳盛衰等信息。所以，通过切脉推断病理变化，有助于疾病诊断。

五、女子胞

女子胞，分为女胞和子胞，又称胞宫，位于小腹，居膀胱之后，直肠之前。其主要功能是主持月经和孕育胎儿。女子胞的功能发挥与天癸、冲任二脉及肾、心、肝、脾等密不可分。女子胞的生理功能主要体现在以下两个方面。

（一）主持月经

月经又称月事，是女子以月为周期，出现子宫出血的生理现象，属女性生理特征之一。月经的出现与"天癸"有关。天癸，是肾中精气充盛到一定程度时的产物，具有促进生殖器官发育而至成熟的作用。在天癸的促发下，女子月经来潮，为孕育胎儿准备条件。反之，进入老年，肾中精气衰退，天癸逐渐衰竭，则进入绝经期，故不能生子。正如《素问·上古天真论篇》曰："二七而天癸至，任脉通，太冲脉盛，月事以时下，故有子……七七，任脉虚，太冲脉衰少，天癸竭，地道不通，故形坏而无子也。"由此可见，"天癸"的至与竭，是月经来潮与否的前提条件，也是肾中精气逐渐充盛的标志。

（二）孕育胎儿

女子胞发育成熟，月经应时来潮，是孕育胎儿的重要条件。月经来潮、孕育胎儿依赖于血液充养。经络学说认为，冲、任二脉都起于胞中。冲脉能调节十二经脉的气血，有"冲为血海"之称，任脉在小腹部与足三阴经相会，能调节全身的阴经，有"阴脉之海"之称。十二经脉气血充盈，溢入冲、任二脉，注入女子胞，而发生月经。冲、任二脉的盛衰，与孕育胎儿关系密切。藏象学说认为，女子以血为本，与心、肝、脾、肾有关。心主血，肝藏血，脾统血，肾藏精化血，也是孕育胎儿的重要保障。在病理学上，若心、肝、脾、肾、冲任二脉功能失常，皆可引起月经不调、经闭、不孕等病证。

附：精室

男子之胞为精室，亦名精脏，具有贮藏精液和生育的功能。精室为男性的生殖器官，由睾丸、附睾、精囊腺和前列腺等组成，有化生和贮藏精液的功能。精室功能与肾中精气的盛衰关系密切。睾丸，称为外肾，如《类证治裁·卷之首》载："睾丸者，肾之外候。"精室功能异常，可影响生育，表现为遗精、滑精、早泄、不育等病证。

第五节 脏腑之间的关系

PPT

人体是以五脏为中心，配合六腑，以精气血津液为物质基础，通过经络系统联系而成的一个有机整体。各脏腑的功能活动不是孤立的，而是在生理上相互为用、相互制约，病理上相互影响、相互传变。脏腑之间的关系主要有：脏与脏之间的关系，脏与腑之间的关系，腑与腑之间的关系。

一、脏与脏之间的关系

脏与脏之间的关系，即肝、心、脾、肺、肾五脏之间的关系。五脏各有不同的生理功能和病理变化，但五脏之间又存在着密切的生理联系和病理影响。五脏一体观是中医藏象学说的重要特点，亦说明五脏之间的密切关系。五脏之间的关系，不能仅用五行理论来解释，更应从各脏的生理功能及病理变化来阐释其相互之间的关系。

（一）心与肺

心与肺的关系，主要体现为气和血之间相互依存和相互为用的关系。

心主血，肺主气，血的运行依靠气的推动，而气也需要血的运载才能布散全身，心与肺互相配合，保证气血的正常运行，维持人体各脏腑、组织的功能活动。同时，肺朝百脉，助心行血，是血液正常运行的必要条件。正常的血液循环，又能维持肺主气功能的正常进行。胸中之宗气贯心脉而助呼吸，是联结心之搏动和肺之呼吸的中心环节。病理上，肺气虚则宗气生成不足，不能助心行血，可导致心血运行异常而见胸痛、心悸、唇舌青紫等心脉瘀阻表现。反之，心气不足，心阳不振，致血行不畅，瘀阻心脉，也会影响肺的宣发和肃降，出现咳嗽、气喘、胸闷等症。

（二）心与脾

心与脾的关系，主要体现在血液生成及运行方面。

1. 血液生成　心主血，脾生血。脾主运化水谷，水谷精微通过脾的转输升清作用，上输于心肺，贯注于心脉而化赤为血，两脏共同参与血液的生成。脾气健运，化源充足，则心血充盈；而心血充盈，脾得濡养，则运化健旺。病理上，若脾虚失于健运，化源不足，或统血无权，慢性失血，均可导致血虚而心失所养；而劳神思虑过度，既耗心血，又损脾气，均可形成心脾两虚之证，临床常见眩晕、心悸、失眠、多梦、腹胀、食少、体倦乏力、精神不振、面色无华等症，治之以补养心脾的归脾汤之类。

2. 血液运行　心主行血，脾主统血。血液在脉内运行，依赖于心气的推动和脾气的统摄，心脾协调，共同维持血液的正常运行。若心气不足，行血无力，或脾气亏虚，统血无权，可导致气虚血瘀或气不摄血等血行失常的病理状态。

（三）心与肝

心与肝的关系，主要体现在行血与藏血以及精神情志调节两个方面。

1. 血液运行　心主行血，肝主藏血和调节血量。心血充盈，心气充沛，则血行正常，肝有所藏；肝藏血充足，疏泄有度，随人体生理需求进行血量调节，也有利于心行血功能的正常进行。病理上，若心血不足，则肝血常因之而虚；肝血不足，心血亦常因之而损。所以血虚时常表现为心悸、失眠等心血不足病证与视物昏花、月经涩少等肝血不足证同见。此外，心血瘀阻可累及肝，肝血瘀阻可累及心，最终导致心肝血瘀的病理变化。

2. 精神情志　心主神志，肝主疏泄，调畅情志。心肝两脏，相互为用，共同调节人的情志活动。心血充盈，则心神健旺，有助于肝气疏泄，情志调畅；反之，肝疏泄有度，情志调畅，则有利于心主神志。病理上，心神不安与肝气郁结，心火过亢与肝火炽盛，常同时出现或相互引动。前者可出现精神恍惚、情志抑郁等症，后者则出现心烦失眠、急躁易怒等症。

（四）心与肾

心与肾在生理上的联系，主要体现为“心肾相交”。心肾相交的机制，主要从水火既济、精神互用、君相安位来阐发。

1. 水火既济　心居于上，属阳，其性属火；肾居于下，属阴，其性属水。心火必须下降于肾，使肾水不寒；肾水必须上济于心，使心阳不亢。心火下降，肾水上升，彼此交通，相互协调的关系，称为“水火既济”。病理上，肾水（阴）不足不能上济于心，可导致心火（阳）偏亢而出现心悸、心烦、失眠、多梦、腰膝酸软，或男子梦遗、女子梦交等症。

2. 精神互用 心藏神，肾藏精。精能化气生神，为气、神之源；神能控精驭气，为精、气之主。故积精可以全神，神清可以控精。另外，精血之间可互生互化，肾精充足则能生髓化血，使心血充盈；心血充盈亦可化精，使肾精充盛。病理上，肾精不足，不能生髓化血，或心血不足，血不化精，均可导致精血亏虚，心神失养，出现健忘、失眠、头晕、耳鸣等症。

3. 君相安位 心为君火，肾为相火（命火）。君火在上，如日照当空，为一身之主宰；相火在下，系阳气之根，为神明之基础。命火秘藏，则心阳充足；心阳充盛，则相火亦旺。君火相火，各安其位，则心肾上下交济。所以心与肾的关系也表现为心阳与肾阳的关系。

（五）肺与脾

肺与脾的关系，主要体现在气的生成与水液代谢两个方面。

1. 气的生成 肺主一身之气，脾为生气之源。人体之气主要由肺吸入的自然界清气和脾运化的水谷精气生成。故肺的呼吸功能和脾的运化功能是否健旺，与一身之气的盛衰密切相关。病理上，脾气亏虚，运化无力，常可导致肺气不足；肺气亏虚亦可累及于脾，导致脾气不足。两者均可出现咳喘无力、神疲体倦、少气懒言等肺脾两虚的病变。

2. 水液代谢 津液代谢涉及多个脏腑的生理功能。就肺脾而言，脾主运化水液，肺主通调水道，脾将吸收的水液上输于肺，通过肺的宣发肃降作用布散周身。脾肺两脏协调配合，是保证津液正常生成、输布和排泄的重要环节。病理上，脾失健运，水湿内停，湿聚成痰，可影响肺的宣降功能，常见咳嗽、喘息、吐痰等症，所以有“脾为生痰之源，肺为贮痰之器”的说法。反之，肺病日久，也可影响脾的运化功能，如肺失宣降，水津失布，停于中焦，脾阳受困，可见水肿、倦怠、腹胀、便溏等症。

（六）肺与肝

肺与肝的关系，主要体现在人体气机升降方面的调节。

“肝生于左，肺藏于右”，肝气从左升发，肺气由右肃降。肺气肃降正常，有利于肝气的升发；肝气升发条达，有利于肺气的肃降。可见肝升与肺降，既相互制约，又相互为用。肝升肺降，升降协调，对全身气机的调畅、气血的调和，起着重要的调节作用。

病理上，肝郁化火，或肝气上逆，肝火上炎，可耗伤肺阴，使肺气不得肃降，而出现咳嗽、胸痛、咯血等肝火犯肺证，亦称为“木火刑金”或“木旺侮金”。另一方面，肺失清肃，燥热内盛，也可伤及肝阴，致肝阳亢逆，而出现头痛、易怒、胁肋胀痛等肺病及肝之候。

（七）肺与肾

肺与肾的关系，主要体现在水液代谢、呼吸运动及金水相生三个方面。

1. 水液代谢 肺主行水，为水之上源；肾主水液代谢，为主水之脏。肺气宣发肃降而行水的功能，有赖于肾气及肾阴肾阳的促进；肾气所蒸化及升降的水液，有赖于肺气的肃降作用使之下归于肾或膀胱。肺肾之气的协同作用，保证了体内水液输布与排泄的正常。病理上，如肾阳不足，不能制水，水溢肌肤，可致水肿；若水气上迫于肺，可出现咳嗽、喘息不得平卧等症。

2. 呼吸运动 肺主气而司呼吸，肾藏精而主纳气，人体的呼吸运动虽由肺所主，但有赖于肾的摄纳，肺所吸入的清气才能下纳于肾，以保持呼吸的深度。肺肾相互配合，才能维持正常的呼吸功能，所以有“肺为气之主，肾为气之根”的说法。病理上，肺气久虚，肃降失司，与肾气不足，摄纳无权，往往相互影响，以致出现气短喘促、呼吸表浅、呼多吸少等肾不纳气的病理变化。

3. 金水相生 肾阴为一身阴液之本，肾阴充盛，上养肺阴，则肺阴充足；肺阴充足，下滋肾阴，则肾阴充盛，肺肾之阴相互为用的关系称为“金水相生”。在病理上，肺阴虚可损及肾阴，肾阴虚也可累及肺阴，均可出现干咳、潮热、盗汗、颧红、腰膝酸软等肺肾阴虚的症状。

（八）肝与脾

肝与脾的关系，主要体现在饮食物的消化吸收和血液运行两个方面。

1. 饮食物消化 肝主疏泄，能调畅气机，协调脾胃之气升降，并疏泄胆汁于肠道，以促进脾胃对饮食物的运化腐熟；脾气健运，水谷精微充足，气血生化有源，则肝体得养而使肝气冲和条达，有利于疏泄功能的发挥。病理上，如肝失疏泄，气机不畅，可影响脾胃的纳运功能而见精神抑郁、胸胁脘腹胀闷、纳呆、呃逆、嗳气、便溏等肝脾不调或肝胃不和的临床表现。反之，脾失健运，水湿内停，蕴久化热，湿热郁蒸，肝胆疏泄不利，胆汁贮存及排泄障碍，可形成黄疸等症。

2. 血液运行 脾主生血统血，肝主藏血、调节血量。脾气健运，气血生化有源，统血有权，则肝有所藏；肝血充足，藏泄有度，有利于脾生血统血。肝脾相互为用，共同维持血液的正常运行。病理上，脾虚生化不足，或统摄无权，失血过多，可导致肝血不足，从而出现食少乏力、头晕目眩、面色无华或妇女月经量少，色淡，甚或闭经等肝脾两虚的病变。

（九）肝与肾

肝肾之间的关系，主要体现在精血同源、藏泄互用以及阴阳互滋互制等方面。

1. 精血同源 肝藏血，肾藏精，肾精依赖肝血的不断补充，肝血又依赖肾精的滋养。精能生血，血能化精，肝血与肾精可以相互滋生、相互转化，因此有“精血同源”“肝肾同源”“乙癸同源”的说法。病理上，肝血不足与肾精亏损常可相互影响，以致出现头昏目眩、耳聋耳鸣、腰膝酸软等肝肾精血两亏的症状。

2. 藏泄互用 肝主疏泄，肾主封藏，肝气疏泄可促使肾气开阖有度，肾气闭藏可防肝气疏泄太过；疏泄与封藏，相反相成，从而调节女子的月经来潮、排卵和男子的排精功能。病理上，若肝肾藏泄失调，女子可见月经周期失常，经量或多或少，以及排卵障碍，男子可见阳痿、遗精、滑泄或阳强不泄等症。

3. 阴液互滋 肾阴为一身阴液之本，肾阴充盛，则能滋养肝阴以防肝阳上亢；肝阴充足，也能下养肾阴，以滋润营养全身脏腑形体官窍。病理上，如肾阴不足，不能滋养肝阴，阴不制阳而导致肝阳上亢，出现头晕头胀、面红目赤、急躁易怒等症，称为“水不涵木”。反之，肝阴不足，肝阳亢逆化火，也可下劫肾阴，则引起烦热、盗汗、腰膝无力、男子遗精、女子梦交等肝肾阴亏的症状。

（十）脾与肾

脾与肾的关系主要体现在先、后天相互滋生和调节水液代谢两个方面。

1. 先、后天互滋 脾主运化，为后天之本；肾主藏精，为先天之本。脾之运化，依赖于肾阳的温煦才能健运；肾之精气，依赖于脾运化的水谷精微充养才能不断充盛，即所谓“先天促后天，后天滋先天”。病理上，如肾阳不足不能温煦脾阳，或脾阳不足进而累及肾阳，皆可见腹部冷痛、下利清谷或五更泄泻等脾肾阳虚的症状。

2. 水液代谢 脾主运化水液，肾主水液开阖。脾主运化水液有赖于肾阳蒸腾气化作用的支持；肾主水液开阖也有赖于脾运化水液功能的协助。脾肾两脏相互协作，共同主司津液代谢的协调平衡。病理上，脾虚失运，水湿内生，经久不愈，可发展至肾虚水泛；而肾虚蒸化失司，水湿内蕴，也可影响脾的运化功能，最终均可导致脾肾两虚、水湿内停之证，症见尿少浮肿、腹胀便溏、畏寒肢冷、腰膝酸软等。

二、脏与腑之间的关系

脏与腑的关系，是脏腑阴阳表里配合的关系。脏为阴，腑为阳；脏为里，腑为表，一阴一阳，一表一里相互配合，并由经络相互络属，从而构成脏腑之间的表里关系。

一脏一腑的表里配合关系，其依据主要有三：①经脉络属。即属脏的经脉络于所合之腑，属腑的经脉络于所合之脏，如手太阴肺经属肺络大肠，手阳明大肠经属大肠络肺，手太阴经与手阳明经构成表里经，故肺与大肠构成脏腑表里关系。其他脏腑以此类推。②生理配合。六腑传化水谷的功能，受五脏之气的配合才能完成。如胃的受纳腐熟需脾气运化的推动；膀胱的贮尿排尿有赖于肾的气化作用；肝气疏泄有利于胆汁的分泌排泄等。③病理相关。如肺热壅盛，失于肃降，可致大肠传导失职而大便秘结；反之亦然。因此，在治疗上，相应地就有脏病治腑、腑病治脏、脏腑同治诸法。可见脏腑表里配合理论，对指导临床有重要意义。

（一）心与小肠

手少阴经属心络小肠，手太阳经属小肠络心，心与小肠通过经脉相互络属构成了表里关系。

生理上，心阳之温煦，心血之濡养，有助于小肠消化吸收功能正常。小肠主化物，泌别清浊，将其清者吸收，经脾气升清作用而上输心肺，以养其心。

病理上，心经实火，可循经下移于小肠，引起尿少、尿赤涩刺痛、尿血等小肠实热的症状。反之，小肠有热，亦可循经脉上扰于心，可见心烦、舌赤糜烂等症状。此外，小肠虚寒，化物失职，水谷精微不生，日久可出现心血不足的病证。

（二）肺与大肠

手太阴经属肺络大肠，手阳明经属大肠络肺，通过经脉的相互络属，肺与大肠构成表里关系。

生理上，肺气肃降，大肠之气亦随之而降，使传导功能保持正常；大肠传导正常，糟粕下行，亦有助于肺气的清肃和呼吸功能。

病理上，肺气壅塞，失于肃降，气不下行，津不下达，可引起大肠传导失司，出现肠燥便秘等症。若大肠实热，传导不畅，腑气阻滞，也可影响到肺的宣降，出现胸满咳喘等症。

（三）脾与胃

足太阴经属脾络胃，足阳明经属胃络脾，两者构成表里配合关系。脾胃同为气血生化之源、后天之本，在饮食物的受纳、消化及水谷精微的吸收、转输等生理过程中起主要作用。脾与胃的关系，体现在水谷纳运相助、气机升降相因、阴阳燥湿相济等三个方面。

1. 水谷纳运相助 胃主受纳，腐熟水谷，是脾主运化的前提；脾主运化，转输精微，为胃的继续受纳腐熟水谷提供条件。脾胃纳运相助，共同完成饮食物的消化、精微物质的吸收和转输。病理上，若脾失健运，可导致胃纳不振；而胃气失和，也可导致脾运失常，最终均可出现纳少脘痞、腹胀泄泻等脾胃纳运失调之症。

2. 气机升降相因 胃主通降，受纳腐熟水谷，是脾主运化的前提；脾主升清，将水谷精微上输于肺，布散全身。脾升胃降，相反相成，共同构成人体气机升降的枢纽，保证纳运功能正常进行。病理上，若脾虚气陷，可导致胃失和降而上逆，而胃失和降，亦影响脾气升运功能，均可引起脘腹坠胀、头晕目眩、泄泻、呕吐、呃逆或内脏下垂等脾胃升降失常之症。

知识拓展

脾胃皆居人体中央属土，通连上下。脾以阴土而升于阳，胃为阳土而降于阴，土位于中而火上水下。火上者心，宜降；水下者肾，宜升；左木右金，左木者肝，主升发，右金者肺，主肃降。心火宜降，肾水宜升，此水火既济，阴阳协调。肝气升发，肺气肃降，此升降相因，平衡协调。心肾肝肺之升降，均在中气。脾胃乃后天之本，气血生化之源，其他脏腑的升降运动，均赖脾胃之气以提供物质基础。升则赖脾之左旋，降则赖胃之右转也。中气旺则脾升而胃降，木火金水得以轮转，中气衰则脾郁而胃逆，木火金水皆不能得以运用。故脾胃是一身气机的枢纽。

3. 阴阳燥湿相济 脾为阴脏，脾阳健旺则能运化升清，故性喜燥而恶湿；胃为阳腑，赖阴液的滋润，故喜润恶燥。脾胃燥湿喜恶之性不同，但又相互为用，燥湿相济，阴阳配合，保证了脾胃正常纳运与升降。二者一阳一阴，一纳一化，一降一升，共同维持饮食物正常的消化吸收。故《临证指南医案·脾胃》说："脾宜升则健，胃宜降则和。"病理上，如湿困脾运，可导致胃纳不振；胃阴不足，亦可影响脾运功能。脾湿则其气不升，胃燥则其气不降，可见脘腹胀闷不适、排便异常等症。

（四）肝与胆

足厥阴经属肝络胆，足少阳经属胆络肝，两者构成表里相合关系。

生理上，胆附于肝，以胆管相连。一方面，肝胆同属于木，通于春季，禀春生之气主升发疏泄，共同调畅脏腑之气机。另一方面，肝为刚脏，主疏泄，其气主升；胆为清腑，藏胆汁，其气宜降。肝主升，胆主降，升降相宜，有助于胆汁正常的分泌和排泄，以帮助脾胃消化食物。病理上，若肝气郁滞，可影响胆汁疏利；而胆腑湿热，亦影响肝气疏泄，最终均可导致肝胆气滞、肝胆湿热或郁而化火而成肝胆火旺之证。

（五）肾与膀胱

足少阴经属肾络膀胱，足太阳经属膀胱络肾，两者构成表里相合关系。

生理上，肾主水，开窍于二阴；膀胱贮尿排尿。膀胱的贮尿排尿功能，取决于肾气的盛衰。肾气充足，蒸化及固摄功能正常，则尿液能够正常生成，贮于膀胱并有度地排泄。膀胱贮尿排尿有度，也有利于肾气的主水功能。因此，肾与膀胱相互协作，共同完成尿液的生成、贮存与排泄。病理上，两者亦常相互影响，若肾气虚弱，蒸化无力，或固摄无权，可影响膀胱的贮尿排尿，而见尿少、癃闭或尿失禁。膀胱湿热，或膀胱失约，也可影响到肾气的蒸化和固摄，以致出现小便色质或排出的异常。

三、腑与腑之间的关系

六腑的主要功能是传导化物，它们各司其职而又互相协作，共同完成传化水谷的任务。饮食入胃，经胃的受纳腐熟，变成食糜，下传于小肠，小肠泌别清浊，其清者吸收，浊者（食物糟粕）下注大肠，经大肠的燥化作用形成粪便，传导至肛门排出体外；水液（通过肾的气化作用）下输膀胱，生成尿液经尿道排出体外。在这一过程中，胆腑排泄胆汁入小肠中，帮助饮食物消化；三焦则联结有关脏腑的功能，总司气化，推动水谷的传化和津液的输布。由于六腑传化水谷，需要不断地受纳排空，虚实更替，故有“六腑以通为用”“六腑以降为顺”之说。病理上，如胃有实热，津液被灼，必致大便燥结，大肠传导不利；而大肠传导失常，肠燥便秘也可引起胃失和降，胃气上逆，出现嗳气、呕恶等症。又如胆火炽盛，每可犯胃，出现呕吐黄绿苦水等胃失和降之症，而脾胃湿热，郁蒸肝胆，胆汁外溢，则见口苦、黄疸等症。

六腑病变，多表现为传化不通，故在治疗上又有“腑病以通为补”之说。这里所谓的“补”，不是用补益药物补脏腑之虚，而是指用通泄药物使六腑保持通降之性，这对腑病而言，堪称“补”。当然，并非所有腑病均用通泄药物治疗，只有六腑传化功能发生阻滞而表现为实证时，方能“以通为补”。否则，如胃阴不足、膀胱失约等证，治疗又当以补虚扶正为主。

目标检测

答案解析

一、单项选择题

1. 下列具有“藏而不泻”特点的是（ ）
   A. 五脏 B. 六腑 C. 奇恒之腑 D. 五官 E. 五体
2. 下列哪项是心的生理功能（ ）
   A. 宣发肃降 B. 主疏泄 C. 主统血 D. 主血脉 E. 主藏精
3. 肺主一身之气体现在（ ）
   A. 吸入清气 B. 宣发卫气 C. 生成宗气 D. 助心行血 E. 呼出浊气
4. 与情志调畅密切相关的脏是（ ）
   A. 心 B. 肺 C. 脾 D. 肝 E. 肾
5. 具有主运化功能的脏是（ ）
   A. 心 B. 肺 C. 脾 D. 肝 E. 肾
6. 具有主纳气功能的脏是（ ）
   A. 心 B. 肺 C. 脾 D. 肝 E. 肾
7. “水火既济”是属于（ ）
   A. 心肾关系 B. 肝肾关系 C. 脾肾关系 D. 肺肾关系 E. 心肺关系
8. “乙癸同源”可归属于（ ）
   A. 心和肝的关系 B. 肺和脾的关系 C. 肝和肾的关系
   D. 肺和肾的关系 E. 心和肾的关系
9. 气机升降之“枢”是指哪一种升降关系（ ）
   A. 肺主呼气，肾主纳气 B. 肝主升，肺主降 C. 脾主升，胃主降
   D. 心火下降，肾水上承 E. 脾之主升，肺之主降

二、多项选择题

1. 脾的生理特性有哪些（ ）
   A. 宜升则健 B. 喜燥恶湿 C. 喜润恶燥 D. 孤脏 E. 娇脏

2. 肝的疏泄功能具体表现在哪些方面（ ）

A. 调畅气机　　B. 调节情志　　C. 促进运化

D. 促进血的循行和津液的输布　　E. 调节生殖

3. 属于肾生理功能的有（ ）

A. 主藏精　　B. 主藏神　　C. 主水　　D. 主纳气　　E. 主藏血

三、简答题

为什么把脾称为"后天之本""气血生化之源"？

（郑　波　朱　杰　祝建材）

书网融合……

知识回顾

习题

第三章 精气血津液神

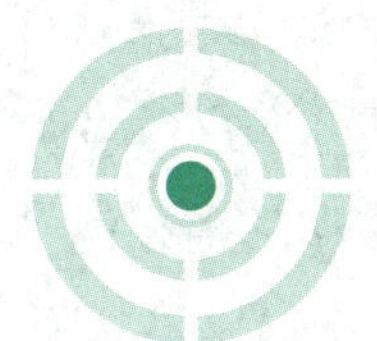

学习目标

知识要求：

1. 掌握精、气、血、津液、神的基本概念、生成和主要功能；气的运动；元气、宗气、营气、卫气的生成与功能。
2. 熟悉精、气、血、津液、神之间的关系。
3. 了解精、气、血、津液、神的常见病理变化。

技能要求：

1. 熟练掌握运用精气血津液神理论解释人体生理功能的技能。
2. 学会运用理论阐释精气血津液神与脏腑的关系。

精、气、血、津液是构成人体和维持人体生命活动的基本物质，是神的物质基础，神是在此基础上生命活动的总体现。精泛指人体的精微物质，也指贮藏在脏腑中的精微物质，是构成人体并维持人体生命活动的最基本物质；气是人体富有活力，运动不息的精微物质；血是在脉中运行的精微物质；津液是人体内一切正常水液的总称；神是在这些精微物质基础上体现出的生命活动。

精、气、血、津液是中医学认识人体的基本物质，其生成、运行和代谢，赖于脏腑经络功能的正常进行，在这个过程中又将诸脏腑的各自功能前后衔接起来，并以神的形式展现于外。

第一节 精

一、精的基本概念

精是人体内最精专的物质，构成人体并维持人体生命活动的最基本物质，有广义和狭义两种。广义的精，泛指构成人体的各种精微物质，既包含先、后天之精，还包括气、血、津液等。狭义的精，特指肾中所藏的来源于父母的、具有生殖功能的精微物质，即先天之精、生殖之精。

二、精的生成

从精的来源而言，有先天之精和后天之精之别。“人始生，先成精”（《灵枢·经脉》），“人之始生……以母为基，以父为楯”（《灵枢·天年》），先天之精禀受于父母，是生长发育的基础，与生殖密切相关，又称生殖之精。“肾者，主蛰，封藏之本，精之处也”（《素问·六节藏象论篇》），即先天之精源于父母，藏于肾中。肾气充沛，则精得固；反之，则精有滑遗之患。

后天之精来源于饮食水谷，又称“水谷之精”。饮食入口，通过胃的受纳腐熟、脾的运化化生水谷精微，并经过脾的升清及肺的宣发肃降等生理活动将之输布到五脏六腑，藏于五脏，“中央土以灌四旁”（《素问·玉机真脏论篇》），富余的精藏在肾中。因此，后天之精依赖于脾胃、肺等诸脏腑功能协调，方得以充盈敷布。

先天之精为基础，长养脏腑化生后天之精；后天之精满足自身功能需求后，充养先天之精，以为储备，防止人体在过度消耗时透支先天之精。先后天之精，二者相互促进、相互资生。

知识拓展

对生命起源的认识

对宇宙生命起源的认识，现今倾向基于黑洞假说的“宇宙大爆炸”，46亿年前地球上汪洋一片，沧海桑田，一部分生物渐渐由水中登上陆地，进化衍生成为陆生动物，形成以光合作用（氧）为基础的生物链条，人即在其中；另一部分为留在海洋的水中生物，则形成以海底热液作用（硫）为基础的生物链条。

在我国古代哲学认识中，认为“有生于无”（《老子·四十章》），“道生一，一生二，二生三，三生万物，万物负阴而抱阳，冲气以为和”（《老子·四十二章》），天地形成之后，“地气上为云，天气下为雨”（《素问·阴阳应象大论篇》），交感氤氲而生万物，生命起于阴阳的交感。随着现代物理学“宇宙大爆炸”理论的提出，许多学者回看古老的东方哲学，惊叹其中早有深度概括，即宇宙万物的“有”来源于那个质量无限大、体积无限小的无限接近于“无”的黑洞，并由之衍化而来，离不开阴阳的交感，及于自然则是天地，及于人类则是父母的先天之精。

三、精的功能

精是构成人体并维持人体生命活动的最基本物质，能促进人体的生长、发育与生殖，还有濡养、生髓充骨、化血、化气、化神等功能。

（一）促进生长发育

来源于父母的先天之精，促进人体从胚胎逐渐发育成形，藏于肾中，并在胎儿离开母体后继续促进其生长发育，激发促进各脏腑的发育完善，精化为气，激发并主导人由幼年、少年、青壮年到老年，经历生、长、壮、老、已完整的生命过程。这个生命规律由先天之精所决定，还需要来源于饮食水谷的后天之精不断补充，长养机体，促成了人生长、发育、衰老的整个生命历程。肾精充足，则人应时发育；若肾精匮乏，则易见发育迟缓或早衰，如“五迟”（立迟、行迟、发迟、语迟、齿迟），“五软”（头项软、口软、手软、足软、肌肉软），须发早白，齿落骨脆等。

（二）生殖繁衍

女子“二七而天癸至，任脉通，太冲脉盛，月事以时下，故有子”，男子“二八肾气盛，天癸至，精气溢泻，阴阳和，故能有子”（《素问·上古天真论篇》）。天癸即是人的肾精（即先天之精）肾气充盈到一定程度所产生的，促使人体具备并维持生殖功能的精微物质，男女皆有，阴阳媾和，继而形成新的生命。

“二七”“二八”这个年龄段大约便是现今所指的青春期，即第二性征发育期，此时女孩乳房等性征开始发育，月经按时而行；男孩喉结渐显，精满而溢，产生遗精等生理现象。因此，天癸即为父母的先天之精培育而来，渐至成熟，男女皆具备生殖能力，交合而代代传承。《灵枢·决气》曰：“两精相搏，合而成形，常先身生，是为精。”即指出了父母之精结合孕育新生命的过程。若肾精不足，则可见生殖功能低下，阳痿早泄、月经失信、不孕不育等。

岗位情景模拟 7

陈某，男，31岁，农民。结婚13年未有子女。询问得知，其为7个月早产儿，自幼体弱多病，发育迟缓，身材矮小（身高1.60m，体重46kg）。18岁即结婚，性功能低下，一直未育（女方生殖系统功能正常）。平日头晕、耳鸣、健忘、腰膝酸软。望其精神疲惫、面色㿠白，头发早秃。舌淡红少苔，脉沉细。

答案解析

问题与思考

本案例中患者临床表现的机制是什么？

（三）濡养脏腑

先天之精藏于肾中，能激发肾及其他脏腑功能，并促进脏腑的功能完善。饮食水谷入胃，经过腐熟及运化转化成水谷精微，即后天之精，通过脾的升清及肺的宣发肃降，将之输送至各脏腑，成为各脏腑之精，并维持其正常生理功能，剩余的存于肾中作为储备，保护先天之精不滥用。

先后天之精，共同濡养脏腑，促成其各自功能的运行及脏腑间功能的协调有序。若禀赋于父母的先天之精不足，或失于后天之精的充养，则各脏腑相应功能失常。肾精不足则生长发育缓慢低下，生殖功能衰退；脾胃之精不足则纳运不佳，影响气血津液生成；心精不足则血脉失养，面唇失华；肝精不足则疏泄失职，爪甲不荣；肺精不足则呼吸不利，皮毛乏泽。

（四）生髓、养骨、充脑、化血

肾主骨、生髓，通于脑，“精成而脑髓生”（《灵枢·经脉》），髓由肾精所化，养骨充脑，肾精充足，则骨髓充盈，脑海不空。否则，骨脆易折，脑海空虚，精惫神疲健忘，在老年人群中不乏如此者。“齿为骨之余”（《仁斋直指方》），肾精充足则齿固牙坚，肾精不足可见齿脆易落或齿更缓慢。另外，精也可以化血，尤其在脏腑尚未成形的胚胎时期，“精血同源”，精也是血生成的重要来源，精充则血旺。

（五）化气

“精化为气”（《素问·阴阳应象大论篇》），藏于肾的先天之精化生先天之气，即“元气”，脾胃受纳运化的水谷精微化生水谷之气，与肺吸入的自然界清气组成后天之气。

精作为人体物质的一种贮存状态，气为运动应用的状态，满足人身脏腑组织正常功能的情况下，脏腑之气以脏腑之精的形式储存，多为后天之精，另有富余则贮存在肾中，充养先天之精。当脏腑有需求时，贮藏的脏腑之精又转化为脏腑之气发挥作用，精充则气足，脏腑功能旺盛，生命也富有活力。

（六）化神

“精，择要也”（《说文解字》）。神是人体生命活动的主宰与外在的总体现，也包括人的精神意识思维活动。精可化神，聚精而会神，积精而全神，“神者，水谷之精气也”（《灵枢·平人绝谷》），精是化生神的物质基础。《素问·刺法论篇》曰：“精气不散，神守不分。”精充则神旺，精疲则神衰。

知识拓展

肾精对人体生长发育的影响及调护

岐伯曰：女子七岁肾气盛，齿更发长。二七而天癸至，任脉通，太冲脉盛，月事以时下，故有子。三七肾气平均，故真牙生而长极。四七筋骨坚，发长极，身体盛壮。五七阳明脉衰，面始焦，发始堕。六七三阳脉衰于上，面皆焦，发始白。七七任脉虚，太冲脉衰少，天癸竭，地道不通，故形坏而无子也。丈夫八岁肾气实，发长齿更。二八肾气盛，天癸至，精气溢泻，阴阳和，故能有子。三八肾气平均，筋骨劲强，故真牙生而长极。四八筋骨隆盛，肌肉满壮。五八肾气衰，发堕齿槁。六八阳气衰竭于上，面焦，发鬓颁白。七八肝气衰，筋不能动，天癸竭，精少，肾脏衰，形体皆极。八八则齿发去。肾者主水，受五脏六腑之精而藏之，故五脏盛，乃能泻。今五脏皆衰，筋骨解堕，天癸尽矣，故发鬓白，身体重，行步不正，而无子耳。

帝曰：有其年已老，而有子者：何也？岐伯曰：此其天寿过度，气脉常通，而肾气有余也。此虽有子，男子不过尽八八，女子不过尽七七，而天地之精气皆竭矣。帝曰：夫道者年皆百岁，能有子乎？岐伯曰：夫道者能却老而全形，身年虽寿，能生子也。（《素问·上古天真论》）

四、精的分类

人体之精，按来源分类，分为先天之精和后天之精；按功能部位分类，分为生殖之精和脏腑之精。

（一）先天之精

“人始生，先成精”（《灵枢·经脉》），先天之精来源于父母，是父精母血结合形成新生命后，藏于肾中，是构成胚胎的最原始物质，是生命的本原，决定着人体各脏腑组织的生长发育以及生殖等生命的各阶段发展方向。

（二）后天之精

人的后天之精，来源于饮食水谷及自然界，饮食入胃，脾将之运化为水谷精微，继而转化为水谷之气，与自然界吸入的清气结合，敷布全身，周身组织脏腑应用完后，节余部分转化为精的形式贮存于各脏腑，皆为后天之精，通过外界、后天获得。后天之精的生成与脾胃关系密切，富余者，也可充养先天之精。

因此，先天之精是基础，后天之精长养补充，两者相互为用。

（三）生殖之精

生殖之精来源于藏于肾中的先天之精。在后天之精的不断充养下，发育到一定程度，产生天癸后，具备了生殖功能，即为生殖之精。男女生殖之精媾和，孕育新的生命。

（四）脏腑之精

脾胃运化饮食水谷化生水谷之精，化为水谷之气，通过脾的升清、肺的宣发肃降，将精微布散至周身，完成人体所需的各项生命活动后，富余者以脏腑之精的形式存于各脏腑中，濡养脏腑组织。在人体需求增加时，脏腑之精又会化生为脏腑之气完成各自的生理功能。

第二节　气

一、气的基本概念

气是构成人体并维持人体生命活动的基本物质之一，是人体中富有活力、运行不息的无形物质，也是沟通人与自然界的媒介，主要有推动、固摄、气化等功能。

中医学“气”概念的产生，深受古代哲学中“气”概念以及由其产生的“精气学说”的影响。古代哲学中，认为“天下万物生于有，有生于无”（《老子·四十章》），“杂乎芒芴之间，变而有气，气变而有形，形变而有生”（《庄子·至乐》），“太虚无形，气之本体，其聚其散，变化之客形尔……气聚则离明得施而有形，气不聚则离明不得施而无形”（《正蒙·太和》），宇宙始于无形混沌，气在自然界中升降聚散变化为万物，聚为有形，散而无形，“人之生，气之聚也；聚则为生，散则为死”（《庄子·知北游》），万物生灭因于气之聚散，人亦在其中。

自然界中的气以升降聚散的形式运动变化，之于人体之中，聚而成形后，便成为独立生命体，自身是一个整体，具备新陈代谢的生命特征，也需要与外界进行物质能量的交流，而这个动力及媒介则是人体之气，在体内主要以升降出入的形式运行，升清降浊、吐故纳新，聚而为精储存，散而为气流动。

二、气的生成

人体之气按来源分为先天之气、后天之气。先天之气由禀受于父母的先天之精而化生，后天之气来源于脾胃受纳运化饮食物中的水谷之精以及由肺吸入的自然界的清气。

（一）肾为生气之根

肾藏禀受于父母的先天之精，化生先天之气，即“元气”，是人身最本原之气、根本之气，促进人体胚胎及各脏腑组织的生长发育。另外，人体呼吸之气也需要肾的摄纳肺气来保证呼吸的深度。肾既参与了先天之气的生成，又与后天之气的吸入多少、深度息息相关，如同树根深扎，因此，肾为生气之根。精盛肾旺则元气充沛，呼吸有根。

（二）脾胃为生气之源

胃主受纳腐熟、脾主运化，二者共同作用完成了对饮食物的消化吸收，将摄纳的饮食水谷转化为水谷精微，并将之化为能被人体所利用的水谷之气，通过脾的升清，上布心肺，其中富含营养的部分与津液入脉化血；另一部分与肺所吸入的清气结合化生宗气，布达周身，维持人体各脏腑的生理功能。“谷不入，半日则气衰，一日则气少”（《灵枢·五味》）。俗谚亦有云：“人是铁，饭是钢，一顿不吃饿得慌。”脾胃所化生的水谷之气，是后天之气的主要组成部分，因此脾胃为生气的主要来源，日日所需。

（三）肺为生气之主

后天之气除了来源于脾胃运化的水谷之气外，还有肺吸入的自然界的清气，在胸中合成宗气，并由肺的宣发肃降，向人身上下内外输布。因此，肺既主管宗气的生成，又关乎人体气的升降出入的运行，所以肺为生气之主。肺气充沛，则清气吸入有力，宗气盈余，宣降有源。

三、气的运动

人体之气在人身不断运动，运行人体精微物质，沟通人身上下内外，将脏腑形体官窍及与外界联系起来。气在人体中的运动，称为气机。

“出入废则神及化灭，升降息则气立孤危。故非出入，则无以生、长、壮、老、已；非升降，则无以生、长、化、收、藏，是以升降出入，无器不有”（《素问·六微旨大论篇》）。在人体中，气的运行主要有升、降、出、入四种基本形式。如脾将运化生成的精微物质升发至心肺，并经过肺的宣发肃降布散至皮毛及全身，同时肺还能吸入自然界的清气、呼出体内的浊气；胃受纳饮食物并将脾运化成精微后所剩的浊物向下输送至小肠、大肠，并排出体外，如此，通过气的升降出入，衔接了脏腑功能，完成了人体的新陈代谢。

气的运动失常，称为“气机失调”。气运行受阻不畅，称为“气滞”；气上升太过或下降不及，称为“气逆”；气上升不及或下降太过，称为“气陷”；气但出或不入，称为“气脱”；气但入而不出，称为“气闭”。人在生理状态下，表现为气有序地升降出入，脏腑功能协调。

气机失调，则脏腑功能紊乱，表现为病理状态。如气滞多见于肝、肺、脾胃等脏腑，表现为胸胁脘腹等相应部位的胀闷及走窜疼痛；气逆多见于肺、胃、肝等脏腑，表现为咳喘、嗳气呃逆、恶心呕吐及头痛躁怒等症状；气陷多见于脾，表现为脾不能升的上窍失养以及诸如胃、子宫脏器下垂等症状；气脱多见于汗吐下或大失血过程中的津液、血的流失，气随津脱、气随血脱；气闭则多由于诸如寒冷、火热、痰饮、强烈的精神刺激等引起，而见窍闭神昏，出入不行。

四、气的功能

人身之气运行不息，在人体中发挥着重要作用，主要表现为以下几个方面。

（一）推动功能

气是人体中活力很强的精微物质，能够促进人体生长发育、激发脏腑经络功能。脏腑经络功能的进行，精血津液的生成、运行输布及代谢，都依赖于气的推动功能。肾中的元气能推动人体的生长发育生殖；脾胃之气能受纳水谷、化为水谷之精并将之输布上行，同时将浊物下行；肺气助心将富含清气的血输布至全身百脉；肝通过气的疏泄推动，调节脉与肝的血运分布，津液的运行代谢，这些脏腑功能都是气推动作用的表现。推动失职，则见气滞、血瘀及痰饮水停等。

（二）固摄功能

气对人体内的精、血、津液具有固护、统摄、约束的作用，使其不至于无故流失，能够在人体中正常运行。具体表现为：气能固摄精而不妄泄；气能约束血在脉中运行，防止其逸出脉外；气能控制汗、二便等排出物的排泄量及时间。

气的推动功能和固摄功能相反相成、相互协调，共同维持人体血行及水液代谢的正常。固摄无力，则常见自汗、尿频、流涎、遗精、滑精、各种出血等过度流失滑脱症状。

（三）防御功能

气的防御功能主要是指行于脉外的卫气，随着肺的宣发能外达肌表抵御外邪侵袭人体，内而护卫脏腑。“正气存内，邪不可干”（《素问·刺法论篇》），“邪之所凑，其气必虚”（《素问·评热病论篇》），皆是指卫气对邪气的抵御以及保卫机体的作用。

卫气不足，则防御无力，常见人易外感邪气，反复感冒；卫气失宣，则多见于邪气袭表，肺失宣发，郁闭于里，表现为外而恶寒、内而发热。

（四）温煦功能

“气有余便是火”，正常的气内可以温养脏腑，外可以温煦肌表，通过气的出入代谢来维持人体的体温，多依附于汗和尿的形式，排出体外，达到恒定人体体温的目的。如若气机郁结太过，则内易积聚化火为邪，内有热象；若是表邪阻滞而致气的出入不畅，则外失于温煦而见恶寒的表现。

（五）中介功能

气作为人体中富有活力、运行不息的无形物质，能够透过有形结构感应传导信息，联系整个人体，主要体现在以五脏为中心的藏象系统及网络周身内外的经络系统。气作为媒介载体，联系内在脏腑与外在形体官窍以及络属经络，传递信息感应。这也是针灸、推拿等外治方法得以施行的理论前提。

岗位情景模拟 8

李某，男，30岁，教师。自汗多年。质稀，动则尤甚，平素乏力神疲，不耐劳作，皮下时有出血点，色黯淡。面色萎黄，纳眠可，二便调。舌淡苔白，脉沉无力。

答案解析

问题与思考

本案例中患者临床表现的机制是什么？

五、气的分类

根据气的来源、功能，将人体之气划分为：元气、宗气、卫气、营气四类。其中，元气为禀受于父母的先天之精所化，又称为“先天之气”；宗气、卫气、营气来源于后天脾胃运化的水谷之精与肺所吸入自然界的清气，称为“后天之气”。

（一）元气

元气，又名“原气”“真气”“真元之气”，是人体中最根本、最重要的气，是人体生命的原动力。

1. 生成分布 元气由禀受于父母的先天之精所化，又称“先天之气”。“命门者……原气之所系也”（《难经·三十六难》），“脐下肾间动气者，人之生命也，十二经之根本也，故名曰原。三焦者，原气之别使也，主通行三气，经历于五脏六腑”（《难经·六十六难》），因此，元气为肾中先天之精所化，根于命门，藏于肾中，通过三焦，布散至周身。

2. 生理功能 元气由先天之精所化，首先，元气能推动和调节人体的生长发育和生殖功能。其次，元气具有激发、调控其他脏腑、经络的功能，先天对后天有促进作用。

元气的盛衰反映了肾中所藏精的盈亏，其变化彰显于外则是人生、长、壮、老、已整个生命规律的衍化。幼年元气尚稚，后天之精不断充盈肾精，活力旺盛，脏腑形体亦快速生长发育；至青壮年，肾精充盛到一定程度，元气渐渐成熟，形体已发育壮实，筋骨隆盛，同时伴随着天癸的出现，具备了生殖能力；随着肾精渐衰，所化元气亦渐衰少，步入老年，形体颓弛，天癸渐竭，生殖功能也渐至衰无；肾精尽，元气竭，生命也行至尽头。因此，元气的充足与否关乎人各生命阶段的状态，元气充盈则生长发育及生殖功能旺盛，形体盛壮；元气亏少，则可见生长发育迟缓、生殖功能低下以及早衰等表现。

元气亦分阴阳，元阴、元阳是一身阴阳之根本，能激发调控脏腑、经络的功能。诚如《景岳全书·传忠录》中所言："命门为元气之根，为水火之宅，五脏之阴气非此不能滋，五脏之阳气非此不能发。"元阴、元阳为一身阴阳之主。

（二）宗气

宗气，又名"大气""动气"，由水谷之气及吸入的清气组成，积聚于胸中。

1. 生成分布 宗气由脾胃受纳运化所生成的水谷之气与由肺吸入的自然界清气，在胸中融汇而成，因此，胸中又称为"气海""膻中"。宗气是后天之气的主要组成部分。生成后，注于心脉，上走息道，下资丹田。

2. 生理功能 宗气主要具有上走息道司呼吸，旁灌心脉行血气，下蓄丹田资元气的作用。

（1）上走息道司呼吸 宗气循喉咙上走息道，可以推动肺的呼吸功能，呼吸、语言、发声等功能都与宗气有关。宗气充沛，则呼吸均匀有力，音声洪亮；宗气不足，则呼吸局促无力，语声低微。

（2）旁灌心脉行血气 宗气在胸中形成，灌注心脉则为心气，助心行血，勾连肺朝百脉与心气推动血脉的作用，与血行、心的搏动及节律密切相关。宗气充沛，则心搏舒缓有律，血供充盈；宗气不足，则心搏衰弱，甚则节律失序。

另外，心尖搏动处也是候宗气盛衰的重要标志，"胃之大络，名曰虚里，贯膈络肺，出于左乳下，其动应衣，脉宗气也"（《素问·平人气象论篇》）。搏动有力有节，则宗气充沛；搏动衰弱失律，为宗气虚衰；搏动消失，则宗气欲绝。

（3）下蓄丹田资元气 宗气在满足人体自身需求的情况下，循气街下走丹田，资助元气，作为储备，防止元气被过度消耗。此为后天之气对先天之气的充养资助。若无宗气资助，则元气无故被消耗，也即李东垣所论荒年饥饿者多元气受损的因由。

（三）卫气

卫气是行于脉外，具有保卫作用的气。其能够保卫机体，防止邪气侵袭，故名"卫气"，其在脉外，又称"卫阳"。

1. 生成分布 卫气由脾胃运化的水谷精微中的慓疾滑利部分所化生。"卫者，水谷之悍气也。其气慓疾滑利，不能入于脉也。故循皮肤之中，分肉之间，熏于肓膜，散于胸腹"（《素问·痹论篇》）。卫气运行于脉外，内而胸腹脏腑，外而皮肤肌腠。

2. 生理功能 卫气具有防御邪气、温养机体及调节腠理开阖的作用。

（1）防御邪气，护卫机体 卫气通过肺的宣发作用，布散到皮肤肌表，防止外界邪气侵袭人体。卫气不足或失于宣发，则易为外邪袭扰发病。

（2）温养机体 卫气循皮肤分肉、散肓膜胸腹，外可温煦肌表，内可温养脏腑。卫气虚弱，则人体阳热不足，畏寒肢冷；卫气不宣，则外失温煦，热郁于里，表现为恶寒发热。

（3）调节腠理开阖 卫气通过推动和固摄功能调节腠理的开阖，将多余的热量以汗的形式代谢出体外、温煦肌表，也达到维持体温恒定的作用。卫气不足，可见调控腠理开阖的能力下降，表现为自汗或无汗等病理现象。

（四）营气

营气是行于脉内，具有营养作用的气。其能够化血，营养全身，故名“营气”，与“卫阳”相对，又称“营阴”。

1．生成分布　营气由脾胃运化的水谷精微中富含营养的部分所化生。“营者，水谷之精气也。和调于五脏，洒陈于六腑，乃能入于脉也。故循脉上下，贯五脏，络六腑也”（《素问·痹论篇》）。因此，营气奉心化赤，入血在脉内循行，营养脏腑周身，营周不休。

2．生理功能　营气具有化生血及营养全身的作用。

（1）化血　“营气者，秘其津液，注之于脉，化以为血”（《灵枢·邪客》）。脾胃运化的水谷精微中富有营养的部分化生营气及津液，经脾的升清作用，上输于心，通过心阳的温煦作用，化生为血。

（2）营养作用　营气注脉入血后，通过心主血脉、肺朝百脉的作用，周行营养全身。

六、气化

气化是指气通过运动而产生的各种变化。人体通过气化完成了精、气、血、津液的生成与代谢及其之间的转化。如饮食水谷通过脾胃的受纳运化转化成水谷精微和津液，进而转为为水谷之气、化生血，同时津液的代谢过程中转化为汗、尿等形式排泄出体外，都是气化作用的具体表现，气化是人体物质与能量代谢的具体形式。

知识拓展

营卫之气的运行及对人体的影响

黄帝问于岐伯曰：人焉受气？阴阳焉会？何气为营？何气为卫？营安从生？卫于焉会？老壮不同气，阴阳异位，愿闻其会。岐伯答曰：人受气于谷，谷入于胃，以传与肺，五脏六腑，皆以受气，其清者为营，浊者为卫，营在脉中，卫在脉外，营周不休，五十度而复大会，阴阳相贯，如环无端，卫气行于阴二十五度，行于阳二十五度，分为昼夜，故气至阳而起，至阴而止。故曰日中而阳陇，为重阳，夜半而阴陇为重阴，故太阴主内，太阳主外，各行二十五度分为昼夜。夜半为阴陇，夜半后而为阳衰，平旦阴尽而阳受气矣。日中而阳陇，日西而阳衰，日入阳尽而阴受气矣。夜半而大会，万民皆卧，命曰合阴，平旦阴尽而阳受气，如是无已，与天地同纪。

黄帝曰：老人之不夜瞑者，何气使然？少壮之人，不昼瞑者，何气使然？岐伯答曰：壮者之气血盛，其肌肉滑，气道通，营卫之行不失其常，故昼精而夜瞑。老者之气血衰，其肌肉枯，气道涩，五脏之气相搏，其营气衰少而卫气内伐，故昼不精，夜不瞑。

黄帝曰：愿闻营卫之所行，皆何道从来？岐伯答曰：营出中焦，卫出下焦。黄帝曰：愿闻三焦之所出。岐伯答曰：上焦出于胃上口，并咽以上，贯膈，而布胸中，走腋，循太阴之分而行，还至阳明，上至舌，下足阳明，常与营俱行于阳二十五度，行于阴亦二十五度一周也。故五十度而复大会于手太阴矣。

黄帝曰：人有热，饮食下胃，其气未定，汗则出，或出于面，或出于背，或出于身半，其不循卫气之道而出，何也？岐伯曰：此外伤于风，内开腠理，毛蒸理泄，卫气走之，固不得循其道，此气慓悍滑疾，见开而出，故不得从其道，故命曰漏泄。

黄帝曰：愿闻中焦之所出。岐伯答曰：中焦亦并胃中，出上焦之后，此所受气者，泌糟粕，蒸津液，化其精微，上注于肺脉乃化而为血，以奉生身，莫贵于此，故独得行于经隧，命曰营气。

黄帝曰：夫血之与气，异名同类。何谓也？岐伯答曰：营卫者，精气也，血者，神气也，故血之与气，异名同类焉。故夺血者无汗，夺汗者无血，故人生有两死而无两生。

黄帝曰：愿闻下焦之所出。岐伯答曰：下焦者，别回肠，注于膀胱，而渗入焉；故水谷者，常并居于胃中，成糟粕，而俱下于大肠而成下焦，渗而俱下。济泌别汁，循下焦而渗入膀胱焉。

黄帝曰：人饮酒，酒亦入胃，谷未熟，而小便独先下，何也？岐伯答曰：酒者，熟谷之液也。其气悍以清，故后谷而入，先谷而液出焉。

黄帝曰：善。余闻上焦如雾，中焦如沤，下焦如渎，此之谓也。(《灵枢·营卫生会》)

第三节 血

一、血的基本概念

血是循行于脉内，营养周身的物质，是构成人体和维持人体生命活动的基本物质之一。

二、血的生成

血由营气和津液在心阳的温煦下而化生，入于脉内，营养周身。“中焦受气取汁，变化而赤，是谓血”(《灵枢·决气》)，因此，血的生成依赖于脾胃的受纳运化升清与心阳温煦的功能协调。胃受纳腐熟饮食水谷，脾将其运化为水谷之精及津液，其中富含营养的化为营气，并将营气与津液通过升清作用上输至心，通过心阳的温煦化赤为血，经过心主血脉的作用，布散全身。脾胃为生血之源，心为生血之主。

另外，肾精也可以化血，尤其在脏腑尚未形成的胚胎时期，是血生成的重要来源。因此，血虚可从脾胃、心、肾等脏腑功能失常而论治。

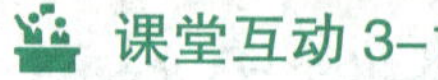

归脾丸的补血机制

答案解析

归脾丸为临床常用的一种补血中成药，尤善治疗脾气心血两虚的证候。方中主要由人参、白术、黄芪、茯苓、大枣、炙甘草、木香、制远志、炒酸枣仁、龙眼肉、当归等组成。通过查找各药物功效，阐述该中成药能补血的机制。

三、血的运行

血在脉中正常运行，依赖于气的推动与固摄作用，也是通过脏腑的具体生理功能来协调来完成的。

心主血脉，心气推动血在脉中运行，而心气来源于肺在胸中生成的宗气；肺朝百脉助心行血，将富含清气的血输送至全身；肝主疏泄，通过调节气机来调控血在全身的分布。

脾主统血，脾气能够约束血在脉中运行而不逸出脉外；肝主藏血，能够将人体富余的血贮存在肝中，减轻血对脉的压力，从而达到约束血、防止出血的目的。

因此，气对血的推动作用由心主血脉、肺朝百脉和肝主疏泄等功能来完成；固摄作用由脾主统血、肝主藏血等功能来实现，诸脏腑功能协调共同促成了血的正常运行。

四、血的功能

（一）营养功能

“血者濡之”（《难经·二十二难》），营气入血循脉内而行，周行全身，内而五脏六腑，外而筋骨皮肉，营养全身上下内外。人体的正常感知及运动功能皆依赖于血的营养作用，“肝受血而能视，足受血而能步，掌受血而能卧，指受血而能摄”（《素问·五脏生成篇》）。

（二）化神

“血气者，人之神”（《素问·八正神明论篇》），心主血脉是心主神明的基础，血是神的物质基础。“血脉和利，精神乃居”（《灵枢·平人绝谷》），气血充沛，人才能聚精化神；相反，血过度消耗流失，会导致人的神气衰弱，甚至消散。

张介宾总结为“凡为七窍之灵，为四肢之用，为筋骨之和柔，为肌肉之丰盛，以至滋脏腑，安神魂，润颜色，充营卫，津液得以通行，二阴得以调畅，凡形质所在，无非血之用也。是以人有此形，唯赖此血，故血衰则形萎，血败则形坏，而百骸表里之属，凡血亏之处，则必随所在而各见其偏废之病”（《景岳全书·血证》）。血之于人，外而四肢百骸，内而脏腑筋骨，皆为濡养，如此气有归处，涵纳其中，神魂得安。

第四节　津　液

一、津液的基本概念

津液是指人体内一切正常水液的总称，是构成人体和维持人体生命活动的基本物质之一。包括脏腑组织器官孔窍的内在体液及分泌物，诸如胃液、涕、泪、汗等。津液为津和液的总称。其中，“腠理发泄，汗出溱溱，是谓津”（《灵枢·决气》），即质地较清稀，流动性较大，分布在相对表浅诸如皮肤、孔窍、肌肉、血脉等部位，主要起滋润作用的，称为津，如汗、泪、涕等；“谷入气满，淖泽注于骨，骨属屈伸，泄泽补益脑髓，皮肤润泽，是谓液”（《灵枢·决气》），即质地较黏稠，流动性较小，灌注在相对深诸如骨节、脑髓、脏腑等部位，主要起濡养作用的，称为液，如关节液、胃液等。二者质地、分布部位及功能不同，在一定条件下可以互补转化。

二、津液的代谢

“饮入于胃，游溢精气，上输于脾，脾气散精，上归于肺，通调水道，下输膀胱，水精四布，五经并行”，《素问·经脉别论篇》中对于津液在人体中生成、运行、代谢过程做了简要概述，涉及一系列脏腑功能。

（一）津液的生成

津液的生成主要依赖于脾胃受纳运化及小肠、大肠等脏腑的分清别浊功能。胃受纳腐熟饮食水谷，清者脾将之运化生成津液，浊者下行至小肠、大肠，在泌别清浊、传导糟粕过程中继续将其中相对“清”的水液转输到脾，运化为津液。

（二）津液的运行

津液的运行依赖于脾、肺、肾、肝、三焦等脏腑功能来完成。

脾运化生成的津液，通过脾的升清作用，将其上输到心肺，入心后与营气生血、入脉；入肺则通过肺的宣发肃降作用，布散到上下内外，通调水道，滋润濡养诸脏腑形体官窍；津液运行的通道为“决渎之官”——三焦，氤氲周身；肝主疏泄，通过对气机的调节来调控津液的输布运行。整个津液的运行，依赖于肾主水的作用，一者，肾阳为一身阳气之本，其他脏腑的代谢津液的功能依赖于肾阳的鼓动；二者，则是依赖肾的气化作用，诸脏腑利用完向下向内的水液，经过肾的蒸腾气化，清者上输至脾继续升清敷布，浊者形成尿液继续下行贮存在膀胱，在合适的时候排出体外。

其中，在津液代谢中，肺、脾、肾三脏尤为重要，肺为水之上源，肾为水之下源，脾在中焦为水运枢纽。病理情况下，应视水停的部位及原因进行辨脏腑分部论治。“水为至阴，故其本在肾；水化于气，故其标在肺；水唯畏土，故其制在脾”（《景岳全书·肿胀》）。外感者多波及肺，不得宣降通调水道，多见头面部水肿，又称风水水肿；脾胃内伤，运化不行，则水不得升散，但输于四末，而为四肢水肿；年老肾衰气化不行，小便生成有碍，则多见腰及下肢水肿，夜间及晨起尤甚，甚者脚踝按之凹陷，杳然不起。在肺者宜恢复宣降，在脾者需助其运化，在肾者应温阳利水。

（三）津液的排泄

津液通过脾、肺、肾、肝、三焦等脏腑功能输布至全身，人体利用完后又将之排泄出体外，主要以呼出的水气、汗及二便的形式。

肺将脾升清的津液，通过宣发作用向上向外输送，转化成呼出的水气及汗，滋润上窍及肌肤，并将之代谢出体外。

同时，经过肺的肃降作用，将津液向下向内输送，滋润濡养其他脏腑后，经过肾的蒸腾气化，将浊中之浊的水液转化成尿液，下存在膀胱中，适时排出。其代谢失职，则水肿尿少，“肾者胃之关也，关门不利，故聚水而从其类也，上下溢于皮肤，故为胕肿”（《素问·水热穴论篇》）。

另外，胃、小肠、大肠不断降浊，一部分水液通过大便排出体外。

如此看来，津液的代谢依赖于脾胃的受纳腐熟运化、升清降浊，肺的通调水道、肾主水、三焦通行水液、肝主疏泄、小肠泌别清浊、大肠传导糟粕等功能的协调互助来完成（图3–1）。

三、津液的功能

（一）滋润濡养

津液外能滋润皮肤、肌肉、孔窍，内能濡养脏腑、脑髓、滑利骨节。津分布在相对表浅的部位，如汗、泪、涕等，主要起滋润作用；液分布在相对较深的部位，如关节液、胃液等，主要起濡养作用。

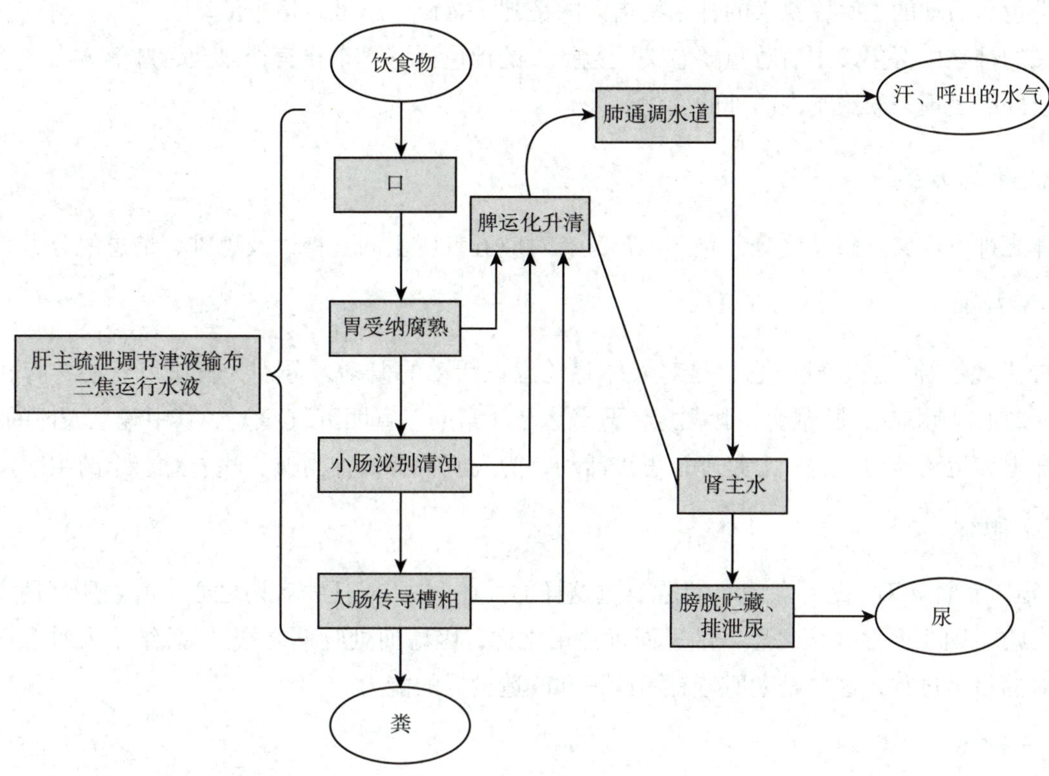

图3-1　津液代谢过程示意图

（二）充养血脉

津液与营气通过脾的升清作用上奉于心，在心阳的温煦作用下化而为血，注于脉中，营行周身。津液是形成血的基本物质之一。

（三）调节阴阳

人体通过津液的代谢来适应外界温度的变化，夏日暑热，机体通过增加排汗将多余的热量代谢出体外；冬日凛冽，机体则减少汗的排出，保存热量以抵御严寒。津液作为阴液，可以通过其蓄泻来调节体内的热量，进而达到维持人体体温，适应外界环境的目的。倘若津液不足或出入失常，则常表现为体温升高或失温等病理表现，甚至危及生命。

（四）排泄废物

在津液的代谢过程中，通过汗及二便将人体中的浊陈废物排出体外，达到新陈代谢的目的。反之，则易形成痰饮水湿等病理产物。

总之，津液通过在人体的代谢，既能滋润濡养脏腑形体官窍，充养血脉，又能帮助机体排泄废物、维持体温，是构成人体及维持人体生命活动的重要物质。

第五节　神

一、神的基本概念

人体的神有广义、狭义之分。在藏象学说“心主神明”中就有论述，广义的神，指人生命活动的总体现，是生命活动的主宰；狭义的神，特指人的精神、意识、思维、情志活动。

广义的神在中医望诊中有着重要意义，包括人的神色形态、举止言谈以及舌脉等方面，需要通过观察彰显于外的表现来候藏于内的神的变化。

二、神的分类

人体之神有广义、狭义之分，狭义之神又有对应五脏所主的五神以及思维、情志的分类。

（一）五神

五神指魂、神、意、魄、志，是对人体感觉意识活动的概括，分别为五脏肝、心、脾、肺、肾所主，“心藏神，肺藏魄，肝藏魂，脾藏意，肾藏志”（《素问·宣明五气篇》）。其中魂是人体的意识活动；魄是感知觉和运动能力；意、志是理智思维活动，为人所特有；神为魂、魄、意、志的主宰。

（二）思维

《灵枢·本神》对人思维活动的过程有过这样的描述：“所以任物者谓之心，心之所忆谓之意，意之所存谓之志，因志而存变谓之思，因思而远慕谓之虑，因虑而处物谓之智。”总结了人对客观事物的认知及应对的整个过程，这也是人所特有的认识和改造世界的能力。

（三）情志

情志指七情与五志。“人有五脏化五气，以生喜怒悲忧恐”（《素问·阴阳应象大论篇》），在藏象学说中已经阐述了肝在志为怒、心在志为喜、脾在志为忧思、肺在志为悲、肾在志为恐，除此之外，还有惊，合称七情，是脏腑表现于外的精神活动，正常人皆有之，但太过和不及又会影响脏腑功能。

三、神的功能

神是人体生命活动的总体现，又主宰着生命活动。

（一）调节精气血津液的代谢

精、气、血、津液是神产生的物质基础，而这些物质的代谢是根据人体需求而来的，由神所驾驭统领，有序地生成、输布、排泄。

（二）调节脏腑的生理功能

神由脏腑精气所化，反过来又主宰调节脏腑生理功能，神对精、气、血、津液代谢的调节就是通过影响脏腑功能来实现的，是脏腑形神一体观的具体体现。

（三）主宰人体生命活动

“神气舍心，魂魄毕具，乃成为人”（《灵枢·天年》），“得神者昌，失神者亡”（《素问·移精变气论篇》），“心者，君主之官，神明出焉”（《素问·灵兰秘典论篇》），强调神对人的生命的形成以及生命活动延续的主宰作用，而这种主导依赖于神对脏腑功能的调节以及基于此的精、气、血、津液的有序代谢来完成。“出入废则神机化灭，升降息则气立孤危”（《素问·六微旨大论篇》），形为神的基础，神为形的主宰，二者相辅相成，“形与神俱”，才能“尽终其天年”，延续生命。

知识拓展

神的发展衍生及病变

黄帝问于岐伯曰：凡刺之法，先必本于神。血、脉、营、气、精神，此五脏之所藏也。至其淫泆离脏则精失、魂魄飞扬、志意恍乱、智虑去身者，何因而然乎？天之罪与？人之过乎？何谓德、气、生、精、神、魂、魄、心、意、志、思、智、虑？请问其故。

岐伯答曰：天之在我者德也，地之在我者气也。德流气薄而生者也。故生之来谓之精；两精相搏谓之神；随神往来者谓之魂；并精而出入者谓之魄；所以任物者谓之心；心有所忆谓之意；意之所存谓之志；因志而存变谓之思；因思而远慕谓之虑；因虑而处物谓之智。

故智者之养生也，必顺四时而适寒暑，和喜怒而安居处，节阴阳而调刚柔。如是，则僻邪不至，长生久视。

是故怵惕思虑者则伤神，神伤则恐惧流淫而不止。因悲哀动中者，竭绝而失生。喜乐者，神惮散而不藏。愁忧者，气闭塞而不行。盛怒者，迷惑而不治。恐惧者，神荡惮而不收。

心，怵惕思虑则伤神，神伤则恐惧自失。破䐃脱肉，毛悴色夭死于冬。

脾愁忧而不解则伤意，意伤则悗乱，四肢不举，毛悴色夭死于春。

肝悲哀动中则伤魂，魂伤则狂忘不精，不精则不正，当人阴缩而挛筋，两胁骨不举，毛悴色夭死于秋。

肺喜乐无极则伤魄，魄伤则狂，狂者意不存人，皮革焦，毛悴色夭死于夏。

肾盛怒而不止则伤志，志伤则喜忘其前言，腰脊不可以俯仰屈伸，毛悴色夭死于季夏。

恐惧而不解则伤精，精伤则骨酸痿厥，精时自下。是故五脏主藏精者也，不可伤，伤则失守而阴虚；阴虚则无气，无气则死矣。

是故用针者，察观病人之态，以知精、神、魂、魄之存亡，得失之意，五者以伤，针不可以治之也。

肝藏血，血舍魂，肝气虚则恐，实则怒。

脾藏营，营舍意，脾气虚则四肢不用，五脏不安，实则腹胀经溲不利。

心藏脉，脉舍神，心气虚则悲，实则笑不休。

肺藏气，气舍魄，肺气虚，则鼻塞不利少气，实则喘喝胸盈仰息。

肾藏精，精舍志，肾气虚则厥，实则胀。五脏不安。必审五脏之病形，以知其气之虚实，谨而调之也。（《灵枢·本神》）

第六节 精气血津液神的关系

一、气与血的关系

“人之所有者，血与气耳”（《素问·调经论篇》），气与血皆为人身基本物质，气为无形，主动，血为有形，主静，动可温而行之，静可濡而养之，二者又相辅相成，相互为主，归纳其关系为“气为血之帅，血为气之母”。

（一）气为血之帅

气为血之帅，包括气能生血、气能行血与气能摄血三个方面。

1. 气能生血 血的生成依赖于脾胃之气运化而产生的营气与津液，并经过脾气的升清奉心化赤，因此气为血的生成提供原材料，并为整个过程输送源源不断的动力。气充则血旺，血虚时也需要考虑是否与气有关。

2. 气能行血 气在人体内运行不息，推动脉中的血输送至周身各处，以营养脏腑形体官窍，气行方能血畅，气虚无力或气滞则有可能影响血行致瘀。因此，在遇到血瘀证时，气的因素也需要纳入考量。

3. 气能摄血 血在脉中正常运行而不逸出脉外，除了依靠气的推动作用外，还需要依靠其固摄约束的作用，其主要体现在脾主统血的生理功能。因此，倘若脾气虚弱无力统摄血行时，可能会出现出血病变，这种出血可以通过健脾补气的方法来治疗，李东垣的当归补血汤中就用大剂量的黄芪来补气摄血，治疗血脱证。

总的来说，气的生血、行血和摄血三方面体现了气对血的统帅作用，即“气为血之帅”。

（二）血为气之母

血为气之母，主要体现在血能养气、血能载气两个方面。

1. 血能养气 血对气有涵纳濡养作用，气依附于血得以涵养，如肝藏血能涵养肝气，血虚则肝气无以为养而见肝气横逆为病。

2. 血能载气 气为无形，需要依附于有形之血在脉中运行，不致流散。然而，在血流失过程中，气也随之脱失，表现为血大量流失时常伴随乏力瘫软的症候，即“气随血脱”。

血能养气、载气两个方面体现了血对气的长养涵纳作用，因此称“血为气之母”。

二、气与津液的关系

气与津液的关系，类似于气与血的关系。气无形主动，津液有形主静，津液的生成、输布需要气的推动来约束，气的运行也要依附于津液来承载。

（一）气能生津

津液的生成需要脾气的运化，将胃受纳的饮食水谷中的水液转化成能被人体所利用的津液。因此，津液的不足除了摄入水液不足外，还应考虑脾气的运化功能是否正常。

（二）气能行津

气能推动津液在三焦中运行，输布到周身上下内外，以滋润濡养人体。因此，气虚或气滞都可能引起津液停滞致水湿痰饮等病。

（三）气能摄津

气对于津液也有固摄约束作用，防止津液无故从体内流失，倘若气摄津功能低下，可能会出现自汗多汗、尿频多尿等症状。

（四）津能养气

津液能够涵养人体之气，无形之气需要依附于有形津血所养。津液不足时，人会有乏力神疲，是津不能涵养气所致。

（五）津能载气

气为无形，需要依附于有形之物而不致离散，在脉内依附于血，在脉外依附于津液，无论是血还是津液在大量流失时，气也会随之脱失而见乏力甚至昏厥。同时，津液与血还都需要气的固摄作用来防止无故流失，因此，各种原因引起的津血流失可能会导致气的亡失，气虚甚更加无法约束体内津血，而形成恶性循环。汗、吐、下是津液亡失常见的原因，在临床上需要重视这些表现，并慎用或禁用这些治法。

三、精、血、津液的关系

精、血、津液三者在生理上互为化生，病理上相互影响，称为“精血同源”和“津血同源”。

（一）精血同源

1. 精能化血　先天之精来源于父母，常先身生，在脏腑未形成之前，由精化血；胎儿脱离母体后，开始纳食并将饮食水谷化为水谷后天之精，进而化生气血。因此，血来源于先后天之精。

2. 血能养精　血入于脉，营养周身，入于脏腑则化生脏腑之精，若有富余，则可充养先天肾精。肝藏血，肾藏精，精可化而为血，尤其在脏腑尚未形成的胚胎时期，为血生成的重要来源，血亦可养精，二者相互滋生，称为“精血同源”，又称“肝肾同源”，肝为东方甲乙木，肾为北方壬癸水，因此还称“乙癸同源”，“滋水涵木法”亦是基于此。

（二）津血同源

1. 津能生血　血的生成除了先天之精所化外，主要由脾胃运化的营气和津液经过心阳温煦所化，因此，津液是化血的重要来源。津液不足时，会影响血的生成，在临床治疗中应当多加留意。

2. 血能化津　血行脉中营养机体，也可渗于脉外化为津液，滋润濡养机体。

津液与血，生理上根据人体内需求相互转化；病理上，二者相互影响，“夺血者无汗”（《灵枢·营卫生会》），血虚甚至极度亡失时慎用、禁用汗、下等过度流失津液的治法。

四、精、气、神的关系

精、气、神为“人身三宝”。精可化为气，气能返充精，积精气可全神，神可聚驭精气，三者关联甚切，密不可分。

（一）精能化气

聚者为精，为人体能量的贮存状态；流动者为气，为人体能量的应用状态。人体的各种生理功能，需要先、后天之精化为先、后天之气来完成。

（二）气能生精固精

先、后天之气完成机体各项生理功能后，有所富余，则转化为先、后天之精来贮存，作为人体的储备；同时，气的固摄功能，还能固精，防止精的无故流失。

（三）精气化神

精、气作为构成人体的基本物质，是人体能量贮存和运用的两种状态，也是神化生的物质基础，聚精可会神，积精气可以全神。相反，精气不足则神衰，多见于体弱年老者；精气尽竭则神散。

（四）神驭精气

精、气为神的物质基础，属于“形”的范畴。形为神之宅，是神居之所，精气的聚散敷布又依赖于神的驾驭，神定则精气离合有序，人体生理功能如常，神失则精气离乱，脏腑不安。

《素问·上古天真论篇》中强调“志闲而少欲，心安而不惧”的养生观，注重“精神内守，病安从来”的发病观，保护肾精方能“形与神俱，而尽终其天年”。如此，精、气、神的相互关系即是“形神一体观”的具体体现。

目标检测

答案解析

一、单项选择题

1. 人体内最精专的物质是（　）
A. 精　B. 气　C. 血　D. 津液　E. 神

2. 在血的生成中起主要作用的是（　）
A. 心、肺　B. 肺、脾　C. 肝、脾　D. 肾、脾　E. 心、脾

3. 下列气的作用，能维持人体正常体温恒定的是（　）
A. 推动　B. 温煦　C. 防御　D. 固摄　E. 气化

4. 下列气的作用，与机体易感外邪原因有关的是（　）
A. 推动　B. 温煦　C. 防御　D. 固摄　E. 气化

5. 人体生命的原动力是（　）
A. 宗气　B. 营气　C. 卫气　D. 元气　E. 中气

6. 生成血的基本物质是（　）
A. 肺之津　B. 肝阴　C. 心阴　D. 胃之津液　E. 水谷之精

7. 脏腑功能不足而致出血的两脏是（　）
A. 心脾　B. 肝脾　C. 肺脾　D. 心肺　E. 肝肾

8. 下列各项，不属于津布散部位的是（　）
A. 皮肤　B. 肌肉　C. 孔窍　D. 血脉　E. 脑髓

9. 对关节起润泽和滑利作用的主要是（　）
A. 精　B. 气　C. 血　D. 津　E. 液

10. 与津液生成关系密切的脏腑是（　）
A. 脾、胃、小肠、大肠　B. 肺、肾、三焦、大肠　C. 胃、肾、小肠、大肠
D. 心、肺、膀胱、小肠　E. 脾、肺、小肠、膀胱

11.《灵枢·本神》中因志而存变谓之（　）
A. 志　B. 智　C. 虑　D. 意　E. 思

12. 血能养气指的是（　）
A. 气的功能离不开血的濡养　B. 血能生气　C. 血能行气
D. 血能载气　E. 气能行血

13．“津血同源”的理论依据是（　）

A．同为营气化生　　B．同为元气化生　　C．同为宗气化生

D．同为水谷精微化生　　E．同属阴液，生理功能相同

二、多项选择题

1．精的功能有（　）

A．促进生长发育　　B．生殖繁衍　　C．濡养脏腑

D．化神　　E．生髓、养骨、充脑、化血

2．下列各项与津液代谢关系密切的有（　）

A．心　　B．肺　　C．脾　　D．肾　　E．肝

三、简答题

1．试述血的运行和哪些具体脏腑功能有关。

2．试述津液的代谢和哪些具体脏腑功能有关。

（王　鑫）

书网融合……

微课

习题

第四章　经　络

PPT

学习目标

知识要求：

1. 掌握经络的概念、组成及生理功能。
2. 熟悉十二经脉的走向、交接、分布规律、表里关系及流注次序。
3. 了解十二经脉的循行路线；奇经八脉的循行部位和基本功能；经络学说的应用。

技能要求：

1. 熟练掌握人体四肢部位十二经脉的走向及分布。
2. 初步学会运用经络理论阐释人体病理变化。

经络学说是中医学理论的重要组成部分，是针灸学的理论核心。经络学说认为人体除脏腑外，还有许多经络，分经脉和络脉，其中主要有十二经脉、奇经八脉、十五别络，以及从十二经脉分出的十二经别等。《黄帝内经》中已有关于经络的记载："夫十二经脉者，内属于脏腑，外络于肢节""经脉者，所以能决死生、处百病、调虚实，不可不通"，认为经络内属于脏腑，外络于肢节，沟通内外，贯串上下，将人体各部的组织器官联系成为一个有机的整体；并借以运行气血，营养全身，使人体各部的功能活动得以协调和相对平衡。

经络学说是研究人体经络组织结构、生理功能、病理变化及其与脏腑四肢百骸、气血津液等相互关系的学说。经络学说是中医理论的重要组成部分，对中医临床各科，尤其是针灸临床实践具有重要的指导作用。

第一节　经络的概念和经络系统的组成

一、经络的基本概念

经络是人体运行气血、联络脏腑形体官窍、沟通上下内外的通道，有经脉和络脉之分，两者既有联系又有区别。经指经脉，犹如路径，沟通内外，贯通上下，是经络系统中的主干，其特点是纵行分布，位置较深，《灵枢·经脉》记载："经脉十二者，伏行分肉之间，深而不见。"络是络脉，犹如网络，较经脉细小，是经络系统中的分支，其特点是纵横交错，遍布全身，《灵枢·脉度》曰："经脉为里，支而横者为络，络之别者为孙。”

经络之气即经气，概指经络运行之气及其功能活动。经气活动的主要特点是如环无端、循环流注、昼夜不休。通过经气的运行，可以调节人体全身各部的功能活动，从而使整个机体保持相对平衡的状态。

二、经络系统的组成

经络系统由经脉和络脉组成：十二经脉、奇经八脉、十二经别、十二经筋、十二皮部皆属于经脉；而络脉则由十五络脉及许多孙络、浮络等组成（表4–1）。

表4–1 经络系统的组成

经络		含义	作用	特点
经脉系统	十二经脉	十二脏腑所属的经脉，又称正经	运行气血的主要干道	分手足三阴三阳四组，与脏腑连属，有表里相配，自肺经开始至肝经止，周而复始，循环不息，各经均有相应的腧穴
	奇经八脉	不直接与脏腑连属，无表里相配，故称奇经	加强经脉之间的联系，以调节十二经气血	任督两脉随十二经组成循环通路，并有相应腧穴；其他六脉不随十二经循环，腧穴依附于十二经脉
	十二经别	正经别行深入体腔的支脉	加强表里经脉深部的联系	循环路线走向均由四肢别出走入深部（胸、腹），复出浅部（头、颈）
	十二经筋	十二经脉之气输布于筋肉骨节的体系	联结肢体骨肉，约束骨骼，维持人体正常运动功能	循环走向，自四肢末梢走向躯干，终于头身，不入脏腑，多结聚于四肢关节和肌肉丰富之处
	十二皮部	十二经脉所属的皮肤体质	抵御外邪、保卫机体和反映内在脏腑病	分区基本上和十二经脉在体表的循行部位一致
络脉系统	十五络脉	本经别走邻经而分出的支络部	加强沟通表里阴阳两经的联系	十二经脉和任督两脉各有一个别络加上脾之大络，共为十五别络
	浮络	浮现于体表的络脉		
	孙络	络脉最细小的分支，网罗全身		

（一）十二经脉

十二经脉包括手三阴经（肺、心包、心），手三阳经（大肠、三焦、小肠），足三阳经（胃、胆、膀胱），足三阴经（脾、肝、肾）。由于它们隶属于十二脏腑，为经络系统的主体，故又称为“正经”。十二经脉具有表里经脉相合，与相应脏腑络属的主要特征。正如《灵枢·本输》所记载：“凡刺之道，必通十二经络之所终始。”

（二）奇经八脉

奇经八脉是任、督、冲、带、阴维、阳维、阴跷、阳跷脉的总称。它们与十二正经不同，既不直属脏腑，又无表里配合，故称“奇经”。其生理功能，主要是对十二经脉的气血运行，起溢蓄、调节作用。

其中，十二正经和奇经中的任脉和督脉合称十四经脉，因十二正经与任脉、督脉中均有其直接连属的经穴，而奇经中的另外六条经脉没有直接连属的经穴，故而得名。

思政课堂

针灸铜人——文化与技艺的传承

中医针灸，是基于我国古代积累的生命医学知识与临床实践而形成的一种治疗方法，早在《黄帝内经》中已有记载。它是以中医天人合一的整体观念为理论基础，以经络腧穴学说为理论指导，运用针与艾叶等主要工具和材料，通过刺入或熏灼身体特定部位，用以缓解疼痛、治疗、预防疾病和促进身体健康的一种临床治疗手法，在当代仍有广泛应用。

针灸铜人，是我国古代专门供针灸教学用的用青铜浇铸的人体腧穴模型，是世界上最早的医学教学模型和人体解剖模型。我国古代制作的最重要、最著名的针灸铜人是宋天圣铜人，宋朝天圣五年（1027）由宫廷医官、著名医学家王惟一主持，北宋朝廷组织全国能工巧匠铸造。当时共铸成针灸铜人两座。

铜人的身体里有木雕的五脏六腑和骨骼。由于工匠们将铜人体内的脏腑器官雕刻得栩栩如生，因此铜人不仅可用于针灸教学，还可用于解剖教学。这比西方的解剖医学早了近800年。

这种针灸铜人除了供人辨认穴位以外，还可以用来考查学生们的针灸水平。据说，测验时，考官会先把铜人表面遍身涂蜡，铜人体内盛满水，如果学生能准确地刺入孔穴，就可以使水射出；如果取穴位置错误，则针不能刺入。

针灸铜人是我国历史文化遗产的伟大瑰宝。2017年，我国向世界卫生组织赠送了针灸铜人雕塑，中医药“走出去”迎来发展时期。据《中国的中医药》白皮书介绍，中医药已传播到183个国家和地区，这是中国人的骄傲。

（三）十二经别

十二经别是十二正经离、入、出、合的别行部分，是正经别行深入体腔的支脉。十二经别多从四肢肘膝关节以上的正经别出（离），经过躯干深入体腔与相关的脏腑联系（入），再浅出于体表上行头项部（出），在头项部，阳经经别合于本经的经脉，阴经经别合于其相表里的阳经经脉（合）。十二经别按阴阳表里关系汇合成六组，在头项部合于六阳经脉，故有“六合”之称。足太阳、足少阴经别从腘部分出，入走肾与膀胱，上出于项，合于足太阳膀胱经；足少阳、足厥阴经别从下肢分出，行至毛际，入走肝胆，上系于目，合于足少阳胆经；足阳明、足太阴经别从髀部分出，入走脾胃，上出鼻頞，合于足阳明胃经；手太阳、手少阴经别从腋部分出，入走心与小肠，上出目内眦，合于手太阳小肠经；手少阳、手厥阴经别分别从所属正经分出，进入胸中，入走三焦，上出耳后，合于手少阳三焦经；手阳明、手太阴经别从所属正经分出，入走肺与大肠，上出缺盆，合于手阳明大肠经。

由于十二经别有上述离、入、出、合于表里的特点，不仅能够加强十二经脉的内外联系，对经脉所属络的脏腑在体腔深部的联系也有增强作用，补充了十二经脉在体内外循行的不足。而手足三阴经穴位之所以具有主治头面和五官疾病的作用，这与阴经经别合于阳经而循行上头面是分不开的：十二经别通过表里相合的“六合”作用，使十二经脉中的阴经与头部发生了联系，从而扩大了手足三阴经腧穴穴位的主治范围。

（四）十二经筋

十二经筋是附属于十二经脉的筋肉系统，是十二经脉之气输布于筋肉骨节的体系。十二经筋的循行分布均始于四肢末端，结聚于关节骨骼部，向躯干头面循行。十二经筋有刚筋、柔筋之分，仅行于体表，不入内脏。刚筋也称为阳筋，分布于项背和四肢外侧，以手足阳经的经筋为主；柔筋也称为阴筋，分布于胸腹和四肢内侧，以手足阴经的经筋为主：足三阳经筋起于足趾，循股外上行结于頄（面）；足三阴经筋起于足趾，循股内上行结于阴器（腹）；手三阳经筋起于手指，循臑外上行结于角（头）；手三阴经筋起于手指，循臑内上行结于贲（胸）。

经筋具有联结肢体骨肉，约束骨骼，维持人体正常运动功能的作用。经筋为病，多为转筋、痹证等，大多采用局部穴位针刺泻法，《灵枢·经筋》载："治在燔针劫刺，以知为数，以痛为输。"

（五）十二皮部

十二皮部是十二正经功能活动在体表的反映部位，也是络脉之气分散输布之处。十二皮部的分布区域是以十二经脉在体表皮肤上的分布为依据而划分的，《素问·皮部论篇》有曰："欲知皮部，以经脉为纪者，诸经皆然。"

由于十二皮部与经络气血相通，又位居人体之表，是机体的卫外屏障，故具有抵御外邪、保卫机体和反映内在脏腑病证等的作用。现临床常用的皮肤针、穴位敷贴法等，均以皮部理论为指导。

（六）十五络脉

络脉共计十五条，十二经脉和任、督二脉各自别出一络，加上脾之大络，因此称为十五络脉。《灵枢·经脉》曰："诸脉之浮而常见者，皆络脉也。六经络，手阳明少阳之大络，起于五指间，上合肘中。"

十二经脉的别络均从本经四肢肘膝关节以下的络穴分出，走向其相表里的经脉，即阴经别络于阳经，阳经别络于阴经。《灵枢·经脉》曰："手太阴之别，名曰列缺。起于腕上分间，并太阴之经，直入掌中，散入于鱼际。手少阴之别，名曰通里。去腕一寸半，别而上行，循经入于心中，系舌本，属目系……手心主之别，名曰内关。去腕二寸，出于两筋之间，循经以上，系于心包络……手太阳之别，名曰支正。上腕五寸，内注少阴；其别者，上走肘，络肩髃……手阳明之别，名曰偏历。去腕三寸，别入太阴；其别者，上循臂，乘肩髃，上曲颊伤齿；其别者，入耳，合于宗脉……手少阳之别，名曰外关。去腕二寸，外绕臂，注胸中，合心主……足太阳之别，名曰飞扬。去踝七寸，别走少阴……足少阳之别，名曰光明，去踝五寸，别走厥阴，下络足跗……足阳明之别，名曰丰隆。去踝八寸。别走太阴；其别者，循胫骨外廉，上络头项，合诸经之气，下络喉嗌……足太阴之别，名曰公孙。去本节之后一寸，别走阳明；其别者，入络肠胃……足少阴之别，名曰大钟。当踝后绕跟，别走太阳；其别者，并经上走于心包下，外贯腰脊……足厥阴之别，名曰蠡沟。去内踝五寸，别走少阳；其别者，经胫上睾，结于茎……任脉之别，名曰尾翳。下鸠尾，散于腹……督脉之别，名曰长强。挟膂上项，散头上，下当肩胛左右，别走太阳，入贯膂……脾之大络，名曰大包。出渊腋下三寸，布胸胁。"此外，还有从络脉分出的浮行于浅表部位的浮络和细小的孙络，分布极广，遍布全身。

四肢部的十二经别络，不仅能够加强十二经中表里两经的联系，沟通表里两经的经气，同时还补充了十二经脉循行的不足之处。而躯干部的任脉别络、督脉别络和脾之大络，还具有沟通腹、背和全身经气，输布气血以濡养全身组织的作用。

第二节 十二经脉

一、十二经脉的名称

十二经脉是手三阴经、手三阳经、足三阳经、足三阴经的总称。由于它们隶属于十二脏腑，为经络系统的主体，故又称为“正经”。而十二经脉的命名主要由手足、阴阳、脏腑三方面确定。阳分少阳、阳明、太阳；阴分少阴、厥阴、太阴。再根据脏属阴、腑属阳、内侧为阴、外侧为阳的原则，将各经所属脏腑结合其在四肢的循行部位，确定各经的名称：属脏而循行于肢体内侧的为阴经，反之则为阳经（表4-2）。

表4-2 十二经脉名称分布

阴阳属性	经脉名称		循行部位
阴经（属脏）	手太阴肺经	足太阴脾经	上肢前线
	手厥阴心包经	足厥阴肝经	上肢中线
	手少阴心经	足少阴肾经	上肢后线
阳经（属腑）	手阳明大肠经	足阳明胃经	下肢前线
	手少阳三焦经	足少阳胆经	下肢中线
	手太阳小肠经	足太阳膀胱经	下肢后线

注：内踝高点八寸以下，肝经在前，脾经在中，肾经在后，而八寸以上脾经在前，肝经在中，肾经在后。

二、十二经脉的走向和交接规律

走向规律：《灵枢·逆顺肥瘦》曰：“手之三阴，从脏走手；手之三阳，从手走头；足之三阳，从头走足；足之三阴，从足走腹。”指出十二经脉的走向规律为“手之三阴从胸走手，手之三阳从手走头，足之三阳从头走足，足之三阴从足走腹”。

交接规律：相为表里的阴经与阳经在四肢部位交接；同名的手足阳经在头面部交接；手足阴经在胸部交接（图4-1）。

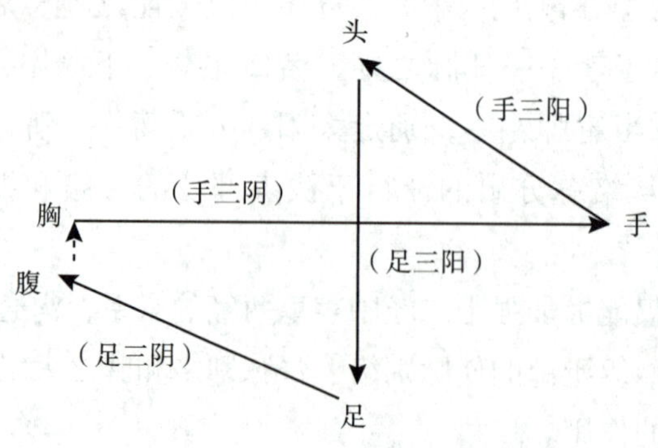

图4-1 十二经脉的走向和交接规律

三、十二经脉的分布规律

十二经脉在人体头面部的分布规律：手足少阳经循行于头侧部；手足阳明经循行于额面部；手足太阳经循行于头顶和头后部。

十二经脉在人体躯干部的分布规律：手三阳经行于肩胛部；足三阳经为阳明经行于胸腹面（前），少阳经循行于侧面（中），太阳经循行于背部（后）；手三阴经均出于腋下；足三阴经均循行于腹面，以足少阴经—足阳明经—足太阴经—足厥阴经由内向外的顺序分布于腹部。

十二经脉在人体四肢的分布规律：手足三阳经为阳明经在前，少阳经在中，太阳经在后；手足三阴经为太阴经在前，厥阴经在中，少阴经在后，值得注意的是在内踝高点八寸以下，肝经在前，脾经在中，肾经在后，而八寸以上脾经在前，肝经在中，肾经在后（表4–2）。

四、十二经脉的表里关系

十二经脉通过经别、别络等沟通衔接，形成络属关系，即在阴阳经之间形成六组“表里关系”，其中阴经属脏络腑，阳经属腑络脏。《素问·血气形志篇》记载：“足太阳与少阴为表里，少阳与厥阴为表里，阳明与太阴为表里，是为足阴阳也；手太阳与少阴为表里，少阳与心主为表里，阳明与太阴为表里，是为手之阴阳也。”十二经脉的表里关系不仅能够加强互为表里的两条经脉之间的联系，也使得两者之间在病理生理上相互影响（表4–3）。

表4–3 十二经脉的表里关系

	阴阳属性	经络名称		
表里相对	阴经	手太阴肺经	手厥阴心包经	手少阴心经
	阳经	手阳明大肠经	手少阳三焦经	手太阳小肠经
表里相对	阴经	足太阴脾经	足厥阴肝经	足少阴肾经
	阳经	足阳明胃经	足少阳胆经	足太阳膀胱经

五、十二经脉的流注次序

十二经脉经气的运行循环往复，如环无端，其流注次序为：起于肺经→大肠经→胃经→脾经→心经→小肠经→膀胱经→肾经→心包经→三焦经→胆经→肝经，最后又回到肺经（图4–2）。

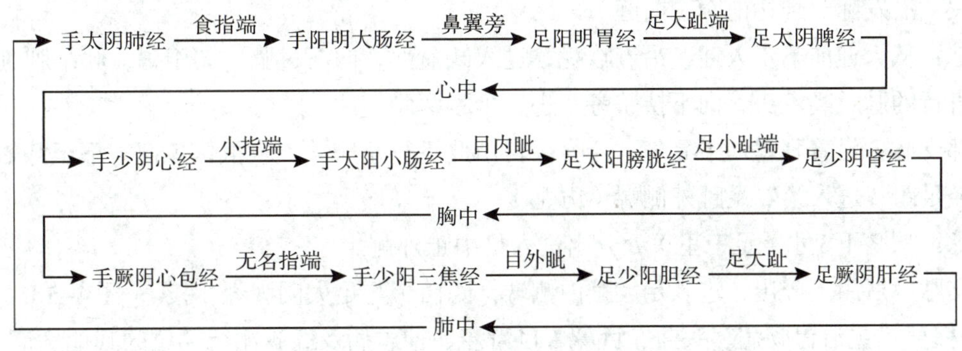

图4–2 十二经脉的流注次序

六、十二经脉的循行路线

十二经脉的循行特点是：阴经从本脏发出后，多循行于四肢内侧及胸腹部，上肢内侧者为手三阴，下肢内侧者为足三阴经。阳经从六腑发出后，多循行四肢外侧面及头面、躯干部，上肢外侧者为手三阳经，下肢外侧者为足三阳经。

（一）手太阴肺经（左右各11穴）

1. 经脉循行 起于中焦，向下联络大肠回绕胃口，过膈属于肺脏，从肺系（肺与喉咙相联系的部位）横出腋下（中府），沿上臂内侧下行，行于手少阴经和手厥阴经的前面，经肘窝入寸口，沿鱼际边缘，出拇指内侧端（少商）。

手腕后方支脉：从腕后桡骨茎突上分出，走向食指内侧端，与手阳明大肠经相接。（图4-3）

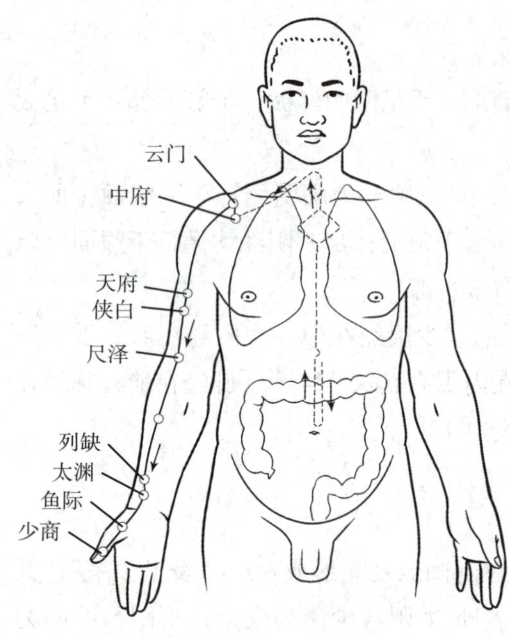

图4-3 手太阴肺经

2. 主治概要 主治外感、头痛、项强、咳痰喘等证及经脉循行部位的其他病证。

（二）手阳明大肠经（左右各20穴）

1. 经脉循行 起于食指末端（商阳），沿食指内（桡）侧向上，通过一、二掌骨之间（合谷）向上进入两筋（拇长伸肌腱与拇短伸肌腱）之间的凹陷处，沿前臂前方，并肘部外侧，再沿上臂外侧前缘，上走肩端（肩髃），沿肩峰前缘向上出于颈椎（大椎），再向下入缺盆（锁骨上窝）部，联络肺脏，通过横膈，属于大肠。

缺盆部支脉：上走颈部，通过面颊，进入下齿龈，回绕至上唇，交叉于人中，左脉向右，右脉向左，分布在鼻孔两侧（迎香），与足阳明胃经相接。（图4-4）

2. 主治概要 主治头面、五官、咽喉病、热病及经脉循行部位的其他病证。

（三）足阳明胃经（左右各45穴）

1. 经脉循行 起于鼻翼两侧（迎香）上行到鼻根部与足太阳经交会，向下沿鼻外侧进入上齿龈内，回出环绕口唇，向下交会于颏唇沟承浆处，再向后沿口腮后下方，出于下颌大迎处沿下颌角颊车，上行耳前，经上关，沿发际，到达前额（前庭）。

面部支脉：从大迎前下走人迎，沿着喉咙，进入缺盆部，向下过膈，属于胃，联络脾脏。

缺盆部直行的脉：经乳头，向下挟脐旁，进入少腹两侧气冲。

胃下口部支脉：沿着腹里向下到气冲会合，再由此下行至髀关，直抵伏兔部，下至膝盖，沿胫骨外侧前缘，下经足跗；进入第二足趾外侧端（厉兑）。

胫部支脉：从膝下3寸（足三里）处分出进入足中趾外侧。

足跗部支脉：从跗上分出，进入足大趾内侧端（隐白）与足太阴脾经相接。（图4-5）

2. 主治概要 主治胃肠病、头面、目鼻、口齿痛、神志病及经脉循行部位的其他病证。

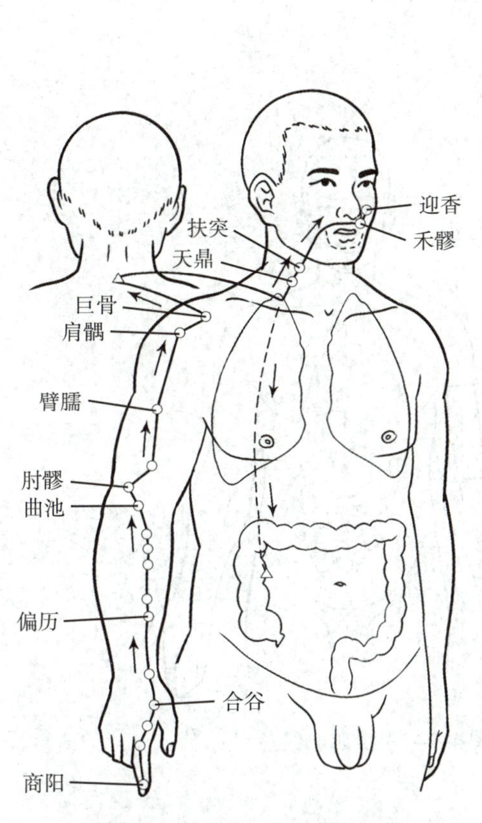

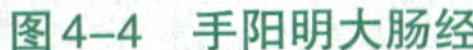
图4-4 手阳明大肠经

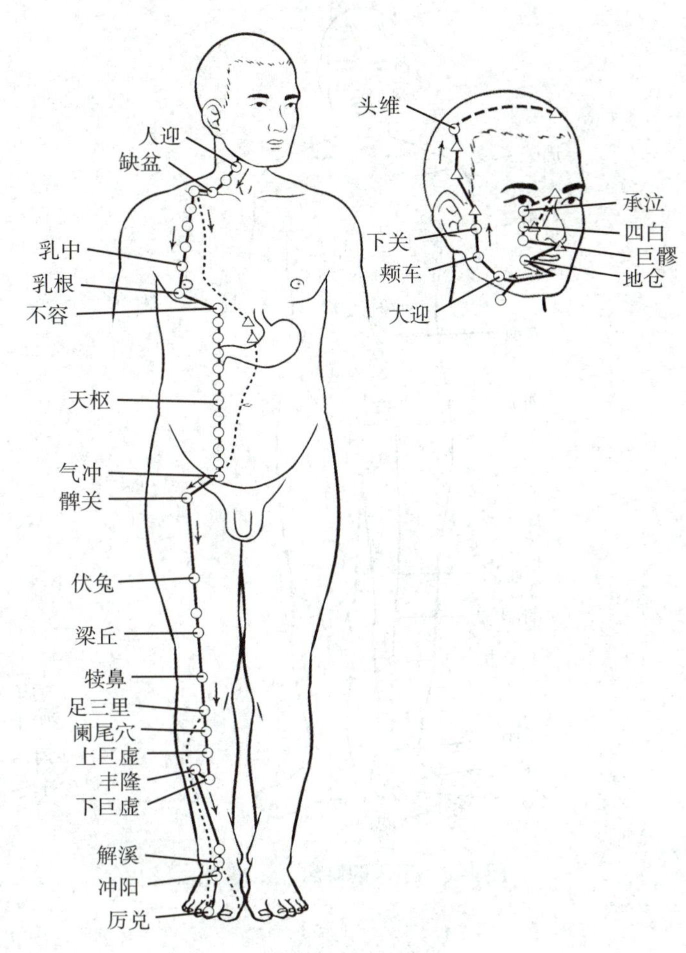

图4-5 足阳明胃经

（四）足太阴脾经（左右各21穴）

1. 经脉循环 起于足大趾末端（隐白），沿着大趾内侧赤白肉际，经第一跖趾关节向上行至内踝前，上行腿肚，交出足厥阴经的前面，经膝股部内侧前缘，进入腹部，属脾络胃，过膈上行，挟咽旁系舌根，散舌下。

胃部支脉：过膈流注于心中，与心经相接。（图4-6）

2. 主要概要 主治脾胃病、妇科病、前阴病及经脉循行部位的其他病证。

（五）手少阴心经（左右各9穴）

1. 经脉循行 起于心中，出属心系（心与其他脏器相联系的部位），过膈，联络小肠。

“心系”向上支脉：挟咽喉上行，系于目系（眼球系于脑的部位）。

“心系”直行的脉：上行于肺部再向下出于腋窝部（极泉）沿上臂内侧后缘，行于手太阴和手厥阴经的后面，至掌后豌豆骨部入掌内，沿小指内侧至末端（少冲）交于手太阳小肠经。（图4-7）

2. 主治概要 主治心、胸、神志病及经脉循行部位的其他病证。

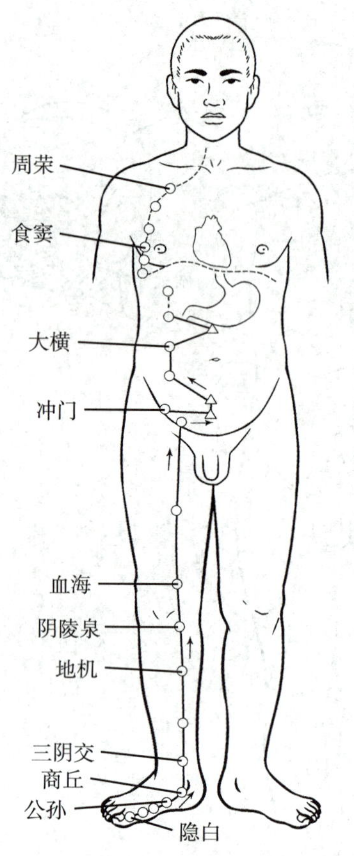

图4-6 足太阴脾经

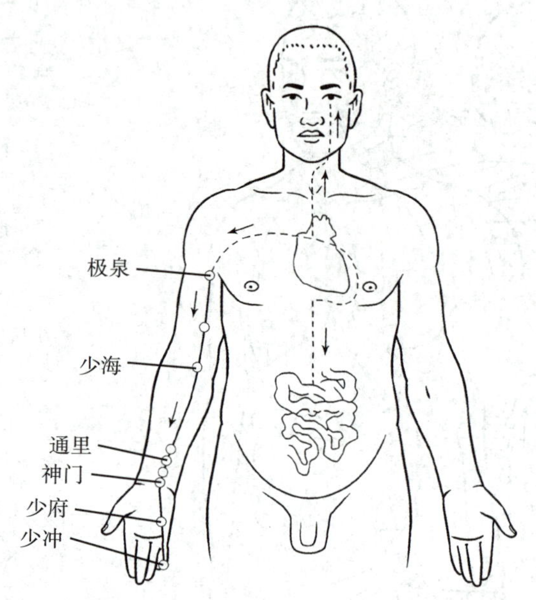

图4-7 手少阴心经

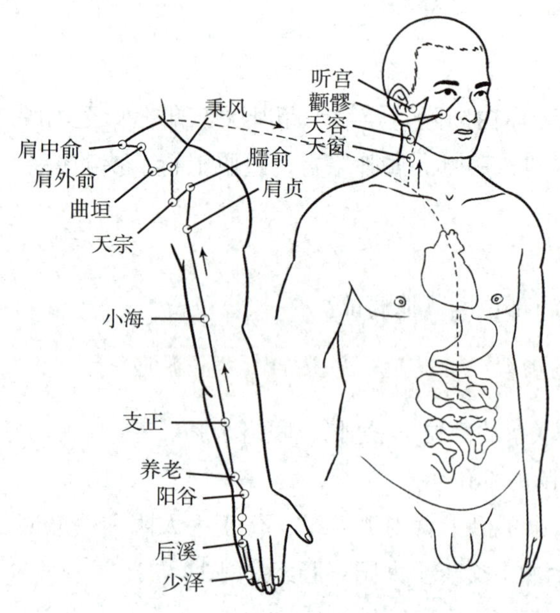

图4-8 手太阳小肠经

（六）手太阳小肠经（左右各19穴）

1. 经脉循行 起于手小指外侧端（少泽），沿手背外侧至腕部直上沿前臂外侧后缘，经尺骨鹰嘴与肱骨内上髁之间，出于肩关节，绕行肩胛部，交于大椎（督脉）向下入缺盆部联络心，沿食管过膈达胃，属于小肠。

缺盆部支脉：沿颈部上达面颊，至目外眦，转入耳中（听宫）。

颊部支脉：上行目眶下，抵于鼻旁，至目内眦（睛明），交于足太阳膀胱经。（图4-8）

2. 主治概要 主治头、项、耳、目、喉咽病、热病、神志病及经脉循行部位的其他病证。

知识拓展

针灸的起源

针灸医学起源于我国远古时代，当古代原始社会的人类身体某处有了痛楚时，很自然地会以物揉按、捶击来减轻痛苦，或用一种楔状石块叩击身体某部等，因而形成了一种以砭石为工具的医疗方法，这就是针刺的萌芽。《黄帝内经》中对针灸的起源已有记载，认为针灸等中医治法的发明与古人的生活环境有密切关系。

《素问·异法方宜论篇》云："故东方之域，天地之所始生也。鱼盐之地，海滨傍水，其民食鱼而嗜咸，皆安其处，美其食。鱼者使人热中，盐者胜血，故其民皆黑色疏理。其病皆为痈疡，其治宜砭石。故砭石者，亦从东方来……北方者，天地所闭藏之域也。其地高陵居，风寒冰冽，其民乐野处而乳食，脏寒生满病，其治宜灸焫。故灸焫者，亦从北方来。南方者，天地所长养，阳之所盛处也。其地下，水土弱，雾露之所聚也。其民嗜酸而食胕，故其民皆致理而赤色，其病挛痹，其治宜微针。故九针者，亦从南方来。"指出东方气候温和，人们多吃鱼类而喜欢咸味，多发痈疡之类的疾病，治疗宜用砭石刺法。而北方地势高，天气冷，宜用温暖的灸法来治疗寒性的疾病；南方通于夏季，人们喜欢吃发酵类的食物，皮肤细腻而红，易出现筋脉拘挛、骨节痹痛之类的疾病，因此南方宜用针刺疗法。

（七）足太阳膀胱经（左右各67穴）

1. 经脉循行 起于目内眦，上额交会于颠顶（百会）。

颠顶部支脉：从头顶到颞颥部。

颠顶部直行的脉：从头顶入里联络于脑，回出分开下行项后，沿肩胛部内侧，挟脊柱，到达腰部，从脊旁肌肉进入体腔联络肾脏，属于膀胱。

腰部支脉：向下通过臀部，进入腘窝内。

后项部支脉：通过肩胛骨内缘直下，经过臀部下行，沿大腿后外侧与腰部下来的支脉会合于腘窝中。从此向下，出于外踝后第五跖骨粗隆，至小趾外侧端（至阴），与足少阴经相接。（图4–9）

2. 主治概要 主治头目、项背、腰、下肢部病症及神志病，与背部十二俞穴相应的脏腑病，热性病证，以及本经循行部位的病证。

（八）足少阴肾经（左右各27穴）

1. 经脉循行 起于足小趾之下，斜向足心（涌泉）出于舟骨粗隆下，沿内踝后向上行于腿肚内侧，经股内后缘，通过脊柱（长强）属于肾脏，联络膀胱。

肾脏部直行脉：从肾向上通过肝和横膈，进入肺中，沿着喉咙，挟于舌根部。肺部支脉：从肺部出来，络心，流注于胸中，与手厥阴心包经相接。

肺部支脉：从肺部出来，络心，流注于胸中，与手厥阴心包经相接。（图4–10）

2. 主治概要 主治妇科病，前阴病，肾、肺、咽喉病及经脉循行部位的其他病证。

（九）手厥阴心包经（左右各9穴）

1. 经脉循行 起于胸中，出属心包络，向下通膈，从胸至腹依次联络上、中、下三焦。

胸部支脉：沿胸中，出于胁肋至腋下（天池），上行至腋窝中，沿上臂内侧行于手太阴和手少阴经

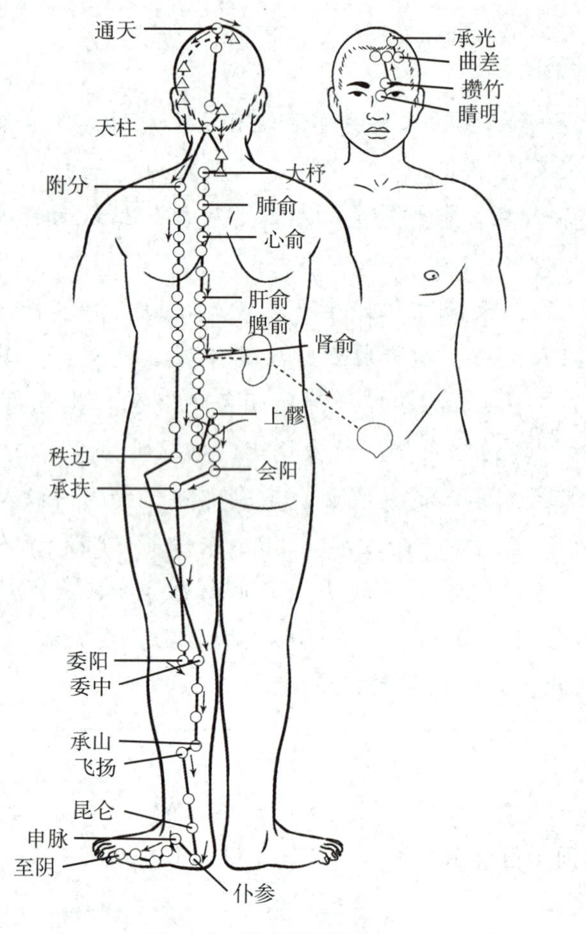

图4-9 足太阳膀胱经

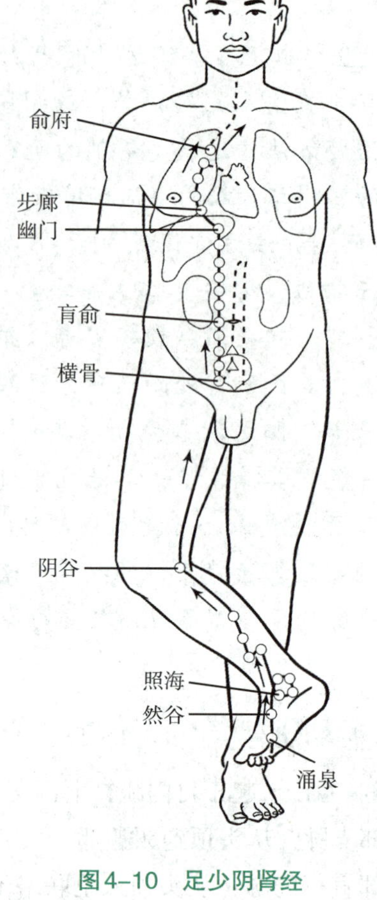

图4-10 足少阴肾经

之间，经肘窝下行于前臂中间进入掌中，沿中指到指端（中冲）。

掌中支脉：从劳宫分出，沿无名指到指端（关冲），与手少阳三焦经相接。（图4-11）

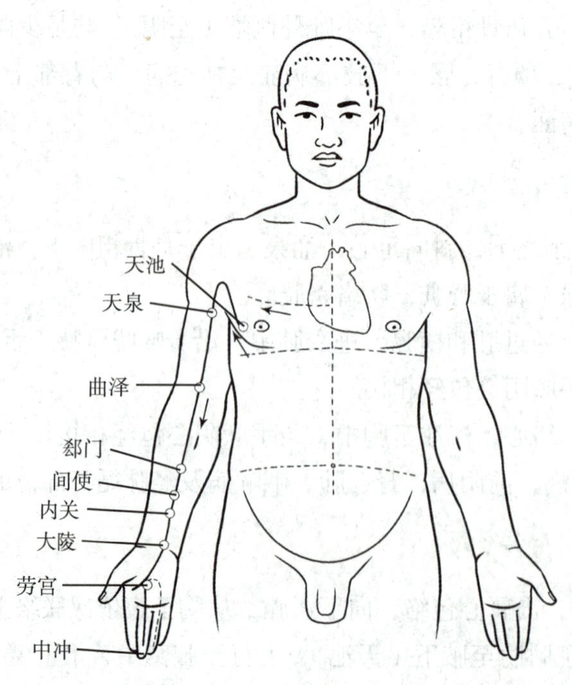

图4-11 手厥阴心包经

2. **主治概要** 主治心、胸、胃、神志病及经脉循行部位的其他病症。

（十）手少阳三焦经（左右各23穴）

1. **经脉循行** 起于无名指末端（关冲），上行于第四、五掌骨间，沿腕背、出于前臂外侧尺桡骨之间，经肘尖沿上臂外侧达肩部，交大椎，再向前入缺盆部，分布于胸中，络心包，过膈，从胸至腹，属于上、中、下三焦。

胸中支脉：从胸向上出于缺盆部，上走项部，沿耳后直上至额角，再下行经面颊部至目眶下。

耳部支脉：从耳后入耳中耳前，与前脉交叉于面颊部，到目外眦，与足少阳胆经相接。（图4-12）

2. **主治概要** 主治侧头、耳、目、胸胁、咽喉病，热病及经脉循行部位的其他病证。

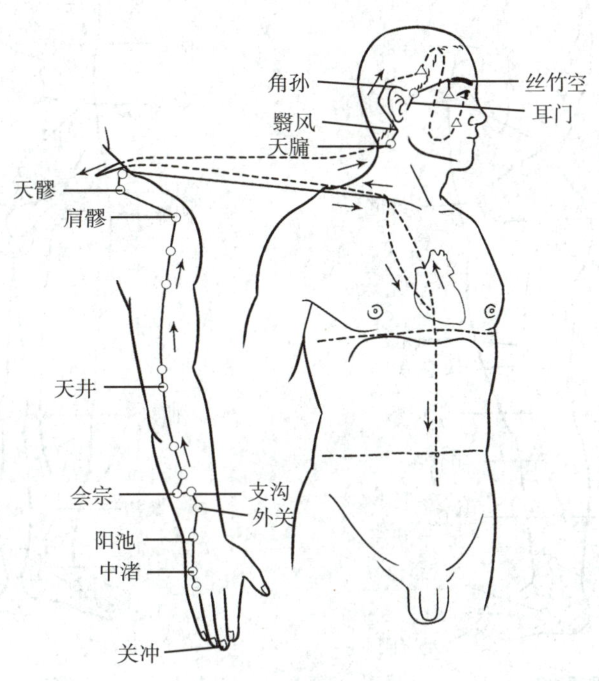

图4-12 手少阳三焦经

（十一）足少阳胆经（左右各44穴）

1. **经脉循行** 起于目外眦（瞳子髎），向上到额角返回下行至耳后，沿颈部向后交会大椎穴再向前入缺盆部入胸过膈，联络肝脏，属胆，沿胁肋部，出于腹股沟，经外阴毛际，横行入髋关节（环跳）。

耳部支脉：从耳后入耳中，出走耳前，到目外眦处后向下经颊部会合前脉于缺盆部。下行腋部、侧胸部，经季肋和前脉会于髋关节后，再向下沿大腿外侧，行于足阳明和足太阴经之间，经腓骨前直下到外踝前，进入足第四趾外侧端（足窍明）。

足背部支脉：从足临泣处分出，沿第一、二跖骨之间，至大趾端（大敦）与足厥阴经相接。（图4-13）

2. **主治概要** 主治侧头、目、耳、咽喉病、神志病、热病及经脉循行部位的其他病证。

（十二）足厥阴肝经（左右各14穴）

1. **经脉循行** 起于足大趾上毫毛部（大敦），经内踝前向上至内踝上八寸外处交出于足太阴经之后，上行沿股内侧，进入阴毛中，绕阴器，上达小腹，挟胃旁，属肝络胆，过膈，分布于胁肋，沿喉咙后面，向上入鼻咽部，连接于“目系”（眼球系于脑的部位），上出于前额，与督脉会合于颠顶。

“目系”支脉：下行颊里、环绕唇内。

肝部支脉：从肝分出，过膈，向上流注于肺，与手太阴肺经相接。（图4-14）

2. 主治概要 主治肝病、妇科、前阴病及经脉循行部位的其他病证。

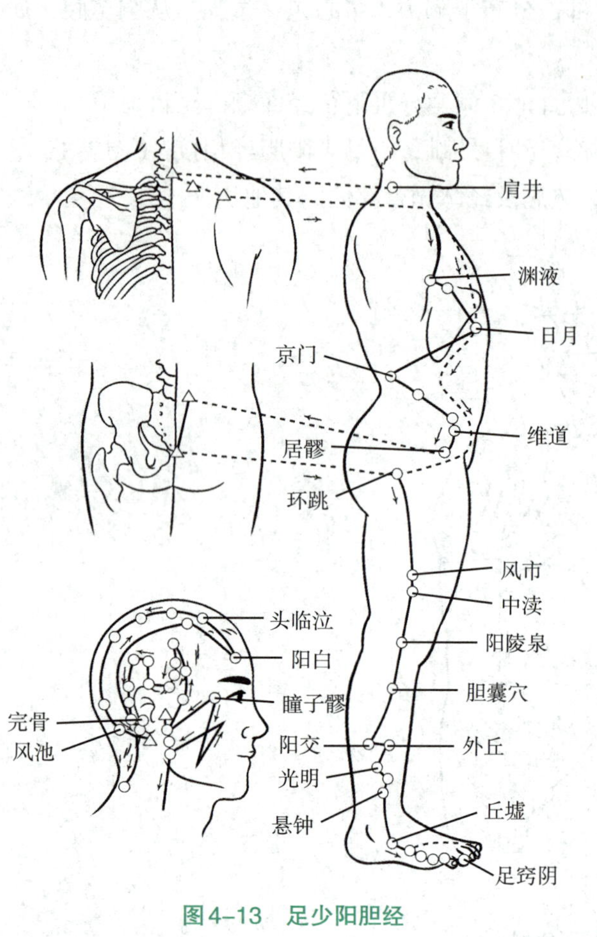

图4-13 足少阳胆经

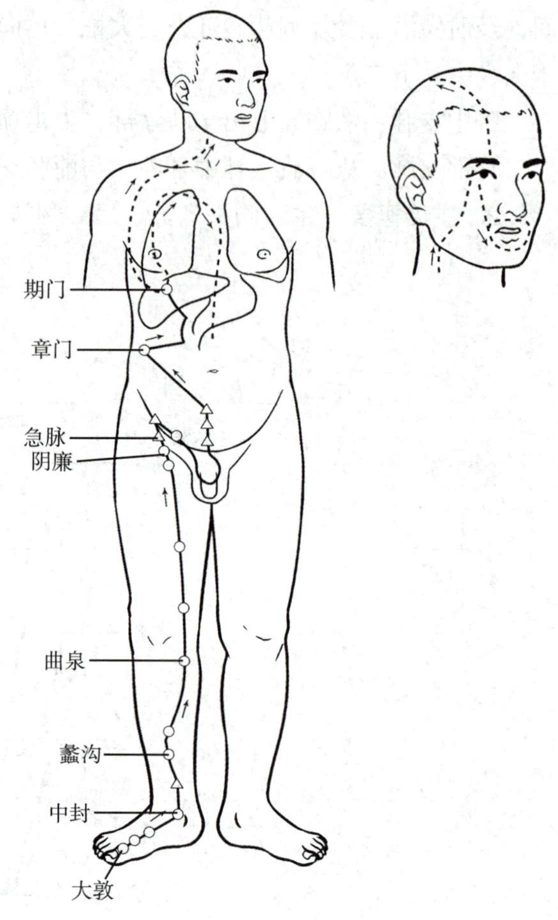

图4-14 足厥阴肝经

岗位情景模拟 9

面瘫是以口眼歪斜为主要症状的一种疾病，中医又称为“口㖞”“卒口僻”，属于西医学周围面神经麻痹的范畴。本病可发生于任何年龄段，夏季是本病的好发季节。患者多有受凉、劳累、情绪波动等病史。因夏季天气炎热，人们多通过吹风扇、空调来降温，本病多有面部受风史，如迎风睡眠，电风扇、空调对着面部吹风过久，致使风邪侵袭面部阳明、少阳经络，以致经气阻滞，经筋失养，筋肉纵缓不收而发病。

张某某，男，39岁，公司职员。自述因天气炎热，全身大汗淋漓，回家后长时间在空调下吹冷风，今晨起床后感觉面部僵硬，喝水、吃饭时嘴巴感觉麻木不自如，并且嘴角漏气，说话出现困难，身体其他部位无不适感，纳食可，二便调。查体发现患者面部左侧的额纹变浅，左眼闭合不全，左侧鼻唇沟消失，四肢无偏瘫，舌红苔略白，脉浮紧而数。

问题与思考

1. 结合本章节所学内容思考一下本案例应选用何种治疗方法。
2. 针刺治疗选穴应选取哪些经脉的穴位为主？并简要说出这些经脉的循行路线。

答案解析

第三节 奇经八脉

一、奇经八脉的主要生理功能

奇经八脉是任、督、冲、带、阴维、阳维、阴跷、阳跷脉八脉的总称。它们与十二正经不同，既不直属脏腑，又无表里配合，故称“奇经”。其生理功能主要是对十二经脉的气血运行起溢蓄、调节作用。

任脉：为诸条阴经交会之脉，故称“阴脉之海”，具有调节全身阴经经气的作用。《素问·上古天真论篇》曰：“（女子）二七而天癸至，任脉通，太冲脉盛，月事以时下，故有子。”王冰注云：“冲为血海，任主胞胎，二者相资，故能有子。”任指任脉，故任脉还有主女子的子宫与胎孕的作用。

督脉：又称“阳脉之海”，诸阳经均与其交会，具有调节全身阳经经气的作用。

冲脉：“冲为血海”，为“十二经之海”，十二经脉均与其交会，具有调节十二经气血的作用。

带脉：约束纵行躯干的诸经。

阴维脉、阳维脉：分别调节六阴经和六阳经的经气，以维持阴阳协调和平衡。

阴跷、阳跷脉：调节肢体运动和眼睑的开合功能。

二、奇经八脉的循行部位和基本功能

奇经八脉中的腧穴，大多寄附于十二经之中，只有任、督二脉，各有其专属的腧穴，故与十二经相提并论，合称“十四经”。十四经，是经络的重要部分，具有一定的循环路线和病候主治及其专属腧穴主治，因此它不但是经络系统的主干，而且在临床上还是辨证归经（诊断疾病）和循经取穴施术治疗的基础。

奇经八脉之中，因督脉、任脉、冲脉三脉均起于胞中，同出于会阴而循行路线又不相同，故称为“一源三歧”。

（一）督脉（29穴）

1. 经脉循行 起于小腹内，下出于会阴部，向后行于脊柱的内部，上达项后风府，进入脑内，上行颠顶，沿前额下行鼻柱（图4-15）。

2. 主治概要 主治神志病，热病，腰骶、背、头项局部病证及相应的内脏疾病。

3. 主要功能 总督一身阳经，调节全身阳经经气，又称“阳脉之海”。

（二）任脉（24穴）

1. 经脉循行 起于小腹内，下出会阴部，向上行于阴毛部，沿腹内向上经前正中线到达咽喉部，再向上环绕口唇，经面部入目眶下（图4-16）。

2. 主治概要 主治腹、胸、颈头面的局部病证及相应的内脏器官疾病。少数腧穴有强壮作用或可治神志病。

3. 主要功能 总任一身阴经，调节全身阴经经气，又称“阴脉之海”。

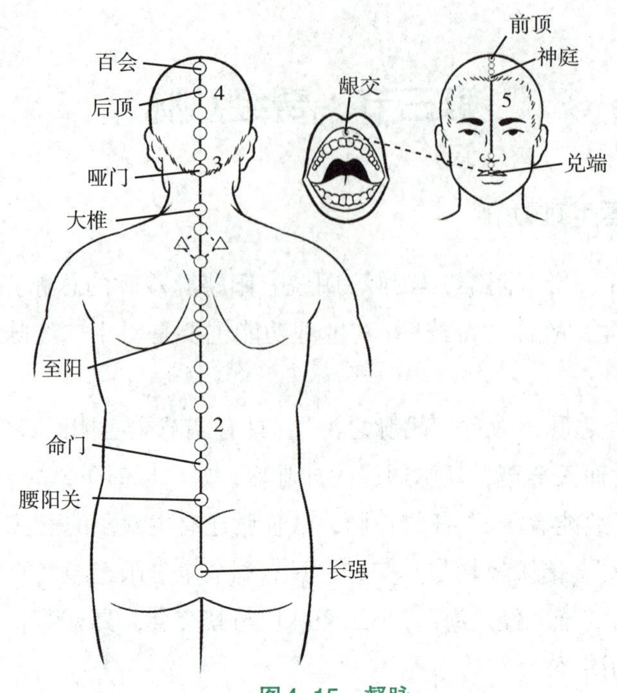

图4-15 督脉

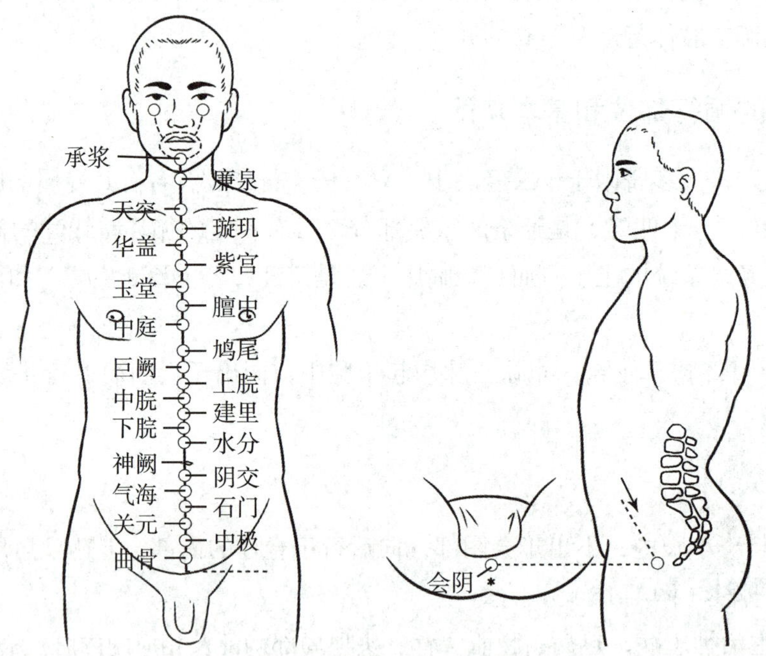

图4-16 任脉

（三）冲脉

1. **经脉循行** 起于小腹内，下出于会阴部，向上行于脊柱之内，其外行者经气冲与足少阴经交会，沿着腹部两侧，上达咽喉，环绕口唇（图4-17）。

2. **主要病候** 腹部气逆而拘急。

3. **主要功能** 调节十二经脉的气血，又称“十二经脉之海”“血海”。

（四）带脉

1. **经脉循行** 起于季肋部的下面，斜向下行到带脉、五枢、维道穴，横行绕身一周（图4-18）。

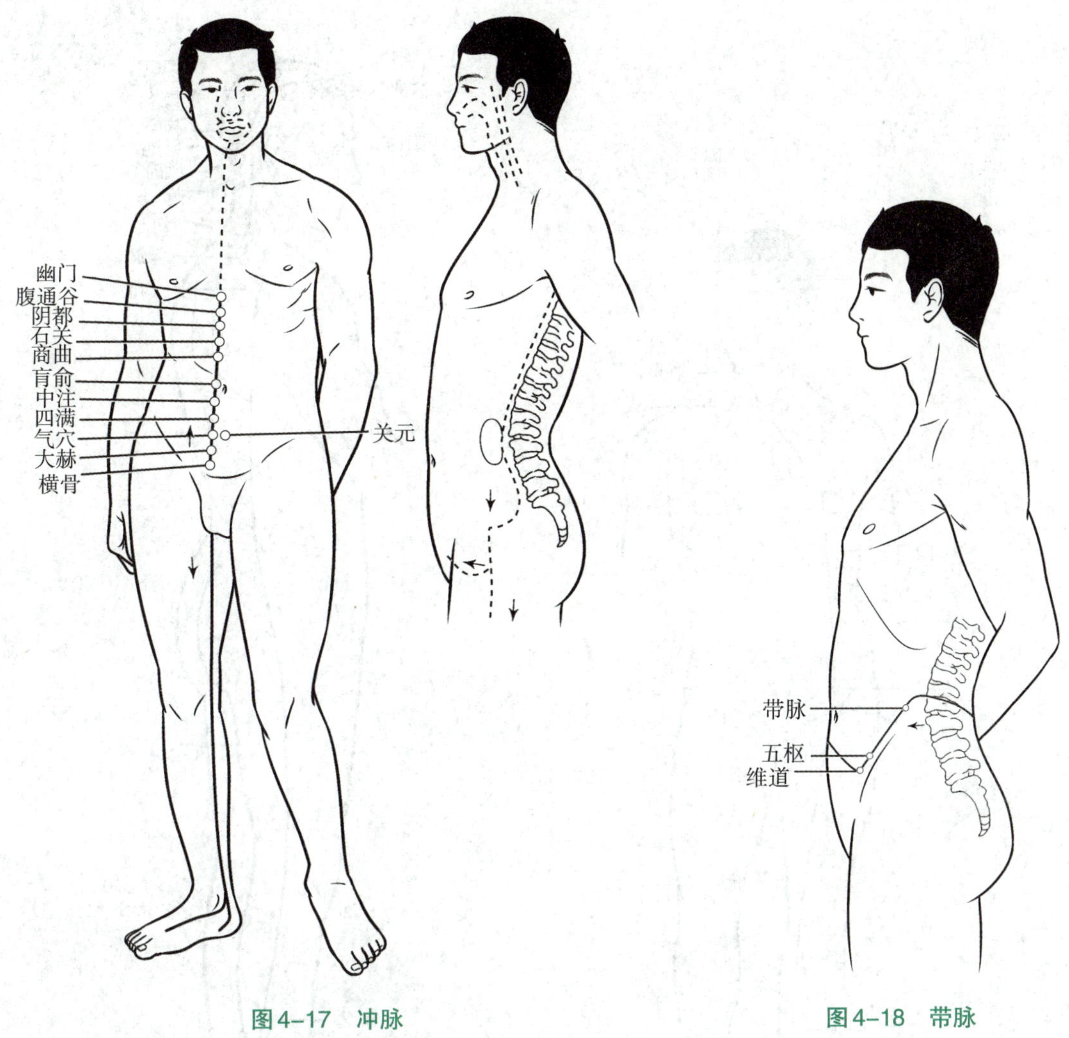

图4-17 冲脉

图4-18 带脉

2. **主要病候** 腹满，腰部觉冷如坐水中。

3. **主要功能** 约束纵行躯干的诸条经脉，“诸脉皆属于带”。

（五）阴维脉

1. **经脉循行** 起于小腿内侧，沿大腿内侧上行到腹部，与足太阴经相合过胸部，与任脉会合于面部。（图4-19）

2. **主要病候** 心痛、忧郁。

3. **主要功能** 调节六阴经经气。

（六）阳维脉

1. **经脉循行** 起于足跟外侧，向上经过外踝，沿足少阳经上行髋关节部，经胁肋后侧，从腋后上肩，至前额，再到项后，合于督脉（图4-20）。

2. **主要病候** 恶寒发热，腰痛。

3. **主要功能** 调节六阳经经气。

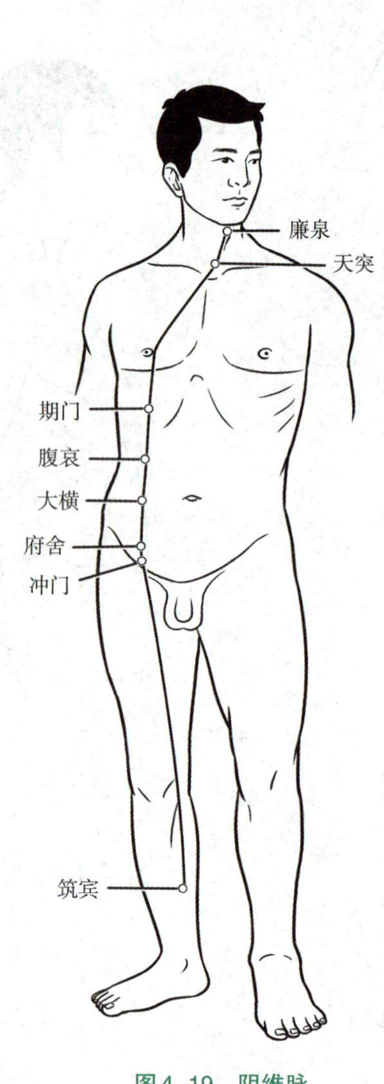

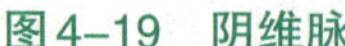

图4-19 阴维脉

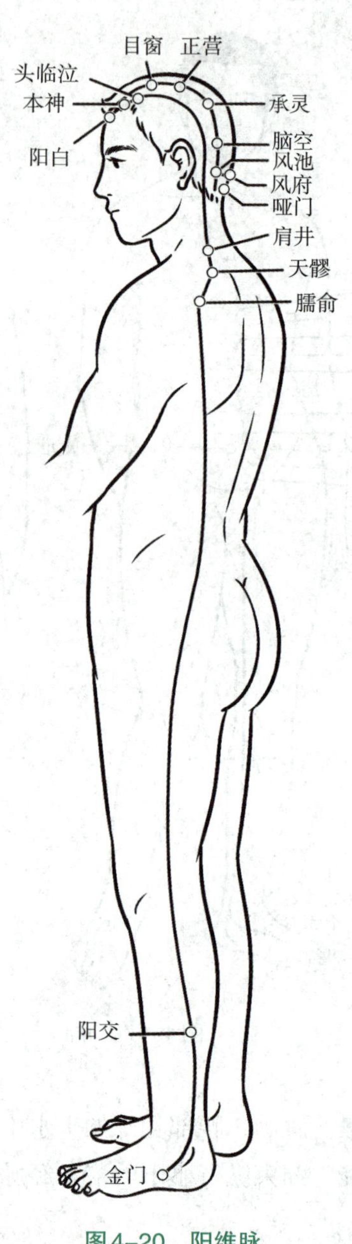

图4-20 阳维脉

（七）阴跷脉

1. **经脉循行** 起于足舟骨后方，上行的内踝上，直上沿大腿内侧，经阴部，上行沿胸部内侧，进入锁骨上窝，进颧部到目内眦，与足太阴经和阳跷脉相会合（图4-21）。

2. **主要病候** 多眠、癃闭。

3. **主要功能** 司眼睑开合，调节下肢运动。

（八）阳跷脉

1. **经脉循行** 起于足跟外侧，经外踝上行腓骨后缘，沿股部外侧和肋后上肩，过颈上挟口角，入目内眦，与阴跷脉相合，再沿足太阳经上额，与足少阳经合于风池（图4-22）。

2. **主要病候** 目痛从内眦始，不眠。

3. **主要功能** 司眼睑开合，调节下肢运动。

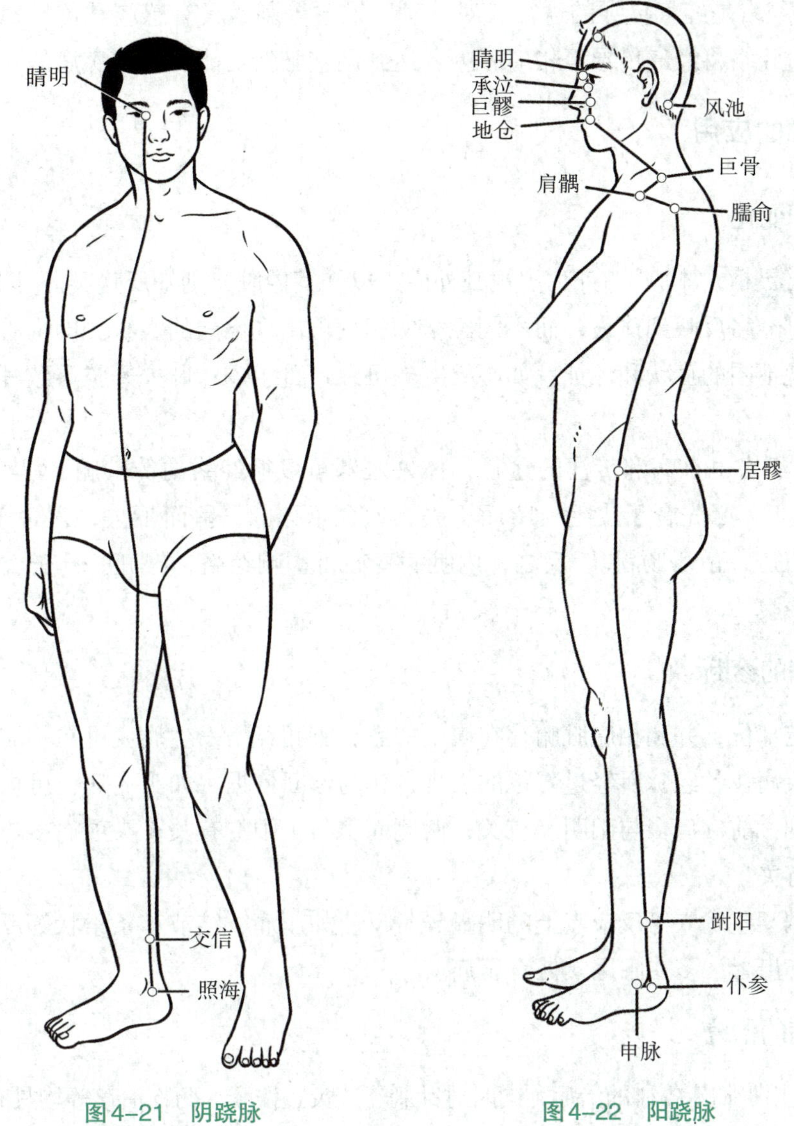

图 4-21　阴跷脉　　图 4-22　阳跷脉

第四节　经络的生理功能和经络学说的应用

一、经络的生理功能

1. 沟通表里内外，联系脏腑肢体　经络具有联络脏腑和肢体的作用。《灵枢·海论》曰："夫十二经脉者，内属于脏腑，外络于肢节。"指出经络能沟通表里、联络上下、将人体各部的组织器官联结成一个有机的整体。

2. 运行气血，营养周身　经络具有运行气血，濡养周身的作用。《灵枢·本脏》曰："经脉者，所以行气血而营阴阳，濡筋骨，利关节者也。"正是因为经络能输布营养到周身，因而保证了全身各器官正常的功能活动。因此经络运行气血，保证了全身各组织器官的营养供给，并为各组织器官的功能活动提供了必要的物质基础。

3. 抗御外邪，保卫机体　经络能"行气血则营阴阳，使卫气密布于皮肤之中，加强皮部的卫外作用，故六淫之邪不易侵袭"，故能保卫机体不受外邪。

4. 传导感应 经络是经气传导的途径，对针刺、推拿等刺激具有感应和传导作用。当人体体表受到刺激时，可以通过经络将经气传导至相应脏腑，达到调整脏腑功能、治疗疾病的功效。

二、经络学说的应用

（一）说明病理变化

1. 反映病候 《灵枢·本脏》有曰："视其外应，以知其内脏，则知所病矣。"因经络分布在人体各部，脏腑病变可通过经络反映到体表，而不同经络的病变可出现不同的症状。即内脏出现病变时会在相应经脉循行部位出现不同的症状和体征：如心火上炎可致口舌生疮；肝火升腾可致耳目肿赤；肾气亏虚可使两耳失聪等。

2. 传注病邪 经络也是病邪传注的途径，体外之邪可以循经络内传脏腑，《素问·缪刺论篇》有云："夫邪之客于形也，必先舍于皮毛，留而不去，入舍于孙脉，留而不去，入舍于络脉，留而不去，入舍于经脉，内连五脏，散于肠胃。"反之，内脏病变亦可影响经络，《素问·脏气法时论篇》曰："肝病者，两胁下痛引少腹。"

（二）指导疾病的诊断

经络循行有一定部位，并和相应脏腑存在属络关系，脏腑经络发生病变可在相应的体表部位反映出来，因此可以根据疾病在各经脉所经过部位的表现，作为诊断依据。如头痛病，可根据经脉在头部的循行分布规律加以辨别：前额痛多与阳明经有关；两侧痛多与少阳经有关；头项痛多与太阳经有关；颠顶痛则多与足厥阴经有关。

此外，还可根据某些腧穴等反应点上的明显异常反应如压痛、结节、条索状等反应，帮助疾病的诊断。如临床上阑尾炎患者，多在阑尾穴处有压痛。

（三）指导疾病的治疗

经络学说广泛应用于临床各科的治疗，同时对针刺、艾灸、按摩、药物治疗等均具有重要的指导意义。

针灸按摩治疗，是根据某经或某脏腑的病变，选取相关经络上的腧穴进行治疗。例如头痛即可根据其发病部位选取有关腧穴进行针刺，如阳明头痛取阳明经腧穴；而两肋痛可以选取肝经腧穴。

在药物治疗上，经络学说为中药归经等奠定了理论基础，可根据归经理论，选取特定药治疗疾病，如柴胡入少阳经，少阳头痛时常配伍使用。

（四）指导疾病的预防

临床上可以通过针刺、推拿、艾灸等多种治疗方法对经络腧穴进行调理，以达到调整脏腑阴阳气血、预防疾病的目的。如常艾灸足三里穴，可以起到强身健体、提高免疫力的作用；艾灸风门穴可以预防感冒等。

实训实练一　经　络

【实训目的】

1．熟悉十二经脉的走向、交接、分布规律、表里关系及流注次序。

2．了解十二经脉的循行路线。

3．了解经络学说的应用。

【实训用品】

经络人体模型、标准经络腧穴挂图、人体示范、图像。

【实训方法】

1．由教师做示范性操作，指出操作要点和操作技巧。

（1）十二经脉的走向和交接规律　走向规律：《灵枢·逆顺肥瘦》有曰："手之三阴，从脏走手；手之三阳，从手走头；足之三阳，从头走足；足之三阴，从足走腹。"意即十二经脉的走向规律为"手之三阴从胸走手，手之三阳从手走头，足之三阳从头走足，足之三阴从足走腹"。

交接规律：相为表里的阴经与阳经在四肢部位交接；同名的手足阳经在头面部交接，手足阴经在胸部交接。

（2）十二经脉的分布规律　十二经脉在人体头面部的分布规律：手足少阳经循行于头侧部；手足阳明经循行于额面部；手足太阳经循行于面颊、头顶和头后部。

十二经脉在人体躯干部的分布规律：手三阳经行于肩胛部；足三阳经为阳明经行于胸腹面（前），少阳经循行于侧面（中），太阳经循行于背部（后）；手三阴经均出于腋下；足三阴经均循行于腹面，以足少阴经—足阳明经—足太阴经—足厥阴经由内向外的顺序分布于腹部。

十二经脉在人体四肢的分布规律：手足三阳经为阳明经在前，少阳经在中，太阳经在后；手足三阴经为太阴经在前，厥阴经在中，少阴经在后，值得注意的是在内踝高点八寸以下，肝经在前脾经在中，肾经在后，而八寸以上脾经在前，肝经在中，肾经在后。

（3）十二经脉的流注次序　十二经脉经气的运行循环往复，如环无端，其流注次序为：起于肺经→大肠经→胃经→脾经→心经→小肠经→膀胱经→肾经→心包经→三焦经→胆经→肝经，最后又回到肺经。

（4）十二经脉的循行路线　十二经脉的循行特点是：阴经从本脏发出后，多循行于四肢内侧及胸腹部，上肢内侧者为手三阴，下肢内侧者为足三阴经。阳经从六腑发出后，多循行四肢外侧面及头面，躯干部，上肢外侧者为手三阳经，下肢外侧者为足三阳经。

2．学生分组，每两名学生为一小组，按要求相互进行经络走向和交接规律、流注次序、循行路线定位操作，教师巡回查看，随时纠正实训过程中出现的各种错误。

3．教师抽查3~4名学生进行操作演示，边操作边描述，其他学生评议其操作顺序及方法是否正确、内容有无遗漏。

4．教师点评。

【注意事项】

1．教师示教时要认真观摩，分组练习时认真演练。

2．认真讨论经络的难点。

3．应对十四经脉每条经络走向和交接规律、流注次序、循行路线等重点练习。

【实训思考题】

1．经络系统由哪几部分组成？

2．说出十二经脉的走向和交接规律、流注次序。

答案解析

目标检测

一、单项选择题

1. 足三阴经的走向规律是（　）
   A. 从足走头　B. 从头走足　C. 从胸走手　D. 从手走头　E. 从足走腹
2. 足三阳经与足三阴经交接的部位是（　）
   A. 手指端　B. 足趾端　C. 头面部　D. 胸部内脏　E. 腹部内脏
3. 循行于下肢内侧后缘的经脉是（　）
   A. 足少阳胆经　B. 足少阴肾经　C. 足厥阴肝经　D. 足太阴脾经　E. 足阳明胃经
4. 手三阴经的走向规律是（　）
   A. 从足走头　B. 从头走足　C. 从胸走手
   D. 从手走头　E. 从足走腹
5. 手足三阳经交接于（　）
   A. 手　B. 足　C. 头　D. 腹　E. 胸
6. 手太阳经分布在（　）
   A. 上肢内侧前缘　B. 上肢外侧前缘　C. 上肢内侧后缘
   D. 上肢外侧中线　E. 上肢外侧后缘
7. 足阳明胃经分布在（　）
   A. 下肢外侧前缘　B. 下肢内侧前缘　C. 下肢内侧后缘
   D. 下肢外侧中线　E. 下肢外侧后缘
8. 足厥阴肝经分布于内踝尖八寸以上的（　）
   A. 下肢内侧前缘　B. 下肢外侧前缘　C. 下肢内侧后缘
   D. 下肢外侧中线　E. 下肢内侧中线
9. 分布于面额部的经脉是（　）
   A. 太阳经　B. 阳明经　C. 少阳经
   D. 厥阴经　E. 太阴经
10. 与足太阴相表里的经脉是（　）
    A. 足厥阴　B. 足少阳　C. 足阳明
    D. 手太阳　E. 手少阳
11. 督脉的主要生理功能是（　）
    A. 总督一身之阴经　B. 总督一身之阳经　C. 调节肢体运动
    D. 约束诸经　E. 调节十二经气血
12. 任脉又称（　）
    A. 阳脉之海　B. 阴脉之海　C. 气海
    D. 血海　E. 髓海
13. 主胞胎的是（　）
    A. 冲脉　B. 带脉　C. 督脉
    D. 阴维脉　E. 任脉

14. 厥阴经病证可见（　　）

A. 全头痛　　B. 颠顶痛　　C. 面额痛

D. 头项痛　　E. 偏头痛

15. 具有约束纵行诸经功能的是（　　）

A. 冲脉　　B. 任脉　　C. 督脉

D. 带脉　　E. 阴阳维脉

二、多项选择题

1. “一源而三歧”的奇经是指（　　）

A. 冲脉　　B. 任脉　　C. 督脉　　D. 带脉　　E. 跷脉

2. 以下选项属于奇经八脉的有（　　）

A. 冲脉　　B. 带脉　　C. 督脉　　D. 手太阳小肠经　　E. 任脉

3. 属于十四经的有（　　）

A. 冲脉　　B. 带脉　　C. 督脉

D. 手太阳小肠经　　E. 手少阳三焦经

三、简答题

1. 简述经络的概念。

2. 简述十二经脉的走向规律和交接规律。

（谢甜甜）

书网融合……

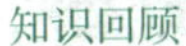

知识回顾

微课

习题

第五章　体　质

PPT

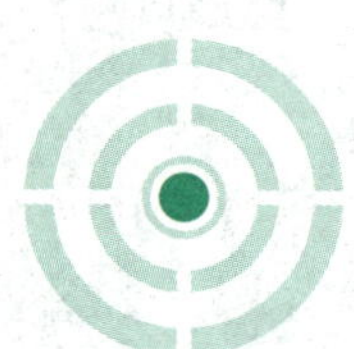

学习目标

知识要求：

1. 掌握体质的概念。
2. 熟悉常用体质分类及其特征。
3. 了解体质的形成与分类；体质学说在中医学中的应用。

技能要求：

熟练掌握从理论上表述常用体质分类及其特征的技能。

体质学说，是以中医理论为指导，研究人类的体质形成、类型和变化规律，及其与疾病发生、发展和演变过程的学科。体质研究从不同体质类型的规律出发，分析疾病的发生、发展和演变，为疾病的预防、诊断、治疗提供依据。

第一节　体质学说概述

一、体质的基本含义

体，指身体、形体、躯体；质，指性质、特征、质量。顾名思义，体质具有身体素质、个性特征等多种含义。体质是人体在先天禀赋和后天获得的基础上所形成的，在形态结构、生理功能和心理状态方面具有相对稳定的固有特质。体质是人类在生长、发育过程中形成的与自然环境、社会环境相适应的个性特征。

二、体质的构成要素

"形神合一"是中医的生命观，故体质的构成也要有"形"和"神"两方面要素。形包括形态结构；神包括生理功能和心理特征。

（一）形态结构的差异性

人类都具有五脏六腑，但五脏六腑的形态结构却有差异。如《灵枢·本脏》云："五脏者，固有小大、高下、坚脆、端正、偏倾者，六腑亦有小大、长短、厚薄、结直、缓急。"人的形态结构包括内部形态结构和外部形态结构。

内部形态结构是外在不可见的，如五脏六腑的大小、厚薄、坚脆、位置高下等。中医认为，有其内，必形诸外，内外相应。《灵枢·师传》记载了如何通过外在形态了解内部功能，“岐伯曰：五脏六腑者，肺为之盖，巨肩陷咽，候见其外……五脏六腑，心为之主，缺盆为之道，骺骨有余，以候（髑骬）……肝者，主为将，使之候外，欲知坚固，视目小大……脾者，主为卫，使之迎粮，视唇舌好恶，以知吉凶……肾者，主为外，使之远听，视耳好恶，以知其性……六腑者，胃为之海，广骸、大颈、张胸，五谷乃容。鼻隧以长，以候大肠。唇厚、人中长，以候小肠。目下果大，其胆乃横。鼻孔在外，膀胱漏泄。鼻柱中央起，三焦乃约，此所以候六腑者也。上下三等，脏安且良矣。”

外部形态结构是外在可见的，如体格、体型等。体型，指身体外观形态上的特征，如高矮胖瘦、肤色黑白、皮肉松散紧致。体型是衡量体质的重要标志。体格，是观察测量身体各部位的大小、形状、匀称程度，如身高、体重、胸围、肩宽等。体格反映了人体生长发育水平、营养状况和锻炼程度。

（二）生理功能的差异性

生理功能建立在形态结构的基础上。形态结构的不同，必然导致生理功能的差异。《灵枢·论勇》中，黄帝请教少俞，为什么人们对疼痛的耐受程度不同，少俞说“夫忍痛与不忍痛者，皮肤之薄厚，肌肉之坚脆缓急之分也”。肌肉皮肤厚薄缓急的不同，决定了一个人耐痛或不耐痛，这就是形态结构对生理功能的影响。生理功能体现在多个方面，如消化、呼吸、循环、生长发育、生殖、运动、新陈代谢、感觉运动、精神意识、自我调节能力等。具体表现在心率、心律、唇色、面色、舌象、脉象、呼吸状况、食欲、口味、体温、二便状况、睡眠状况、月经状况、视力、听力、耐痛能力等方面。

（三）心理特征的差异性

心理特征同样建立在形态结构的基础上。《灵枢·论勇》中黄帝和少俞讨论勇怯产生的缘由，少俞列举了勇士和怯士生理结构的差异。勇士“目深以固”，怯士“目大而不减”；勇士“三焦理横”，怯士“其焦理纵”；勇士“其心端直”，怯士“髑骬短而小”；勇士“其肝大以坚，其胆满以傍，怒则气盛而胸张，肝举而胆横，眦裂而目扬，毛起而面苍”，怯士“肝系缓，其胆不满而纵，肠胃挺，胁下空，虽方大怒，气不能满其胸，肝肺虽举，气衰复下，故不能久怒”。勇者、怯者，生理结构不同，导致了心理特征的差异。心理特征属于中医学“神”的范畴，包括感觉、知觉、情感、记忆、性格、思维等。

三、体质的基本特点

体质禀受于先天，得养于后天。体质是先后天因素共同作用的结果。先天因素使体质具有相对稳定性，后天因素使体质具有可变性。改变后天因素，可以改变体质，故体质在一定程度上具有可调性。相同或类似的时空条件，会造就相似的体质，故体质也具有群体趋同性。

（一）人体身心特性的概况

人体形态结构、生理功能、心理特征的差异构成了人体体质的差异。体质是对个体身心特征状况的概括。

（二）普遍性、全面性和复杂性

体质存在于每一个个体中，故体质具有普遍性。体质从形态结构、生理功能、心理特征等方面全面反映了个体特征，故体质具有全面性。没有任何两个人具有完全相同的体质，后天因素在持续影响着体质，一个人在不同年龄阶段、不同环境中体质可能会不同，这是体质的复杂性。针对体质的复杂性，体质学说揭示体质的变化规律，对人群体质做出合理分类。

（三）稳定性和可变性

体质受先天因素的影响，先天因素已经发生，不能改变，故体质具有稳定性。例如父母身体强壮，子女体质亦强壮；父母体弱多病，子女体质也偏虚弱。体质也受后天因素的影响，后天因素涵盖从初生到死亡期间所有环境影响，后天因素持续发生，影响体质，故体质具有可变性。例如虽然本身身体强壮，但若每天熬夜、不节制饮食，长此以往，则体质逐渐变虚弱；虽身体本虚弱，但每天注重养生、锻炼，久之体质也可能逐渐变强壮。

（四）连续性和可预测性

体质的形成，是先天因素和从出生到当下所有后天因素累积的总和，全部如实地体现在形态结构、生理功能和心理特征上。形态结构具有很大的稳定性、持续的惯性，改变不会轻易发生，这就是体质的连续性和可预测性。

四、体质的评价标志

（一）体质的评价指标

形态结构、生理功能、心理特征是体质的构成内容，亦是体质的评价指标。

1. **形态结构** 主要是外在形态结构，如体型、体格等。

2. **生理功能** 包括生理功能和运动功能。生理功能，如呼吸、心跳、新陈代谢等；运动功能，如走、跑、跳、抓握的能力，以及整体的力量、耐力、速度、灵敏性、爆发力等。

3. **心理特征** 包括心理发育水平和适应能力。心理发育水平，如智力、情感、感知力、性格、意志力等。适应能力，如对自然环境和社会环境的适应能力、修复能力和调节能力。

（二）理想健康体质的标志

中医对人体的认识包括“形（精）”和“神”两部分，“形”和“神”互相影响，密不可分。《素问·上古天真论篇》中多次强调“形”与“神”，如“形与神俱”“精神内守”“积精全神”等。中医认为一个健康的人，需要“精满”“神全”，同时“精神合一”。

第二节 体质的形成

一、先天因素

先天因素，又称禀赋，是个体出生前所禀受于父母的一切。先天因素所影响，包括父精母血的质量，胎孕期间母体的营养状况及母体的身心状况。

在体质形成过程中，先天因素起着关键性作用，确定了体质的“基调”，是决定个体禀赋不同的关键因素。

二、后天因素

后天因素，包括个体出生到死亡之间的所有影响。后天影响因素分为机体内在因素和外界环境因素。机体内在因素包括性别、年龄、心理因素等。外界环境因素包括自然环境和社会环境。

（一）年龄

年龄是决定体质的重要因素，不同年龄段体质不同。整体上看，从出生开始，随着年龄增长，直至死亡，生命呈现生、长、壮、老、已的规律，体质的变化伴随其中。小儿的生命力极为旺盛，蓬勃生长，但此时脏腑娇嫩，形气未充，易感于外邪；成年人身体处于巅峰状态，气血充盈，脏腑强健，不易感于外邪；老年人脏腑功能衰退，气血衰弱，易感于外邪。

（二）性别

男性与女性，由于形态结构不同，生理功能和心理状态也存在差异。《素问·上古天真论篇》记载了男性和女性有着不同的生命周期，“岐伯曰：女子七岁，肾气盛，齿更发长。二七，而天癸至，任脉通，太冲脉盛，月事以时下，故有子……七七，任脉虚，太冲脉衰少，天癸竭，地道不通，故形坏而无子也。丈夫八岁，肾气实，发长齿更。二八，肾气盛，天癸至，精气溢泻，阴阳和，故能有子……八八，则齿发去”。女子每七年为一个生命阶段，男子每八年为一个生命阶段。从阴阳的角度看，男子为阳，女子为阴；男子以肾为先天，以气为本，女子以肝为先天，以血为本。另外，女性的经带胎产乳也是女子所特有的。

（三）饮食

饮食是影响体质的重要因素。一两次饮食，对体质的影响微乎甚微，但每天都在进食，任何一个微小的饮食习惯，经过长年累月的不断重复，都足以深刻影响体质。《素问·至真要大论篇》云：“久而增气，物化之常也，气增而久，夭之由也。”说的就是饮食的偏颇，积年累月，对健康的影响。如长期饮食摄入不足，气血亏虚，会导致气虚体质；如果长期饮食摄入过量，肥甘厚味摄入过多，易形成痰湿体质；如果长期嗜食辛辣，化火灼津，则易形成阴虚火旺体质；如果过食寒凉，损伤脾胃，则易导致脾胃阳虚体质。故合理膳食、科学饮食，对健康至为重要。

岗位情景模拟 10

陈某，女，20岁，学生。嗜好甜食、肉类、油炸食品，每餐以肉为主，下午经常吃甜点、喝奶茶，蔬菜、水果很少摄入。身高1.70m，体重80kg。近来经常感觉困顿、疲倦，身体沉重，懒得动。舌红苔厚腻，脉滑数。

问题与思考

本案例中陈某的症状与她的饮食是否有关？请给出体质调整建议。

答案解析

（四）劳逸

平时生活习惯，或劳或逸，亦是影响体质的重要因素，两者都不利于健康。过劳则耗损气血，气血不足不能内养脏腑，故脏腑精气不足，形体虚衰；运动可以升发阳气，使经脉调畅疏通，过逸则阳气不足，气血不通，肌肉松弛，脾胃虚弱。只有劳逸结合，保持两者的平衡，才有利于人的身心健康。

（五）情志

情志，泛指喜、怒、忧、思、悲、恐、惊等心理活动。情志是人对外界刺激做出的心理反应。中医认为五脏藏五志，肝志怒、心志喜、脾之思、肺志悲、肾志恐。脏腑功能对情志的产生有一定影响，同时情志也会反作用于脏腑，久而久之形成特有的体质。例如肝脏的不平衡表现在情志上是抑郁或发怒，而长期抑郁或发怒又会使肝脏越来越失衡，形成气郁或阳热上亢的体质。其他情绪也如此。保持情绪平衡，不过度，是健康养生的关键。

（六）地理

一方水土养一方人，地理是影响人群体质的重要因素。每个地方都有其独特的气候环境和地理环境，或寒冷或温暖，或干燥或湿润，或风大或风小，或日照充足或云雾缭绕，或平原或山区，或沿海或内陆，或盆地或高原……当地人的体质、饮食起居、风俗习惯都是为了适应环境。《素问·异法方宜论篇》讲述了东西南北中各地域环境不同，故居民体质不同、患病不同，治疗方法也不同。可见早在《黄帝内经》中，对地域影响的人群体质就有了非常深入的研究。

（七）疾病

大多数疾病，如慢性疾病，不是一两天形成的，都是某些错误的生活方式的长期积累，最终以疾病的方式呈现。疾病和体质密切相关。在疾病发生前，身体一定有相应的征兆或者体质呈现。对身体缺乏感知，造成了我们以为疾病是毫无征兆的这个错误观念。没有什么是突发的，长期偏颇的体质就是疾病的前奏。确诊疾病，说明身体阴阳的偏颇更加严重，此时体质更加虚弱；疾病恢复后，体质也随之慢慢恢复，变得强壮。

第三节　体质的分类

每个人都是独特的，每个人的体质也都是独特的。严格地说，没有两个人有完全相同的体质，每个个体的体质也在随着时间不断变化。这是体质的绝对的差异性。但从人群的角度看，体质也有规律可循，故将体质分类研究，以便更好地应用于预防保健和临床治疗。

一、体质的分类方法

阴阳五行是中医学的基本思维方式，从古至今，体质的分类也多以阴阳五行为纲。

阴阳划分体质最早见于《黄帝内经》，《素问·阴阳应象大论篇》云："阳胜则身热……阴胜则身寒。"《素问·阴阳应象大论篇》论述了一个核心观念："阴阳者，天地之道也，万物之纲纪。"既然阴阳为万物之纲纪，那么体质也不例外，所以最常见的体质分类方法就是以阴阳划分。历代医家张介宾、叶天士、章虚谷等对以阴阳划分体质也有很多阐述。

五行划分体质在《黄帝内经》中也出现过多处。如《灵枢·阴阳二十五人》中首先将人分为五行五大类，每类再按阴阳划分，共二十五型人；如《灵枢·论勇》中将人按肤色划分为五行五类人。

现代医家从临床出发，着眼于发病群体，对体质有了更多样化的分类。但总归，阴阳五行是中医的思维方式，也是体质划分的基本方法。

二、常用体质分类及其特征

除了以阴阳五行的体质分类方式，目前最普及、实用的是中华中医药学会的九种体质学说。

以下摘自：中华中医药学会《中医体质分类与判定标准》

该标准将体质分为平和质、气虚质、阳虚质、阴虚质、痰湿质、湿热质、血瘀质、气郁质、特禀质九个类型。

（一）平和质（A型）

总体特征：阴阳气血调和，以体态适中、面色红润、精力充沛等为主要特征。

形体特征：体形匀称健壮。

常见表现：面色、肤色润泽，头发稠密有光泽，目光有神，鼻色明润，嗅觉通利，唇色红润，不易疲劳，精力充沛，耐受寒热，睡眠良好，胃纳佳，二便正常，舌色淡红，苔薄白，脉和缓有力。

心理特征：性格随和开朗。

发病倾向：平素患病较少。

对外界环境适应能力：对自然环境和社会环境适应能力较强。

（二）气虚质（B型）

总体特征：元气不足，以疲乏、气短、自汗等气虚表现为主要特征。

形体特征：肌肉松软不实。

常见表现：平素语音低弱，气短懒言，容易疲乏，精神不振，易出汗，舌淡红，舌边有齿痕，脉弱。

心理特征：性格内向，不喜冒险。

发病倾向：易患感冒、内脏下垂等病；病后康复缓慢。

对外界环境适应能力：不耐受风、寒、暑、湿邪。

（三）阳虚质（C型）

总体特征：阳气不足，以畏寒怕冷、手足不温等虚寒表现为主要特征。

形体特征：肌肉松软不实。

常见表现：平素畏冷，手足不温，喜热饮食，精神不振，舌淡胖嫩，脉沉迟。

心理特征：性格多沉静、内向。

发病倾向：易患痰饮、肿胀、泄泻等病；感邪易从寒化。

对外界环境适应能力：耐夏不耐冬；易感风、寒、湿邪。

（四）阴虚质（D型）

总体特征：阴液亏少，以口燥咽干、手足心热等虚热表现为主要特征。

形体特征：体形偏瘦。

常见表现：手足心热，口燥咽干，鼻微干，喜冷饮，大便干燥，舌红少津，脉细数。

心理特征：性情急躁，外向好动，活泼。

发病倾向：易患虚劳、失精、不寐等病；感邪易从热化。

对外界环境适应能力：耐冬不耐夏；不耐受暑、热、燥邪。

（五）痰湿质（E型）

总体特征：痰湿凝聚，以形体肥胖、腹部肥满、口黏苔腻等痰湿表现为主要特征。

形体特征：体形肥胖，腹部肥满松软。

常见表现：面部皮肤油脂较多，多汗且黏，胸闷，痰多，口黏腻或甜，喜食肥甘甜黏，苔腻，脉滑。

心理特征：性格偏温和、稳重，多善于忍耐。

发病倾向：易患消渴、中风、胸痹等病。

对外界环境适应能力：对梅雨季节及湿重环境适应能力差。

（六）湿热质（F型）

总体特征：湿热内蕴，以面垢油光、口苦、苔黄腻等湿热表现为主要特征。

形体特征：形体中等或偏瘦。

常见表现：面垢油光，易生痤疮，口苦口干，身重困倦，大便黏滞不畅或燥结，小便短黄，男性易阴囊潮湿，女性易带下增多，舌质偏红，苔黄腻，脉滑数。

心理特征：容易心烦急躁。

发病倾向：易患疮疖、黄疸、热淋等病。

对外界环境适应能力：对夏末秋初湿热气候，湿重或气温偏高环境较难适应。

（七）血瘀质（G型）

总体特征：血行不畅，以肤色晦暗、舌质紫黯等血瘀表现为主要特征。

形体特征：胖瘦均见。

常见表现：肤色晦暗，色素沉着，容易出现瘀斑，口唇黯淡，舌黯或有瘀点，舌下络脉紫黯或增粗，脉涩。

心理特征：易烦，健忘。

发病倾向：易患癥瘕及痛证、血证等。

对外界环境适应能力：不耐受寒邪。

（八）气郁质（H型）

总体特征：气机郁滞，以神情抑郁、忧虑脆弱等气郁表现为主要特征。

形体特征：形体瘦者为多。

常见表现：神情抑郁，情感脆弱，烦闷不乐，舌淡红，苔薄白，脉弦。

心理特征：性格内向不稳定、敏感多虑。

发病倾向：易患脏躁、梅核气、百合病及郁证等。

对外界环境适应能力：对精神刺激适应能力较差；不适应阴雨天气。

（九）特禀质（I型）

总体特征：先天失常，以生理缺陷、过敏反应等为主要特征。

形体特征：过敏体质者一般无特殊；先天禀赋异常者或有畸形，或有生理缺陷。

常见表现：过敏体质者常见哮喘、风团、咽痒、鼻塞、喷嚏等；患遗传性疾病者有垂直遗传、先天性、家族性特征；患胎传性疾病者具有母体影响胎儿个体生长发育及相关疾病特征。

心理特征：随禀质不同情况各异。

发病倾向：过敏体质者易患哮喘、荨麻疹、花粉症及药物过敏等；遗传性疾病如血友病、先天愚型等；胎传性疾病如五迟（立迟、行迟、发迟、齿迟和语迟）、五软（头软、项软、手足软、肌肉软、口软）、解颅、胎惊等。

对外界环境适应能力：适应能力差，如过敏体质者对易致过敏季节适应能力差，易引发宿疾。

第四节 体质学说的应用

体质学说对人群体质进行分类研究，追踪不同体质人群的健康、疾病规律，辅助疾病的预防、诊断、治疗，为临床提供全方位服务。

一、体质与病因

体质倾向反映了个体生理功能内阴阳寒热的偏盛偏衰，这种体质的偏颇性使得个体对外界刺激的反应性、适应性不同，故不同体质的个体对疾病有不同的易感性和耐受性。疾病的规律往往是“同气相求”，如对于偏阳性体质，风、暑、热等阳邪更易引发疾病；对于偏阴性体质，寒、湿等阴邪更易引发疾病；同样感湿邪或饮食不节，脾胃虚弱者更易引发脾胃疾患；同样感风邪，肺气虚者更易引发肺脏疾患。如此可见，很多疾病的发生，是在原有体质偏颇的基础上进一步偏颇发展为疾病，故体质的偏颇是疾病的内在病因。

二、体质与发病

中医认为，“正气存内，邪不可干”“邪之所凑，其气必虚”，疾病发生的本质原因是正气虚。正气足，难以致病；正气虚，则易发病。体质决定了发病的倾向性。不同体质，各脏腑盛衰强弱不同，对疾病的易感性也不同。《灵枢·五变》以树木比喻人体，讲了不同的树木，使其困顿的自然条件不同。如春天早早生叶开花的树木，遇到寒流烈风，花叶会凋落；树干质地脆、水分少的，经历大旱，则汁液更少、叶子萎黄；质地刚脆的树木，遇到暴风，则根摇叶落。由此推及人类体质和疾病关系，“肉不坚，腠理疏，则善病风”“五脏皆柔弱者，善病消瘅”“小骨弱肉者，善病寒热”等。故根据体质倾向可以初步判断发病倾向。

三、体质与病机

体质因素往往决定了病机的从化。例如同样感于风寒，两个人初期症状相同，但后期变证完全不同，或化寒，或化热，就是与个人体质有关了。如《医门棒喝·六气阴阳论》中所云：“邪之阴阳，随人身之阴阳而变也。”阳热体质者，易从阳化热；阴寒体质者，易从阴化寒。另外根据个体体质不同，邪气还可以化燥、化湿。素体阴亏血耗者，邪气易化燥；素体气虚湿盛者，邪气易化湿。临床中，疾病的传变往往有很多阶段，不同变化，非常复杂，受多种因素影响，体质是重要的、但非唯一的影响因素。

四、体质与辨证

体质是辨证的基础。感受外邪后，疾病的从化往往由体质决定。根据体质倾向，邪气化寒、化热、化燥、化湿等均有可能。但辨证应充分收集当下的临床证据和患者以往的体质情况，不可盲目只根据患者体质辨证。虽然疾病的从化和体质关系很大，但每个人每次得病症状均不同，说明外邪、环境、疾病进程等影响因素对疾病发生发展也至关重要。

五、体质与治疗

病情有轻重缓急，治有标本先后。《素问·标本病传论篇》云："先病而后逆者，治其本；先逆而后病者，治其本。先寒而后生病者，治其本……先热而后生中满者，治其标……先病而后先中满者，治其标；先中满而后烦心者，治其本。"如果病至中满，二便不通、水谷不下，必先治疗中满，此时以治标病为主，其他情况则以治本病为先。本病与体质是否会一致？有可能一致，也可能不一致。当本病与体质倾向一致，治疗很简单，只需要向一个方向调整，如阳虚体质的人，本病为寒，那么治疗方法就是"寒者温之"；当本病与体质倾向不一致时，治疗以本病为主，但一定要兼顾体质，不可只顾一边，如阳虚体质的人，本病为热，病情寒热错杂，治疗也要寒热兼顾，清邪热的同时也要温补正气。

六、体质与养生

养生，属于治未病的范畴，是中医特色，也是中医最重要的部分。扁鹊三兄弟的故事阐述了治未病的重要性，扁鹊有三兄弟，大哥医术最好，治疾病于未发之时；二哥医术次之，治疾病于刚刚萌发之时；扁鹊医术再次，治疾病于病已成之时。《素问·四气调神大论篇》云："病已成而后药之，乱已成而后治之，譬犹渴而穿井，斗而铸锥，不亦晚乎？"因为疾病的发生与体质的偏颇密切相关，故体质学说可以辅助治未病养生。当发现自己是某种偏颇体质后，及时纠正，运用运动养生、食疗养生等方法，针对其体质偏颇进行调理。太极拳、八段锦等传统运动养生方法以调神养气为主，适合所有体质。在食疗方面，药食同源，阳虚体质，建议常摄入温热的食物，避免寒凉的食物；阴虚体质，建议常摄入滋阴的食物，避免燥烈的食物。

实训实练二　体质测试实训

【实训目的】

1. 熟悉中华中医药学会《中医体质分类与判定标准》。
2. 能根据《中医体质分类与判定标准》辨识体质。
3. 制定体质调理方案。

【实训用品】

1. 中华中医药学会《中医体质分类与判定标准》。
2. 物品　诊疗桌、方椅、治疗床、笔、纸、压舌板、手电筒。
3. 环境　能摆放10~15张诊疗桌的实训室。

【实训方法】

1. 学生2人一组，每组发放2份《中医体质分类与判定标准》表格，教师讲解测试表内容，指导填写表格。

2. A同学为B同学做体质测试。严格按照测试标准执行：

（1）为被测试者做简单的评估、解释，叮嘱被测试者做好测试准备。

（2）根据评判标准逐项问诊，必要时检查，并如实填写表格。

（3）根据表格内容计算，给出体质判断。

（4）为被测试者讲解该体质注意事项，制定体质调理方案。

3. B同学为A同学做体质测试。执行方法如上。

4. 教师组织学生们总结经验、讨论分享。

【注意事项】

体质是长期形成的，相对稳定的。个体身心状况受情绪、饮食等影响，短时间内可能有波动。指导被测试者填表时，要填写自己的长期状态。

【思考题】

根据体制量表的评分，每个人都是单一体质吗？会有一个人同时具有两种以上体质吗？如果有，你要怎么和他解释，如何制定调理方案？

目标检测

答案解析

一、单项选择题

1. 体质反映了个体的（ ）
   A. 形体结构 B. 心理素质 C. 身心特性 D. 遗传基因 E. 身体素质
2. 构成体质的物质基础主要是（ ）
   A. 脏腑经络 B. 神明之府 C. 精气血津液 D. 奇恒之腑 E. 精神状态
3. 体质的哪个特点主要受先天禀赋影响（ ）
   A. 普遍性 B. 连续性 C. 复杂性 D. 可变性 E. 稳定性
4. 体质受后天因素影响主要体现了体质具有（ ）
   A. 可变性 B. 复杂性 C. 全面性 D. 普遍性 E. 稳定性
5. 人类理想体质应为（ ）
   A. 偏阳质 B. 偏阴质 C. 阴阳平和质 D. 痰湿质 E. 瘦小质
6. 哪种体质具有亢奋、偏热、多动等特征（ ）
   A. 阳虚质 B. 偏阴质 C. 偏阳质 D. 阴阳平和质 E. 肝郁质
7. 哪种体质具有抑制、偏寒、多静等特征（ ）
   A. 气虚质 B. 偏阴质 C. 阴阳平和质 D. 阴虚质 E. 偏阳质
8. 阳热体质，受邪后多从（ ）
   A. 寒化 B. 热化 C. 燥化 D. 湿化 E. 火化
9. 阴寒体质，受邪后易从（ ）
   A. 寒化 B. 实化 C. 虚化 D. 湿化 E. 燥化
10. 下列哪项治则适合体质偏阴者（ ）
    A. 甘寒凉润 B. 健脾益气 C. 清热利湿 D. 补气培元 E. 温补益火
11. 下列哪项治则适合体质偏阳者（ ）
    A. 甘寒凉润 B. 健脾益气 C. 清热利湿 D. 补气培元 E. 温补益火
12. 病情随体质发生变化称为（ ）
    A. 质势 B. 病势 C. 从化 D. 传变 E. 易感性
13. 素体阴虚阳亢者，外感入侵多从（ ）
    A. 寒化 B. 热化 C. 燥化 D. 湿化 E. 传化

14. 素体阳虚阴盛者，外感入侵多从（　）

A. 寒化　B. 热化　C. 湿化　D. 传化　E. 燥化

15. 食疗养生，体质偏阳者（　）

A. 食宜凉　B. 食宜温　C. 食宜清淡　D. 食宜酸　E. 食宜甘

16. 食疗养生，体质偏阴者（　）

A. 食宜凉　B. 食宜温　C. 食宜清淡　D. 食宜酸　E. 食宜甘

二、多项选择题

1. 下列哪些是体质的特点（　）

A. 先天遗传性　B. 形神一体性　C. 相对稳定性

D. 连续可测性　E. 后天持续性

2. 体质的形成中，总的来说受以下哪两种因素的影响（　）

A. 先天因素　B. 后天因素　C. 情绪因素　D. 营养因素　E. 环境因素

3. 下列哪些方法不适用于阳虚体质的调理（　）

A. 选用温阳的方剂　B. 冬泳　C. 偏凉饮食

D. 多晒日光浴　E. 艾灸

（王　鸿）

书网融合……

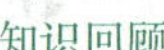

知识回顾

微课

习题

第六章 病 因

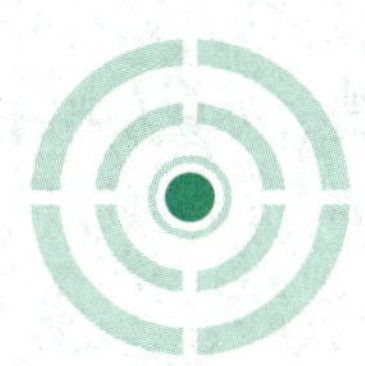

学习目标

知识要求：

1. 掌握病因与辨证求因的概念；六淫及疠气的性质与致病特点；七情的致病特点；痰饮、瘀血的形成与致病特点。

2. 熟悉劳逸过度、饮食失宜等病因的概念及致病特点。

3. 了解病因学说的形成与发展；结石、外伤、虫兽伤、寄生虫、医源因素、先天因素等病因的概念及致病特点。

技能要求：

1. 熟练掌握从理论上区别不同病因的性质和致病特点的技能。

2. 初步学会运用病因理论对常见病证进行辨证求因。

中医学认为人体是一个有机的整体，人体与外界环境也具有统一性。当人体各脏腑、经络及精气血津液之间保持相对的动态平衡、人体与外界环境相适应时则能够维持机体正常的生理活动与功能。病因，是指能破坏人体自身及其与外界环境之间的相对平衡状态导致疾病发生的原因，又称为致病因素、病原、病邪等。《医学源流论》说："凡人之所苦，谓之病；所以致此病者，谓之因。"中医学中的病因种类繁多，包括六淫、疠气、七情、饮食、劳逸、痰饮、瘀血、结石、外伤、虫兽伤、寄生虫、医过、药邪以及胎传等。

病因学说是研究各种病因的概念、形成、性质、致病特点、对人体结构及功能的影响及其所致疾病的临床表现的学说，受到中国古代哲学思想的影响，经历代医家在临床实践中的不断发展和完善，成为中医理论体系的重要组成部分。早在春秋时期，《左传·昭公元年》中记载了秦国名医医和提出的"阴、阳、风、雨、晦、明"为导致疾病的"六气病源"说，被认为是病因理论的创始，该学说指出"阴淫寒疾，阳淫热疾，风淫末疾，雨淫腹疾，晦淫惑疾，明淫心疾"，为后世形成六气侵犯人体使人致病的外感六淫病因学说奠定了基础。随着对各种病因性质及致病特点的逐渐深入认识，历代医家提出不同的分类方法。《黄帝内经》以病邪的来源和侵害人体部位的不同为分类依据，将病因分为阴和阳两大类，认为"风雨寒暑"等外邪病因属阳，"饮食居处、阴阳喜怒"等病因属阴；此外，认为外邪侵犯人体上下两部，情志致病侵害人体中部。受《黄帝内经》病因分类思想的影响，汉代张仲景在《金匮要略》中将病因和发病途径相结合，提出了"三分病因"法。《金匮要略·脏腑经络先后病脉证》谓："千般疢难，不越三条：一者，经络受邪入脏腑，为内所因也；二者，四肢九窍，血脉相传，壅塞不通，为外皮肤所中也；三者，房事、金刃、虫兽所伤。以此详之，病由都尽。"晋代陶弘景奠定了"三因分类"的雏形，他在《补阙肘后百一方》中将疾病的病因分为“一为内疾，二为外发，三为他犯”。宋代陈无择在《黄帝内经》、张仲景以及陶弘景病因分类的基础上，明确提出了“三因学说”，他在《三因极一病证方论·卷二》中指出：“六淫，天之常气，冒之则先自经络流入，内合于脏腑，为外所因；七情，人之常性，动之则先自脏腑郁发，外形于肢体，为内所因；其如饮食饥饱，叫呼伤气，尽神度量，疲极筋力，阴阳违逆，及至虎狼毒虫，金疮踒折，疰忤附着，畏压缢溺等，有悖常理，为不内外因。”至此，明确提出六淫侵袭为外因，七情所伤为内因，饮食劳倦、跌仆金刃以及虫兽所伤为不内外因。这种“三因学说”的分类方法将致病因素和发病途径结合起来，明确了不同病因侵犯人体所导致的发病部位以及传变途径的不同，较之以往更加合理，多为后世所沿用。

第一节　外感病因

PPT

外感病因是指来源于自然界，多从肌表、口鼻侵入人体引起外感性疾病的致病因素。外感病因主要包括六淫和疠气。

一、六淫

（一）六淫的基本概念

六淫是风、寒、暑、湿、燥、火六种外感病邪的总称，又称为“六邪”。淫，有太过、浸淫之意，引申为不正、异常。

自然界存在着风、寒、暑、湿、燥、火六种正常的气候变化，称为六气，这六种自然气候的交替变化，是天地万物生长的必要条件，也是人类赖以生存的自然环境，人体长期生活在这种交替变化的环境中，产生了一定的适应气候变化的能力，通过自身的调节机制使人体自身的生理活动与六气的变化相适应，所以正常的六气一般不易使人患病。正如《素问·宝命全形论篇》说：“人以天地之气生，四时之法成。”然而，六气的变化具有一定的规律和限度，当气候变化异常超过了一定限度时，如六气的太过或不及，非其时而有其气（如春天应温而反寒，秋天应凉而反热等），以及气候变化过于急骤（如骤冷、骤热等），当机体不能与之相适应，抗病能力下降时则可导致疾病的发生。此时，异常的六气则转化为致病的“六淫”。

六气能否转化为六淫而致病，除与气候的异常变化有关以外，还与人体正气的强弱有关。当人体正气强盛，抗病能力强时，能够适应外界环境的异常变化而不发病，这时虽有气候的异常变化，但对于未发病的机体来讲，仍然是六气，而不是六淫。反之，当气候变化基本正常时，也会有人因正气不足，适应能力低下而发病，此时对发病机体而言，正常的气候变化也称为六淫。正如《素问·评热病论篇》所说：“邪之所凑，其气必虚。”可见，六淫的概念根据情况不同具有相对性。

（二）六淫的共同致病特点

1. 外感性　六淫侵犯人体多从肌表或口鼻而入，也可两者及以上同时受邪。如风寒湿邪多伤于皮腠，温热燥邪易自口鼻而受。六淫之邪均来自于自然界，自外侵袭人体，故六淫病邪也称为外感性病邪，导致的疾病称为外感病。

2. 季节性　六淫致病具有明显的季节性。春温、夏热、秋燥、冬寒，不同季节有各自的易发病。

如春天风木当令，多风病；夏季暑热当令，多暑病；长夏湿土当令，多湿病；秋季燥金当令，多燥病；冬季寒水当令，多寒病。但因气候变化的复杂性以及人体受邪感受性的不同，气候致病的季节性是相对的，不是绝对的，如夏季也可感受寒病，冬季也可感受热病。

3. 地域性 六淫致病常与居处的区域和环境密切相关。如西北地区气候寒冷干燥，多寒病、燥病；东南沿海地区气候温暖潮湿，多湿病、热病。久居潮湿环境或水中作业者易患湿病；居处炎热或高温环境作业者易患火热、燥病等。

4. 相兼性 六淫既可单独侵袭人体而发病，如伤风、伤寒、伤暑等。又可两种或两种以上邪气相兼同时侵犯人体而致病，如风热感冒、风寒湿痹等。风热感冒是风邪与寒邪相兼致病，《素问·痹论篇》说："风寒湿三气杂至，合而为痹也。"《三因极一病证方论·卷二》说："所谓风寒、风温、风湿、寒湿、湿温，五者为并。风寒湿、风湿温，二者为合。"可见，六淫致病具有与同类相合兼加致人发病的特点。

5. 转化性 六淫致病后，在一定条件下，其证候性质可发生转化。这里所说的转化，并不是指六淫中一种邪气可以转变成另一种邪气，而是指六淫邪气致病病证的性质在一定条件下可以发生转化。如感受风寒之邪后，可表现为表寒证，也可直接表现为表热证，或从初期的表寒证转化为里热证。病邪致病后这种病证性质的转化多与体质和邪郁相关。一般来说，偏阳体质感邪易从热化或燥化；偏阴体质感邪易从寒化或湿化；若六淫邪气郁积日久或治疗不当也可使病证性质发生转化。

在现代科学下，六淫致病除气候因素外，还包括生物（细菌、病毒等）、物理、化学等多种致病因素作用于机体所引起的病理反应。

（三）六淫的性质和致病特点

1. 风邪 凡致病具有风之轻扬开泄、善动不居特性的外邪称为风邪。外感风邪为病称为外风病。

（1）风的自然特性 自然界的风是一种无形的、来去疾速的气流，具有流动性强、变化多端、向上向外的特性。风虽为春季主气，但终岁常在，四季皆有，故外感风邪引起的疾病以春季居多，但其他季节均可发病。

（2）风邪的性质和致病特点

①风为阳邪，轻扬开泄，易袭阳位：风具有轻扬、升散、向上、向外的特性，故风为阳邪。风性轻扬浮越，其致病常侵袭人体的头面部、肌表、阳经经络等阳位。若风邪循经上扰，则头晕头痛。风邪侵袭人体容易使腠理疏泄，汗孔张开，表现为汗出、恶风等症。《素问·太阴阳明论篇》谓："故犯贼风虚邪者，阳受之""伤于风者，上先受之"。

②风性善行而数变：因风气具有善动不居、游移不定的特征，因此风邪致病具有病位游移、行无定处的特点，称为"善行"。如痹证中的"风痹"，因风邪偏盛发生四肢关节游走性疼痛、痛无定处的症状，又被称为"行痹"。风邪致病还具有发病急骤、变化无常、传变迅速的特点，称为"数变"。如荨麻疹中的皮疹，具有瘙痒时作、发无定处、此起彼伏、时隐时现等特征，故又称"风疹"。又如小儿风水证，起病仅有表证，但短时间内可发生头面一身悉肿、小便短少等症。因此，《素问·风论篇》说："风者，善行而数变。"

③风性主动：风邪致病具有动摇不定的特性。临床上如风邪入侵，可发生面部肌肉抽搐、痉挛、眩晕、震颤、四肢抽搐、角弓反张、两目上视等症。因感受风邪出现面部肌肉瞤动或口眼㖞斜，为风中经络；如金刃外伤复感风邪，可出现四肢抽搐、角弓反张等症，为破伤风，均是风性主动的临床表现。因此，《素问·阴阳应象大论篇》说："风胜则动。"

④风为百病之长：长者，始也，首也。因风性开泄，凡寒、暑、湿、燥、火诸邪，常依附于风邪而侵犯人体致病，形成风寒、风湿、风燥、风火等证，因而风邪为外邪致病的先导，常兼他邪合而伤人，为六淫之首。此外，风邪四时皆有，伤人无处不到，致病范围广泛，种类繁多，表里内外均可遍及，侵害不同脏腑，因此古人将风邪作为外感致病因素的总称。《素问·风论篇》说："风者，百病之长也。"

2. 寒邪 凡致病具有寒冷、凝结、收引特性的外邪称为寒邪。外感寒邪为病称为外寒病。

（1）寒的自然特性 寒具有寒冷、凝结的特性。寒为冬季主气，在水冰地坼时若不注意防寒保暖，则易感受寒邪。此外，在其他季节，若有气温骤降，淋雨涉水，汗出当风以及贪凉露宿或过饮寒凉之物等，也是感受寒邪的途径。

（2）寒邪的性质和致病特点

①寒为阴邪，易伤阳气：寒邪具寒凉之性，属于阴邪。人体阳气本可制约阴寒之气，若阴寒之邪偏盛，则人体阳气不足以祛除寒邪，反被阴寒之邪所伤。因此寒邪致病最容易损伤人体阳气。故《素问·阴阳应象大论篇》说："阴胜则阳病。"

若寒客肌表，郁遏卫阳，称为"伤寒"，可见恶寒、发热、无汗等症；寒邪直中于里，伤及脏腑阳气者，称为"中寒"。寒邪直中太阴，损伤脾阳，可见脘腹冷痛、呕吐、腹泻等症；寒邪直中少阴，损伤心肾之阳，可见恶寒蜷卧、手足厥冷、下利清谷、精神萎靡、脉微细等症。

②寒性凝滞主痛："凝滞"即凝结、阻滞不通之意。人体气血全赖阳气的温煦及推动才能运行不息，畅通无阻。因寒邪入侵，损伤阳气，温煦及推动之力减弱，易使经脉气血凝结阻滞，不通则痛，从而出现各种疼痛症状，又称寒胜则痛。寒邪引起疼痛的性质多表现为冷痛，得温痛减，遇寒加剧。根据寒邪伤人部位不同，症状表现各异。如寒客肌表，凝滞经脉，可见头身肢节疼痛；痹证中由寒邪偏胜所致的关节冷痛，疼痛剧烈，遇寒加剧者称为"痛痹"；寒邪侵犯中焦、下焦，可见脘腹冷痛，甚或绞痛；寒邪痹阻胸阳，可见胸背部剧痛。因疼痛是寒邪为病的重要临床表现，故《素问·痹论篇》说："痛者，寒气多也，有寒故痛也。"

但寒邪并非是引起疼痛的唯一原因。

③寒性收引："收引"即收缩牵引之意。寒邪具有收缩、牵引的特性，寒邪侵袭人体可表现为气机收敛，腠理闭塞，经络筋脉收缩挛急。《素问·举痛论篇》说："寒气客于脉外则脉寒，脉寒则缩蜷，缩蜷则脉绌急，绌急则外引小络，故猝然而痛。"若寒邪侵袭肌表，腠理闭塞，卫阳被遏，不得宣泄，可见恶寒、发热、无汗等症；若寒邪客于经络关节，则筋脉、经络收缩拘急，可见筋脉、关节屈伸不利、拘挛作痛等症；若寒邪入厥阴经脉，则经脉拘挛，可见少腹拘急疼痛不仁。

3. 暑邪 夏至以后、立秋之前，凡致病具有炎热、升散特性的外邪，外感暑邪为病称为暑病。

（1）暑的自然特性 暑为夏季主气，暑天气候炎热，水分容易蒸发且雨量较多，空气潮湿，故暑气具有炎热、升散、兼湿的特性。《素问·热论篇》说："先夏至日者为病温，后夏至日者为病暑。"暑病主要发生在夏至以后、立秋之前，因此暑邪致病具有明显的季节性。暑病只有外感，没有内生，故有"暑属外邪，并无内暑"之说，其发病自外向内，此在六淫中属独有的特性。

（2）暑邪的性质和致病特点

①暑为阳邪，其性炎热：暑为盛夏之火气，具有酷热之性，故暑为阳邪，其性炎热。因此暑邪伤人多可出现一派阳热亢盛的征象，如壮热、面赤、目红、大汗出、口渴、心烦、脉洪大等。

②暑性升散，易伤津耗气：暑为阳邪，其性升散，暑邪致病可致腠理开泄，大汗出，汗出过多会耗伤津液，故临床可现口渴喜饮、尿赤短少等伤津表现。在大量出汗的同时，气随津而泄，导致津气两

虚，甚至气随津脱。因此临床上除伤津表现外还可出现气短乏力，甚则突然昏倒、不省人事的阳气暴脱危候。《素问·举痛论篇》说："炅则腠理开，荣卫通，汗大泄，故气泄。"暑邪中人有"伤暑""中暑"之分，伤暑者，起病缓，病情较轻，可见烦热、口渴等症；中暑者，起病急，病情较重，可见汗大泄、昏闷不醒，或烦心、喘咳、妄言等症。

③暑多夹湿：暑季炎热且多雨潮湿，热蒸湿动，暑热湿气弥漫空间，故暑邪易夹湿邪侵犯人体。暑并非必兼湿，暑湿为病发生在酷暑多湿的季节或炎热湿盛的环境中。暑湿致病除有发热、烦渴等暑热症状外，还可兼见四肢困倦、胸闷呕吐、大便溏泄不爽等湿阻症状。此外，若在盛暑之时，贪凉饮冷太过，则暑亦可夹寒湿之邪侵袭人体，临床表现为在外感寒邪基础上，兼夹有湿邪为患的症状。

4. 湿邪 凡致病具有重浊、黏滞、趋下特性的外邪称为湿邪，外感湿邪为病称为外湿病。

（1）湿的自然特性 湿气为长夏主气，长夏乃夏秋之交，此时阳热尚盛，雨水较多，氤氲熏蒸，湿气充斥，为一年中湿气最盛的季节，故长夏多湿病。湿气具有重浊、黏滞、趋下的特性。此外，居处潮湿，淋雨涉水，长时间水中作业等均可感受湿邪为病。

（2）湿邪的性质和致病特点

①湿为阴邪，易阻滞气机，损伤阳气：湿性类水，故湿为阴邪。湿为有形之邪，故易阻滞气机。湿邪侵犯人体，常停滞脏腑经络之中，使经脉阻滞不通，影响气机升降。如湿阻于肺，使肺失宣降，则咳嗽、痰多；如湿阻胸膈，使气机不畅，则胸闷；如湿困脾胃，使气机升降不利，纳运失司，则脘痞腹胀、大便溏泄不爽；如湿停下焦，使气化不利，则小便短涩不利。湿为阴邪，阴胜则阳病，故湿邪入侵可损伤人体阳气。因五脏中脾性喜燥恶湿，湿邪易困扰脾阳，使之运化失权，水湿停聚，出现泄泻、小便短少、水肿等症。故叶天士在《外感温热篇》中说："湿胜则阳微。"

②湿性重浊："重"即沉重、重着之意。湿邪致病，临床表现多具有沉重感或重着不移的特点。如湿邪袭表，困遏清阳，使清阳不展，可见周身困重、四肢倦怠、头重如裹等症。如湿邪留滞经络关节，气血阻滞不通，阳气布达受阻，可见肢体倦怠、肌肤不仁、关节沉重疼痛、酸楚重着等症。故将湿邪偏胜所致痹证称为"着痹"。"浊"即秽浊、垢腻之意。指湿邪为病，其排泄物和分泌物具有秽浊不清的特点。如湿邪上犯，可见面垢、眵多；如湿邪下注，可见小便浑浊、大便溏泄不爽甚至下痢脓血黏液、妇女带下过多；如湿邪浸淫肌肤，则可见疮疡、湿疹等疡面潮湿不净、流秽浊脓水。

③湿性黏滞："黏"即黏腻之意，"滞"即停滞之意。湿性黏滞是指湿邪致病具有黏腻、停滞不爽的特点。一是指症状的黏滞性，如湿滞大肠，腑气不利则大便黏腻不爽；如湿滞膀胱，气化不利则小便涩滞不畅，以及出现分泌物黏浊、口黏腻、苔腻等。二是指病程的缠绵性，因湿性黏滞，胶着难解，故湿邪致病常起病缓慢隐匿，或时起时伏，反复发作，缠绵难愈，病程较长。如湿温、湿疹、湿痹等，皆因湿滞而难以速愈。

④湿性趋下，易袭阴位：湿邪为重浊有质之邪，类水而有趋下之势，故湿邪致病，易伤及人体下部。如水湿所致浮肿，多以下肢较为明显。如湿邪下注，可致淋浊、泄泻、妇女带下、阴囊湿疹以及下肢溃疡等病症。故《素问·太阴阳明论篇》说："伤于湿者，下先受之。"

5. 燥邪 凡致病具有干燥、收敛特性的外邪称为燥邪，外感燥邪为病称为外燥病。

（1）燥的自然特性 燥为秋季主气。秋季天气肃敛，气候干燥，自然界呈现一派肃杀景象。燥邪为病，可分为温燥与凉燥。初秋有夏热之余气，秋阳以曝，燥与热相兼侵犯人体，病多温燥；深秋近冬，寒气渐盛，燥与寒相兼侵犯人体，则病多凉燥。

（2）燥邪的性质和致病特点

①燥性干涩，易伤津液：燥邪其性干燥、滞涩，燥邪侵犯人体后，最易损伤人体津液，出现各种干

燥、涩滞不利的症状，如口干唇燥、鼻咽干燥、皮肤干燥甚则皲裂、毛发干枯不荣、小便短少、大便干结等，故《素问·阴阳应象大论篇》说："燥胜则干。"

②燥易伤肺：燥邪伤人，常自口鼻而入，而肺开窍于鼻，外合皮毛，且肺为娇脏，喜润恶燥，故燥邪最易伤肺，耗伤肺津。燥邪犯肺，使肺阴受损，宣降失司，甚则损伤肺络，可出现干咳少痰或痰黏难咳、咽喉干痛或喘息胸痛、痰中带血等症。因肺与大肠相表里，燥邪损伤肺阴后，可致大肠失润而传导失司，出现大便干燥难解等症。

6. 火（热）邪 凡致病具有火之炎热升腾特性的外邪称为热邪，外感火热之邪为病称为外热病。

（1）火（热）的自然特性 火、热为阳盛所化生，火为热之极，火热虽程度不同，但性质则一，均具有炎热的特性。火热之邪一般旺于夏季，但不如暑邪有明显的季节性，一年四季均可见火热之邪为病，其他五邪在一定条件下皆可化火，情志过激亦可化火。

（2）火邪的性质和致病特点

①火（热）为阳邪，其性炎上：火热之邪具有燔灼躁动、升腾上炎之性，故属阳邪。因此，火热之邪伤人，机体阳气呈现病理性亢盛，致病热象显著，呈现一系列阳热亢盛的症状，如高热、恶热、面红目赤、心烦、口渴、汗出、小便短赤、脉洪大等。《素问·阴阳应象大论篇》说："阳胜则热。"又因火热之邪有升腾炎上之性，故人体上部尤以头面部的火热症状更为突出，如风热之邪上扰，可见头痛、咽喉红肿疼痛；心火上炎可见舌尖红赤疼痛、口舌生疮糜烂；胃火上扰可见牙龈肿痛、齿衄、唇口糜烂；肝火上炎可见目赤肿痛、头晕头痛等。《素问·至真要大论篇》说："诸逆冲上，皆属于火。"

②火（热）易伤津耗气：火热之邪为阳邪，一方面火热之邪可直接消灼津液，另一方面可蒸迫津液外泄，故火热之邪致病除热象显著外，往往伴有人体阴液消耗的症状，如口渴喜冷饮、咽干舌燥、小便短赤、大便干结等。由于津液耗损，使得人体分泌物、排泄物变得黄稠，如鼻涕黄稠、目眵黄浊、小便黄浊、带下黄赤、疮疡脓水黄稠等。火热之邪迫津外泄，可使气随津泄，造成津气两伤，甚或津气两脱的病变。此外，火热之邪过度亢盛，势必耗伤人体正气，导致全身性功能减退。因此，临床上在火热炽盛的同时，还可见到体倦乏力、少气懒言等气虚症状。故《素问·阴阳应象大论篇》说："壮火食气。"壮火，即指阳热亢盛的火热之邪；食气，即消耗人体正气。

③火（热）易生风动血："生风"指火热之邪侵犯人体，燔灼肝经，劫耗肝阴肝血，使肝筋失于濡养，进而导致肝风内动，出现高热、神昏谵语、四肢抽搐、颈项强直、两目上视、角弓反张等临床表现。由于此肝风因热甚引起，故又称为"热极生风"。"动血"指火热之邪侵犯血脉，轻可扩张血脉，加速血行，重可灼伤脉络，迫血妄行，或因火热灼津，血液黏稠而成瘀，致瘀血内阻、血不循经而造成各种出血证，如吐血、衄血、尿血、便血、皮肤发斑、妇女月经过多或崩漏等。

④火（热）易致疮痈：火热邪气侵入血中，可结聚于局部，使气血壅聚不散，进而败血腐肉发为痈肿疮疡。临床可在身体局部出现红肿热痛，甚至化脓溃烂等。《灵枢·痈疽》说："大热不止，热胜则肉腐，肉腐则为脓……故命曰痈。"

⑤火（热）易扰心神：心五行属火，火热之性躁动，与心相通应，心主血脉而藏神，故火热之邪入于营血，尤易影响心神。轻者可使心神不宁而心烦、失眠，重者可扰乱心神，出现狂躁不安、神昏谵语、神志狂乱等症。《素问·至真要大论篇》说："诸躁狂越，皆属于火。"

二、疠气

（一）疠气的基本概念

疠气，是一类具有强烈致病性、传染性和流行性的外感病邪。在中医文献中，疠气又称为“疫气”“疫毒”“戾气”“毒气”“异气”“乖戾之气”等。早在《黄帝内经》中就明确指出，此类邪气是不同于六淫的又一类外感之邪，《素问·刺法论篇》说：“五疫之至，皆相染易，无问大小，病状相似。”《伤寒全生集》认为：“盖受天行疫疠之气而为病，乃非伤寒比也。”明代吴又可在《温疫论·原序》中则更加明确地提出：“夫瘟疫之为病，非风、非寒、非暑、非湿，乃天地间别有一种异气所感。”可见疠气是有别于六淫，具有强烈传染性的外感病邪。

疠气侵袭人体，可以通过空气传染，从口鼻而入致病，也可随饮食而入，或蚊虫叮咬、虫兽咬伤、皮肤直接接触、性接触、血液传播等多种途径入侵人体而发病。

疠气致病种类很多，疠气引起的疾病统称为“疫疠”，又称“疫病”“瘟病”“瘟疫病”“时疫”“时毒”。如时行感冒（流行性感冒）、大头瘟（流行性腮腺炎）、烂喉丹痧（猩红热）、虾蟆瘟、白喉、天花、霍乱、疫毒痢（中毒性痢疾）、肠伤寒、鼠疫、疫黄（急性传染性肝炎）、艾滋病、严重急性呼吸道综合征、禽流感、甲型H1N1流感等，都属于疠气引起的“疫病”，实际上包括了现代临床许多传染病和烈性传染病。

（二）疠气的致病特点

1. 发病急骤，病情危笃 疠气多属热毒邪气，其性疾速暴戾，且常兼夹毒雾瘴气等共同致病，故其侵袭人体致病大多具有发病急骤，甚至“触之者即病”，病势凶猛，病情险恶的特点。致病过程中易伤津耗血，易于攻心，出现发热、生风、动血、扰神等危重证候。中人之后传变迅速，形式多变复杂，为病严重，死亡率颇高。《温疫论·杂气论》提及某些疫病，如“瓜瓤瘟、疙瘩瘟，缓者朝发夕死，重者顷刻而亡”，足见疠气致病发病急骤，来势凶猛，病情危笃。

2. 传染性强，易于流行 疠气可以通过空气、饮食、皮肤直接接触、性传播、血液传播等多种途径在人群中广泛地传播、流行，强烈的传染性和流行性是疠气的主要特征。在疠气流行的区域，不论男女老幼，体质强弱，一旦感邪，多会发病。此与六淫大不同。《温疫论》说：“此气之来，无论老少强弱，触之者即病。”疠气致病既可大面积流行，也可散在发生。以散在发生，如一户、一村、一地；也可大面积流行，如一国，甚至于在全世界范围内流行。《三因极一病证方论·叙疫论》说：“大则流毒天下，次则一方一乡，或偏着一家。”

3. 一气一病，症状相似 疠气种类不同，所致之病各异，其传染途径、传播方式也各异，临床表现也各不相同。不同疠气对机体的不同部位、脏腑经络有一定的亲和力与选择性，因此同一种疠气所致的疫病，其临床症状基本相似，具有其自身的临床特征和传变规律，所谓一气一病，症状相似。如《素问·刺法论篇》说：“无问大小，症状相似。”例如白喉，无论患者是男是女，是老是少，均表现为鼻、咽、喉部的黏膜有白色假膜形成、犬吠样咳嗽和全身毒血等症状。

（三）影响疠气形成和疫病流行的因素

1. 气候反常 疠气存在于自然环境中，伤人致病以外在环境的剧烈变化为条件。自然气候的反常，如久旱酷热、水涝、湿雾瘴气等，均可滋生疠气而导致疾病发生。如《诸病源候论·温病诸候》说：“因岁时不和，温凉失节，人感乖戾之气而生病，则病气转相染易，乃至灭门。”《证治准绳·伤寒》也说："时气者，乃天疫暴戾之气流行，凡四时之令不正者，乃有此气行也。"

2. 环境污染和饮食不洁 环境卫生恶劣，如水源、空气污染也会滋生疠气。如《医学入门》说："东南两广，山峻水恶，地湿沤热，如春秋时月，外感霜毒，寒热胸满不食，此毒从口鼻入也。"同样，食物污染，饮食不洁也可引发疫病。临床上见到的疫毒痢、疫黄等，有些就是疫毒直接随饮食进入人体而发病。

3. 预防和隔离工作不力 预防隔离是防止疫病发生、控制其流行蔓延的有效措施。预防隔离工作不得力也会使疫病发生或流行，应做到早发现、早隔离。感染疠气的患者，应立即进行隔离，防止其在人群中传播。对于易感者，应采取积极的预防措施，如进行体育锻炼、饮食、针药调养或药物预防、注射疫苗等，以提高人体的正气，防预病邪。

4. 社会因素 疠气的发生和流行与社会因素密切相关。若社会安定，经济繁荣，国家注重卫生防疫工作，能够采取一系列积极有效的防疫和治疗措施，疫病即能得到有效的预防和控制。若战乱连年，社会动荡不安，生活贫困，卫生环境恶劣，疫病则容易发生流行。

第二节 内伤病因

PPT

内伤病因，是指因人的情志或行为不循常度，超过了人体自身的调节适应范围，直接伤及脏腑而发病的致病因素。内伤病因是与外感病因相对而言的，包括情志内伤、饮食失宜、劳逸失度等。

一、七情内伤

（一）情志内伤的基本概念

1. 七情五志的基本概念 七情，是指人的喜、怒、忧、思、悲、恐、惊七种正常的情志活动。在一般情况下，七情是人体对外界客观事物所做出的七种不同的情感反应，是人体的正常精神情志活动，不会使人发病。中医学认为，七情活动与五脏有相应的规律，是五脏正常生理功能活动的产物，是五脏精气活动在神志方面的表现，以喜、怒、悲（忧）、思、恐（惊）为代表，七情分属于五脏。心"在志为喜"，肝"在志为怒"，脾"在志为思"，肺"在志为忧"，肾"在志为恐"。因此喜、怒、思、悲、恐，又称为"五志"。

2. 情志内伤的基本概念 当过于突然、强烈或持久的情志刺激，超过了人体心理生理的承受和调节能力，引起机体脏腑气血功能紊乱失调，从而导致疾病的发生。此时的情志便成为致病因素，由于情志致病，是直接伤及内脏而发病的，从情志导致内脏发病而言，称之为"情志内伤"。复因情志有七种，"情志内伤"也称"七情内伤"。从导致内伤的致病因素是七种太过的情志而言，此时太过的七情又称"内伤七情"。

七情能否致病，除与情志本身反应强度、方式有关外，还与个体的心理特征、生理状态有密切关系。性格开朗，体质强盛者，对外界刺激的承受和调节能力较强，不易因不良情志刺激而生病。反之，性格内向，体质虚弱者，对外界刺激的承受调节能力较差，易因不良情志刺激而生病。如人际关系紧张，长期抑郁寡欢者，可导致肝气郁结。七情致病不同于外感六淫，六淫主要从口鼻或皮毛肌肤侵入人体，而七情则直接影响相关内脏而发病。七情致病是造成身心疾病等内伤病的主要致病因素之一。

（二）七情与脏腑精气的关系

1. 情志活动以五脏精气为物质基础 中医学认为，人体是以五脏为中心的有机整体，人体的情志活动与五脏精气有密切的关系。外界的各种刺激作用于内脏，人体可能表现出不同的情志反应，如《素问·阴阳应象大论篇》说："人有五脏化五气，以生喜怒悲忧恐。"故情志活动均由脏腑精气所主。五脏功能活动正常时，气血运行通畅，则情志活动发生有度，不易损伤人体；若五脏功能活动紊乱，气血失调，则出现情志的异常变化。如《灵枢·本神》说："心气虚则悲，实则笑不休。"

2. 脏腑气血变化影响情志变化 气、血是构成机体和维持人体生命活动的两大基本物质，是脏腑功能活动的物质基础。而神志活动是脏腑生理功能活动的表现，因此，情志活动与脏腑气血关系密切。脏腑气血的变化，会影响情志的变化。脏腑功能活动的异常可导致情志活动的异常，如"肝气虚则恐，实则怒"。而情志过度也可损及相关脏腑，如过喜则伤心，过悲过忧则伤肺，过惊过恐则伤肾。气血的变化，也会影响情志的变化，如《素问·调经论》说："血有余则怒，不足则恐。"反之，情志变化的异常，也能导致气血失调，如悲则气消、恐则气下等。

（三）情志内伤的致病特点

情志致病，直接损及内脏，使脏腑气血失调，导致多种病证发生。情志致病主要有以下三个特点。

1. 直接伤及内脏

（1）损伤相应之脏 情志活动以五脏精气作为物质基础，七情分属于五脏，五脏与情志活动有相对应的密切关系，不同的情志刺激，可损伤相应的脏腑，产生不同的病理变化。故《素问·阴阳应象大论篇》言"怒伤肝""喜伤心""思伤脾""悲伤肺""恐伤肾"等。过喜伤心，可见心神不宁、心悸、失眠、健忘甚至精神失常等症；过怒伤肝，可见两胁胀痛、善太息、咽中异物感、痛经闭经等症；过思伤脾，可见食欲不振、脘腹胀满、大便溏泄等症；悲忧伤肺，可见咳嗽、胸闷、气短、乏力等症；惊恐伤肾可见滑精、二便失禁等症。七情过度虽可伤及相应脏腑，但由于人体是一个有机整体，故情志因素引发疾病不会仅仅局限于单一脏腑，而会表现出多方面的损伤。

（2）影响心神 心主神志，主宰人的生理、心理活动（包括情志活动），七情刺激均可损及心，心神受损又常影响波及其他脏腑而发病，心在七情发病中起着主导作用。《灵枢·口问》说："心者，五脏六腑之主也……故悲哀愁忧则心动，心动则五脏六腑皆摇……"《类经》也说："情志之伤，虽五脏各有所属，然求其所由，则无不从心而发。"

（3）数情交织，易伤心、肝、脾 肝藏血，主疏泄条畅情志；脾为气血生化之源，气机升降之枢纽，故临床上情志所伤病证，以心、肝、脾三脏多见。七情所伤五脏，可单独发病，也可相互影响，如思虑过度可劳伤心脾、郁怒不解可致肝脾不调等。

（4）易损伤潜病之脏腑 潜病指已经存在但无明显临床表现的病证。潜病之脏腑是指潜病所在的脏腑。潜病之脏腑因其正气已虚，即是情志易伤之所。

2. 影响脏腑气机 脏腑之气的运动变化，在情志活动中发挥着非常重要的作用。七情致病，主要是通过影响脏腑气机，导致气机失调、气血运行逆乱而发病。如《素问·举痛论篇》说："余知百病生于气也，怒则气上，喜则气缓，悲则气消，恐则气下……惊则气乱……思则气结。"

（1）怒则气上 气上，即气机逆上之意。怒则气上，指过度愤怒可使肝气疏泄太过而上冲，血随气逆，并走于上，可见面红目赤、头痛头晕、耳鸣，甚者呕血或昏厥猝倒等症，《素问·生气通天论篇》说："大怒则形气绝，而血菀于上，使人薄厥"。除肝气上逆外，临床尚常见肝气横逆犯脾，可见腹痛、腹胀、泄泻或呃逆、吞酸、呕吐等，如《素问·调经论篇》言："怒则气逆，甚则呕血及飧泄。"

（2）喜则气缓　气缓，有缓和紧张情绪和使人心气涣散两个方面的含义。正常情况下，喜能缓和精神紧张，使心情平静舒畅。若过度喜乐，可使心气涣散，神不守舍，则出现懈怠、注意力不集中，甚则心悸、失神、狂乱的症状。如《素问·举痛论篇》说："喜则气和志达，营卫通利，故气缓矣。"《灵枢·本神》说："喜乐者，神惮散而不藏。"临床可见乏力、懈怠、精神不能集中，乃至失神，甚则狂乱等症。

（3）悲则气消　气消，即气的消散或功能减退，肺气消耗之意。悲为肺之志。悲是伤感而哀痛的一种情志表现，过度悲忧则会使肺气耗伤，意志消沉，可见气短胸闷、精神萎靡不振、乏力懒言等症。故《素问·举痛论篇》说："悲则心系急，肺布叶举，而上焦不通，荣卫不散，热气在中，故气消矣。"

（4）恐则气下　气下，气机下陷之意。恐为肾之志。恐，是一种胆怯、惧怕的情志表现。恐惧过度，可使肾气不固，气陷于下，常出现二便失禁，甚至恐惧不解则伤精，发生骨酸痿厥、遗精等症。如《灵枢·本神》说："恐惧而不解则伤精，精伤则骨酸痿厥，精时自下。"

（5）惊则气乱　气乱，即气机紊乱，心气紊乱之意。过惊可导致心气紊乱，气血失调，心无所倚，神无所归，出现虑无所定，惊慌失措从而出现惊恐不安、心悸不宁甚则精神错乱等症状。如《素问·举痛论篇》说："惊则心无所倚，神无所归，虑无所定，故气乱矣。"惊与恐不同，自知者为恐，不知者为惊。

（6）思则气结　气结，气机郁结不畅，过度思虑，可导致脾气郁结，而出现纳呆、腹胀、便溏、肌肉消瘦等脾失健运的症状。古人认为思发于脾而成于心，思虑太过，不但伤脾，也可伤及心神而致心悸、失眠、健忘、多梦等，故又有"思虑伤心脾"之说。

3. 影响病情变化　七情对多种疾病的发生、发展及转归都有很大影响。

（1）可利于疾病康复　一般来说，情绪积极乐观，七情反应适当，当怒时怒而不过，当悲时悲而不消沉，则可使"气和志达，荣卫通利"，有利于缓解病情，恢复健康。无论是治疗疾病还是防病养生，均应重视情志因素影响。

（2）可诱发疾病发作或加重　情绪消沉，悲观失望，或七情异常波动，可使病情发作、加重或急剧恶化。如素有阴虚阳亢、肝阳化风的眩晕患者，若遇事恼怒，肝阳暴涨，气血冲逆于上，可见眩晕加重，甚至突然昏厥，半身不遂，口眼㖞斜；七情内伤导致肝气失调出现的梅核气、胃脘痛以及腹泻等病，往往会因情志刺激而病势加重。

（3）可发为情志病　情志病，指发病与情志刺激有关或具有情志异常表现的病证。一是因情志刺激而发的病证，如癫、狂、郁证。二是因情志刺激而诱发的病证，如梅核气、胃脘痛、胸痹、真心痛、乳癖等。三是其他原因所致但具有情志异常表现的疾病。如消渴、恶性肿瘤、慢性肝胆疾病等，大多有异常的情志表现，其病情也常因情绪变化而相应变化。

课堂互动 6-1

请同学们列举几个古代因情志受刺激后致病的经典故事。

答案解析

二、饮食失宜

《素问·六节藏象论篇》说："天食人以五气，地食人以五味。"饮食是人类生存的必要条件之一。合理饮食是水谷精微化生的前提，有利于气血生成、充养脏腑，是维持人体生长发育，完成各种生理功能，保证生命生存和健康的基本条件。饮食物主要靠脾胃消化吸收，胃主受纳和腐熟水谷，脾主运化转输水谷精微，故饮食失宜，常影响脾胃腐熟、运化功能，气机升降失常，引起消化功能障碍，或宿食积滞，或聚湿生痰、化热，或累及其他脏腑而变生他病，故称为“饮食内伤”。此外，大病之后，余邪未尽，脾胃虚弱，亦可因伤食而复发。饮食失宜包括饮食不节、饮食偏嗜和饮食不洁三个方面。

（一）饮食不节

饮食是维持人体生命活动必需的营养供给。良好的饮食习惯，应定时定量，以保证生命功能的正常发挥。每个人的饮食量又因年龄、性别、体质、职业、情绪等不同而有差异。饮食贵在有节，即饥饱有节制、进食有定时，否则可导致疾病发生。

1. 饥饱失常

（1）过饥 摄取的饮食明显低于本人的适度饮食量，称为过饥。摄食不足，气血化生无源，脏腑功能活动减退。临床常见形体消瘦、面色萎黄、气短、乏力、眩晕、自汗等症。同时，正气化生无源而虚弱，易遭外邪入侵，继发他病。如《灵枢·五味》说：“谷不入，半日则气衰，一日则气少矣。”

（2）过饱 摄取的饮食明显超过本人的适度饮食量，称为过饱。由于暴饮暴食，饮食摄入过量，超过脾胃受纳运化与六腑传化的能力，可致饮食停滞，脾胃损伤，升降失司，出现脘腹胀满、嗳腐吞酸、恶心呕吐、大便溏泻等症。食积日久，既可郁而化热，也可因伤于生冷寒凉而聚湿生痰。故《素问·痹论篇》说：“饮食自倍，肠胃乃伤。”此外，营养过剩又可继发为肥胖、消渴、痔疮、心脉痹阻等病证。若成人饮食过量，常可阻滞肠胃经脉气血运行，或积久化热，伤及气血，形成下利、便血及痔疮等。如《素问·生气通天论篇》说：“因而饱食，筋脉横解，肠澼为痔。”小儿由于脾胃功能较弱且易过饱而发生食伤脾胃的病证。食滞日久可酿成疳积，临床表现为面黄肌瘦、脘腹胀满、心烦易哭、手足心热等症。疾病初愈脾胃虚弱者，若饮食过量或进食不易消化的食物，常可导致疾病复发，称为“食复”。如《素问·热论篇》说：“病热少愈，食肉则复，多食则遗。”

2. 饮食无时 自古以来，就有一日三餐定时规律进食的习惯。若饮食无时，则会影响脾胃气机升降以及六腑传化虚实更替的正常秩序，久则气机逆乱，纳运失常，脾胃功能失调而损伤脾胃，甚至变生他病。

（二）饮食偏嗜

饮食偏嗜是指偏食、专食某种性味的食物。饮食品种多样化，饮食结构合理，五味调和，寒热适中，无所偏嗜，即“平衡饮食”，才能满足人体对各种营养成分的需要。若饮食偏嗜，或五味有所偏嗜，或饮食过寒过热，或膳食结构不当均可导致阴阳失调，或缺乏某些营养而发生疾病。

1. 五味偏嗜 即饮食的酸、苦、甘、辛、咸五种性味的偏嗜。如果长期嗜好某种味道的食物，容易造成相应脏腑功能偏盛，甚至破坏五脏的平衡协调，导致疾病发生。如《素问·五脏生成篇》说：“多食咸，则脉凝泣而变色；多食苦，则皮槁而毛拔；多食辛，则筋急而爪枯；多食酸，则肉胝皱而唇揭；多食甘，则骨痛而发落，此五味之所伤也。”如多食肥甘厚味，易生痰、化热，发生眩晕、胸痹、昏厥、骨痛、发落等病证。因此，饮食五味应当适宜，无所偏嗜；病时更应注意饮食宜忌。饮食与病变相宜，能辅助治疗，促进恢复；反之，饮食与病变不宜，疾病就会加重甚至恶化。故《素问·生气通天论篇》说：“是故谨和五味，骨正筋柔，气血以流，腠理以密，如是则骨气以精，谨道如法，长有天命。”

2. 寒热偏嗜 即食物的寒热之性或炙热生冷的偏嗜。《灵枢·师传》说：“食饮者，热无灼灼，寒无沧沧。寒温中适，故气将持，乃不致邪僻也。”偏嗜寒热饮食，可使人体脏腑阴阳失调而引发疾病。

如过食寒凉生冷之品，可损伤脾胃阳气，内生寒湿，出现腹痛、泄泻等；如偏嗜辛温燥热之品，可导致胃肠积热，出现口渴、口臭、腹满腹痛、便秘，或酿成痔疮等，甚至化燥伤阴，损伤脉络，出现形体消瘦、便血等。

3. 食类偏嗜 食物种类搭配合理，膳食结构合理，营养充足，以维持生命活动的正常。合理的膳食结构应该是以谷类为主、肉类为副、蔬菜为充、水果为助，调配合理。如《素问·脏气法时论篇》说："五谷为养，五果为助，五畜为益，五菜为充。"若结构不当，调配失宜，有所偏嗜，或厌恶某类食物而不食，则味有所偏、脏有偏胜，可导致脏腑功能紊乱，从而引发疾病。食类偏嗜中最常见的是偏嗜酒浆、偏嗜肥甘。

（1）偏嗜酒浆 指长期过量的饮酒。嗜酒成癖，可损伤脾胃肝胆，久易聚湿、生痰，化热而致病，甚至变生癥积。李杲在《脾胃论》中指出："大酒者，大热有毒，气味俱阳，乃无形之物""酒性大热，伤元气"。《金匮要略》已记载"酒疸"病证，临床表现为心中懊侬而热，不能食，时欲吐。临床上由于嗜酒过度可形成腹部肿块、消瘦、腹水等，说明过量饮酒不仅伤及脾胃肝胆，而且对人体所有脏腑均有较大危害。

（2）偏嗜肥甘 过食油腻肥甘厚味，可损伤脾胃，内生痰热，阻滞气血，或化热化火，易致消化不良，易患胸痹、肥胖、痈肿疮疡、痔疮下血等病，如《素问·生气通天论篇》言"高梁之变，足生大丁"，甚则动风，发为半身偏枯等。

食类偏嗜，还常可致某些营养物质缺少、营养不全，形成多种营养缺乏性疾病，如脚气病、瘿瘤、佝偻、夜盲病等。

（三）饮食不洁

饮食不洁是指进食不洁净、不卫生或陈腐变质或有毒的食物而成为致病因素。饮食不洁致病，以胃肠疾病为主，可出现腹痛、吐泻、痢疾等；若进食被疫毒污染食物，则可发生某些传染性疾病；若进食腐败变质或误食有毒食物，可发生食物中毒，轻则脘腹疼痛、呕吐腹泻，重则毒气攻心、神志昏迷，危及生命。如《金匮要略·禽兽鱼虫禁忌并治》说："秽饭、馁肉、臭鱼，食之皆伤人……六畜自死，皆疫死，则有毒，不可食之。"此外，饮食不洁也可引起多种肠道寄生虫疾病，如蛔虫病、绦虫病等，可见腹痛时作、嗜食异物、面黄肌瘦、肛门瘙痒等症。若蛔虫窜进胆道，还可导致上腹部剧烈疼痛、时发时止、吐蛔、四肢厥冷的蛔厥证。

三、劳逸失度

正常的劳动有助于气血流通，增强体质；必要的休息可以消除疲劳，恢复体力和脑力。两者均有利于维持人体正常的生理活动，是保证人体健康的要素。劳逸结合，本质为阴阳协调平衡、动静结合，动以养形，静以养神，适当劳作与适当休息，方能形神俱养，有助气血流通、阴阳平和，有利于身体健康。但长时间的过度劳累或过度安逸即劳逸失度，可损伤机体而引发疾病。劳逸失度包括过劳和过逸两个方面。

1. 过劳 指过度劳累，又称劳倦，包括劳力过度、劳神过度和房劳过度三个方面。

（1）劳力过度 又称"形劳过度"，指较长时间繁重的体力劳作，耗气伤形，积劳成疾。主要表现在两个方面：一是过度劳力，耗损人体之气，导致内脏功能减退。脾为生气之源，肺为生气之主，故劳力太过尤易耗损肺脾之气，临床表现为少气懒言、体倦神疲、喘息汗出、形体消瘦等症状。如《素问·举痛论篇》说："劳则喘息汗出，外内皆越，故气耗矣。"二是过度劳力，主要是筋骨、关节、肌肉的运动，长时间用力太过，易致形体组织的损伤，久而积劳成疾，即劳伤筋骨。如《素问·宣明五气篇》说："久立伤骨，久行伤筋。"此外若突然用力过度或不当，造成持重努伤，一则可致气耗，则可致局部瘀血阻滞而出现气短乏力、局部疼痛等症状。

岗位情景模拟 11

李某，女，32岁，商场职员。反复腰骶部胀痛5年。询问得知，其27岁时产后出现腰骶部胀痛，时轻时重，以久行久立后明显，坐下后胀痛等症状可迅速缓解，并可再次较轻松的短时间站立行走。平日偶左侧头疼、头晕、痛经，偶久行后足跟胀痛发热感。望其站立时高低肩明显，坐位时高低肩明显缓解，俯卧时存在长短腿体征，左侧骶髂关节及左侧腰骶臀部多处压痛。舌淡红苔白厚，脉弦细。

问题与思考

本案例中患者临床表现的机制是什么？

答案解析

（2）劳神过度　又称"劳心过度"，指长期思虑太过，或长期用脑过度而积劳成疾。由于心主血藏神，脾在志为思，而血又是神志活动的物质基础，思虑劳神过度，则耗伤心血，损伤脾气，以致心神失养而心悸、健忘、失眠、多梦和脾失健运而见纳少、腹胀、便溏、消瘦等。

（3）房劳过度　又称"肾劳过度"，指性生活不节，房事过度或有手淫恶习，或妇女早孕、多育等。肾主藏精，为封藏之本，肾精不宜过度耗泄。若房事不节或有手淫恶习则使肾中精气耗伤，耗伤肾中精气而致病，临床可见腰膝酸软、眩晕耳鸣、精神萎靡、性功能减退等症。如《素问·上古天真论篇》曰："醉以入房，以欲竭其精，以耗散其真……故半百而衰也。"此外，妇女早孕、多育，耗损精血，累及冲任及胞宫，易导致月经失调、带下过多等妇科疾病的发生。再者房劳过度也是导致早衰的重要原因。

2. 过逸　指过度安逸，包括体力过逸和脑力过逸两个方面。

（1）体力过逸　正常的劳作，有助于气血流畅、精神振奋、身心健康。长期安逸少动、久卧、久坐，又极少进行体育锻炼者，可导致气机不畅，脾胃功能呆滞，出现食少、胸闷、腹胀、肢体无力、臃肿发胖等。久则进一步影响血液运行与津液代谢，形成气滞血瘀、水湿痰饮内生等病变。此外，过度安逸或长期卧床，使得阳气不振、正气虚弱，脏腑功能减退，可见动则心悸、气喘汗出等病症，或抗病力弱，易感外邪致病。故《素问·宣明五气篇》说："久卧伤气，久坐伤肉。"

（2）脑力过逸　指长期懒于动脑。适度的脑力劳动有助于保持大脑有足够的信息刺激和血液供应，防止大脑功能减退。长期用脑过少，诸事无所用心者，可致神气衰弱，表现为记忆力减退、精神不振、反应迟钝，甚至出现早老性痴呆等。

第三节　病理产物性病因

PPT

病理产物性病因是继发于其他病变过程而产生的病理产物，这些病理产物形成之后，又能成为新病证的病因，干扰机体的正常功能，不仅可以加重原有病情，还可引起新的病变发生，又称"继发性病因"。主要包括痰饮、瘀血、结石等。

一、痰饮

（一）痰饮的概念

痰饮是人体水液代谢障碍所形成的病理产物，属继发性病因。痰饮之名出自汉代张仲景《金匮要略》。《黄帝内经》中只有饮积之说，而无痰饮之名。《金匮要略·痰饮咳嗽病脉证并治》说："夫饮有四，何谓也？师曰：有痰饮，有悬饮，有溢饮，有支饮。"痰和饮合称为痰饮，但又有区别。就其形质而言，较稠浊者称为痰，较清稀者称为饮。痰饮的概念有狭义和广义两个方面。狭义的痰饮，即《金匮要略》的四饮之一。广义的痰饮，包括很多病证。《诸病源候论·痰饮病诸候》就有痰饮候、痰饮食不消候、热痰候、冷痰候、痰结实候、膈痰风厥头痛候、诸痰候、流饮候、流饮宿食候、留饮候、留饮宿食候、癖饮候、诸饮候、支饮候、溢饮候、悬饮候等十六论。饮多停留于人体局部，其在不同的部位，产生不同的病证，故有"痰饮""悬饮""溢饮""支饮"等不同的名称。《金匮要略·痰饮咳嗽病脉证治》列出的痰饮病，实际是水饮停积的病证，水走肠间谓之痰饮；饮后水流在胁下谓之悬饮；饮水流行，归于四肢，谓之溢饮；水饮上迫胸肺，则为支饮。还有心下有留饮，胸中有留饮，膈上病痰……心有伏饮，以及凡人食少饮多，水停心下，甚者则悸等。

痰的概念亦有狭义和广义两种。狭义之痰，是指肺及呼吸道的分泌液，可咳咯而出，或呕恶而出的黏液体。此痰有形质可见，在喉中闻之有声，故常被称为"有形之痰"，亦有人称为"外痰"。广义之痰，除狭义可见之痰外，尚包括各种原因使体内津液代谢障碍，停留积聚，蕴结而成的痰。这种痰随气运行，无处不到，从而形成种种痰病痰证。中医有"百病兼痰"之说。痰形成以后，随气流行，在人身内外上下无处不到，形成的痰病痰证种类繁多，症状极为复杂。

西医学的冠心病心绞痛、肥胖病、高脂血症、老年性前列腺肥大、神经官能症、中风，还有中风后遗症、肝痛肝大、甲状腺肿大、某些慢性乙型肝炎、恶性癌肿等，其中不少证型都与痰有关。

（二）痰饮的形成

痰饮的形成，多因外感六淫，或内伤七情，或饮食失宜等，导致脏腑功能失调，气化不利，水液代谢障碍，水液停聚而形成。如外感湿邪，留滞体内；七情内伤，气郁水停；恣食肥甘厚味，湿浊内生；血行瘀滞，水液不行等。饮食因素，与痰饮的形成密切有关，如《景岳全书·痰饮》指出："盖痰涎之化，本由水谷，使果脾强胃健，如少壮者流，则随食随化，皆成血气，焉得留而为痰。唯其不能尽化，而十留其一二，则一二为痰矣；十留三四，则三四为痰矣；甚至留其七八，则但见血气日削，而痰涎日多矣。"由于肺、脾、肾、肝及三焦等对水液代谢均具有重要作用，故痰饮的形成，多与肺、脾、肾、肝及三焦的功能失常密切相关。肺主宣发肃降，为水之上源，如肺失宣降，水道不利，津液输布失司，则聚水而生痰饮；脾主运化水液，为制水之脏，脾失健运，水湿内生，可以凝聚生痰；肾主水，肾阳不足，水液不得蒸化，也可停而化生痰饮；肝主疏泄，主调畅一身气机，若肝失疏泄，气机郁滞，津液停积可为痰为饮；三焦为决渎之官，是水液运行的通道，若水道不利，津液失布，亦能聚水生痰。因此，凡与津液代谢密切相关之脏腑功能失调，以及所有对津液代谢有影响的致病因素，均可以导致痰饮的形成。

此外，水液代谢障碍所形成的病理产物病因，尚有水湿因素。其形成机制与痰饮相似。水、湿、痰、饮同源而异流，分之为四，合则为一。一般认为湿聚为水，积水成饮，饮凝为痰。就形质而言，稠浊者为痰，清稀者为饮，更清者为水，而湿是弥散于脏腑组织之中的水气。水湿痰饮不能截然分开，故常"水湿""水饮""痰湿""痰饮"并称。水湿常困阻于脾胃和弥散于肌肤，水饮多停积于肠胃、胸胁、腹腔及肌肤，痰则随气升降，无处不到。

（三）痰饮的致病特点

痰饮一旦产生，可随一身之气流窜全身，外而肌肤、筋骨、经络，内而脏腑，全身各处，无处不到，从而产生各种纷繁复杂的病变。《杂病源流犀烛·痰饮源流》说："其为物则流动不测，故其为害，上至颠顶，下至涌泉，随气升降，周身内外皆到，五脏六腑俱有。"概括而言，其致病特点主要有以下几个方面。

1. 阻滞气血运行 痰饮为实邪，可随气流行全身，或停滞于经脉，或留滞于脏腑，阻滞气机，妨碍气血运行。若痰饮流注于经络，则致经络气机阻滞，气血运行不畅，出现肢体麻木、屈伸不利，甚至半身不遂，或形成瘰疬痰核、阴疽流注等；若痰饮留滞于脏腑，则阻滞脏腑气机，使脏腑气机升降失常。如痰饮阻肺，肺气失于宣降，可见胸闷气喘、咳嗽吐痰等；痰饮停胃，胃气失于和降，可见恶心呕吐等；痰浊痹阻心脉，血气运行不畅，可见胸闷心痛；无形之痰气结滞于咽喉，则形成"梅核气"，临床常见咽中梗阻如有异物、咽之不下、吐之不出、胸膈满闷、情志抑郁、时太息等症。

2. 影响水液代谢 痰饮本为水液代谢失常产生的病理产物，但是痰饮一旦形成之后，可作为一种继发性致病因素反过来作用于人体，进一步影响肺、脾、肾、三焦等脏腑的功能活动，影响水液代谢。如痰湿困脾，可致水湿不运；痰饮阻肺，可致宣降失职，水液不布；痰饮停滞下焦，可影响肾、膀胱的蒸化功能，从而进一步导致水液停蓄。因此，痰饮致病能影响人体水液的输布与排泄，使水液进一步停留于体内，加重水液代谢障碍。

3. 易于蒙蔽心神 痰饮为浊物实邪，而心神性清净。故痰浊为病，随气上逆，尤易蒙蔽清窍，扰乱心神，使心神活动失常，出现头晕目眩、精神不振等症；或者痰浊上犯，与风、火相合，蒙蔽心窍，扰乱神明，以至出现神昏谵妄，或引起癫、狂、痫等疾病。

4. 致病广泛，变幻多端 痰饮随气流行，内而五脏六腑，外而四肢百骸、肌肤腠理，无处不到，可停滞而引发多种疾病，因而其致病异常广泛。由于其致病面广、发病部位不一，且又易于兼邪致病，因而在临床上形成的病证繁多，症状表现非常复杂，故有"百病多由痰作祟"之说。痰饮停滞于体内，其病变可伤阳化寒，或郁而化火；可夹风、夹热，或化燥伤阴；可上犯清窍，或下注足膝，且病势缠绵，病程较长。因此，痰饮为病，还具有变幻多端、病证错综复杂的特点。

二、瘀血

（一）瘀血的概念

瘀血是体内血液停积而形成的病理产物，属继发性病因，包括体内瘀积的离经之血，以及因血液运行不畅，停滞于经脉或脏腑组织内的血液。瘀血既是疾病过程中形成的病理产物，同时又是具有致病作用的"死血"。在中医文献中，瘀血又称"恶血""衃血""蓄血""败血""污血"等。"瘀血"与"血瘀"的概念有所不同。血瘀是指人身血液运行不畅或血液瘀滞不通的病机变化，属于病机学概念；而瘀血是病理产物性病因而继发产生新的病变，属于病因学概念。

《伤寒论·辨阳明病脉证并治》说："阳明证，其人喜忘者，必有蓄血，所以然者，本有久瘀血。"《诸病源候论·卷三十六·腕伤病诸候》中认为，从高顿仆，内有血；得笞掠内有血结。王清任对瘀血诸病证论述颇详，丰富和发展了治瘀血的方法，突出地表现在丰富和发展了补气活血和祛瘀活血等治法，立通窍活血汤治头面四肢、周身血管血瘀之症，血府逐瘀汤治疗胸中血瘀之症，膈下逐瘀汤治肚腹瘀血之症，少腹逐瘀汤治少腹积块疼痛，身痛逐瘀汤治疗痹证，补阳还五汤治半身不遂和瘫痪等。

古人对瘀血的形成和辨证治疗有丰富的内容，对目前开展活血化瘀的理论研究和临床应用有很大的启示。近十多年来，随着对瘀血证和活血化瘀法研究的深入，不断扩大了临床应用范围，并取得了显著的医疗效果。

（二）瘀血的形成

瘀血的形成，主要有两个方面：一是由于内外伤，或其他原因引起出血，离经之血积存体内，形成瘀血；二是外感六淫、病气，内伤七情，或饮食、劳倦、久病、年老等，导致人体气虚、气滞或血寒、血热，使血行不畅而凝滞，从而产生瘀血。

1. 气滞致瘀 气行则血行，气滞则血瘀，故若情志郁结，气机不畅，或痰饮等积滞体内，阻遏脉络，都会造成血液运行不畅，形成瘀血。如《血证论·吐血》说："气为血之帅，血随之而运行；血为气之守，气得之而静谧。气结则血凝，气虚则血脱，气迫则血走。"

2. 因虚致瘀 气为血帅，气行则血行，所以气虚推动无力，或气滞不能行血，阳虚则脉道失于温通，阴虚则脉道失于柔润，皆可引起血液运行涩滞。因此，气血阴阳失调，可导致血液在体内某些部位停积而成瘀血。导致气虚的原因很多，如先天不足、后天失养，或饮食损伤脾胃，或劳逸伤，或久病，或年老体衰等，均可导致气虚。《灵枢·经脉》说："手少阴气绝，则脉不通""脉不通则血不流"。

3. 血寒致瘀 血得热则行，得寒则凝。若外感寒邪，入于血脉，或阴寒内盛，血脉挛缩，则血液凝涩而运行不畅，导致血液在体内某些部位瘀积不散，形成瘀血。如《灵枢·痈疽》说："寒邪客于经络之中则血泣（通"涩"，闭塞之义），血泣则不通。"《医林改错·积块》说："血受寒则凝结成块。"《诸病源候论》认为产后瘀血是"妊娠当风取凉，则胞络有冷"，或"新产而取风凉，皆令风冷搏于血，血则壅滞不宣消，蓄积在内"。妊娠堕胎产生瘀血，也是"血冷相搏"。

4. 血热致瘀 外感火热邪气，或体内阳盛化火，入舍于血，血热互结，煎灼血中津液，使血液黏稠而运行不畅；或因热灼脉络，迫血妄行导致出血，以致血液壅滞于体内局部而不散而成瘀血，如《医林改错·积块》说："血受热则煎熬成块。"

5. 津亏致瘀 津液是血液的组成部分，故在剧烈吐泻、烧伤等津液大量丢失时，由于津液亏虚，血液黏稠，运行涩滞，亦可导致瘀血。

6. 因伤致瘀 离经之血积留体内为瘀血，古代医著及历代医家已有明确论述，如《黄帝内经》说"血溢肠外，肠外有寒，则并合凝聚不得散""孙络外溢，则有留血""有所堕坠，恶血在内而不去"。《诸病源候论》说："从高顿仆，内有血……得笞掠，内有血结。"并认为产后有瘀血，以及妊娠堕胎后有瘀血。《血证论·吐血》说："其离经而未吐出者，是为瘀血。"

（三）瘀血的致病特点

瘀血形成之后，停积体内，不仅失去血液的正常濡养作用，而且可引起新的病变发生。瘀血的致病特点主要表现在以下几个方面。

1. 易于阻滞气机 血为气母，血能载气养气，故而瘀血一旦形成，必然影响和加重气机郁滞，所谓"血瘀必兼气滞"；又因气为血帅，气机郁滞，又可引起局部或全身的血液运行不畅；因而导致血瘀气滞，气滞血瘀的恶性循环。如外伤局部，破损血脉，血出致瘀，可致受伤部位气机郁滞，出现局部青紫、肿胀、疼痛等症。

2. 阻滞经脉 瘀血为血液运行失常的病理产物，但瘀血形成之后，无论瘀滞于脉内、脉外，均可影响心、肝、脉等脏腑组织的功能，导致局部或全身的血液运行失常，如瘀血阻滞于心，导致心脉痹阻，气血运行不畅，可见胸痹心痛；瘀血留滞于肝，可致肝失疏泄，肝脉阻滞，气血运行障碍，故有

“恶血归肝”之说；瘀血阻滞于经脉，气血运行不利，形体官窍因脉络瘀阻，可见口唇、爪甲青紫，皮肤瘀斑，舌有密点、瘀斑，脉涩不畅等。如果瘀血引起脉络损伤，可致血逸脉外，症见出血、血色紫黯有块等。

3. 影响新血生成 瘀血乃病理性产物，已失去对机体的正常濡养滋润作用。瘀血阻滞体内，日久不散，就会严重影响气血运行，导致脏腑失于濡养，功能失常，势必影响新血生成。因而有“瘀血不去，新血不生”的说法。故久瘀之人，常可表现出肌肤甲错、毛发不荣等失于濡养的临床特征。《血证论·男女异同论》说：“瘀血不行，则新血断无生理……盖瘀血去则新血易生，新血生而瘀血自去。”说明瘀血阻滞与新血生成之间的辨证关系。

4. 瘀血致病的症状特点 瘀血一旦停滞于某脏腑组织，多难于及时消散，故其致病又具有病位相对固定的特征，如局部刺痛，固定不移，癌积肿块形成，而久不消散等。而且，瘀血阻滞的部位不同，形成原因各异，兼邪不同，其病理表现也就不同。如瘀阻于心，出现因血行不畅而胸闷心痛；瘀阻于肺，则宣降失调，或致脉络破损，可见胸痛、气促、咯血；瘀阻于肝，气机郁滞，血海不畅，经脉瘀滞，可见胁痛、癥积肿块；瘀阻胞宫，经行不畅，可见痛经、闭经、经色紫暗有块；瘀阻于肢体肌肤，可见肿痛青紫；瘀阻于脑，脑络不通，可致突然昏倒，不省人事，或引起严重的后遗症，如痴呆、语言謇涩、半身不遂等。此外，瘀血阻滞日久，也可化热。

瘀血致病，虽然病证繁多，症状错综复杂，但具有共同的症状特点：①疼痛：一般表现为刺痛，痛处固定不移，拒按，夜间痛势尤甚。②肿块：瘀血积于皮下或体内，则可见肿块，部位固定不移。若在体表，则可见局部青紫，肿胀隆起；若在体内，则扪之质硬，坚固难移。③出血：部分瘀血为病者，可见出血之象，血色紫黯，夹有瘀块。④色诊多见紫黯：一是面色紫黯，口唇、爪甲青紫等；二是舌质紫黯，或舌有瘀斑、瘀点等。⑤脉诊多见涩脉、结脉、代脉等。其他症状，亦可见面色黧黑、肌肤甲错、善忘等。

三、结石

（一）结石的基本概念

结石，是湿热浊邪蕴结不散，煎熬而形成的砂石样病理产物。常见的结石有泥沙样结石、圆形或不规则形状的结石、结块样结石（如胃结石）等，且大小不一。一般来说，结石小者，易于排出；而结石较大者，难于排出，多留滞而致病。结石形成之后皆有致病性，即在结石的作用下导致新的病证，如砂淋、黄疸等。因此，结石可作为内伤性致病因素。

（二）结石的形成

1. 饮食不当 饮食偏嗜，喜食肥甘厚味，影响脾胃运化，蕴生湿热，内结于胆，久则可形成胆结石。湿热下注，蕴结于下焦，导致肾的气化失司，日久可形成肾结石或膀胱结石。空腹食入过多的未熟柿子、黑枣等，可影响胃的受纳和通降，形成胃结石。此外，某些地域的水质中含有过量的矿物及杂质等，也是促使结石形成的原因之一。

2. 情志内伤 由于情志不畅，肝气郁结，疏泄失职，胆气不达，胆汁郁结，排泄受阻，或郁而化热，煎熬日久亦可形成结石。或经受大惊卒恐，肾气受伤，为湿热之邪所乘，蕴积日久，煎熬水液，尿液凝结，也可形成结石。

3. 服药不当 长期过量服用某些药物，致使脏腑功能失调，或药物代谢产物沉积于局部，是形成肾或膀胱结石的原因之一。

4. 体质差异 由于先天禀赋及后天因素引起的体质差异，导致对某些物质的代谢异常，从而易于在体内形成结石。

5. 寄生虫感染 虫体或虫卵往往成为结石的核心，尤其是蛔虫，常是引起胆结石的原因。若蛔虫侵入胆道，可致不同程度的梗阻，也能促进结石的形成。

（三）结石的致病特点

结石致病，由于致病因素、形成部位不同，临床表现差异很大。但总体而言，气机不畅为各种结石的基本病机，疼痛是各种结石的共同症状。

1. 多发于肝、胆、肾、膀胱等脏腑 肝主疏泄，关系着胆汁的生成和排泄；肾气的蒸腾气化，影响尿液的生成和排泄，故肝肾功能失调易生成结石；胆、膀胱等管腔性器官，结石易于停留，故结石为病，以肝胆结石、肾膀胱结石最为常见。

2. 病程较长，病情轻重不一 结石多为湿热内蕴，日渐煎熬而成，故大多数结石的形成过程缓慢。由于结石的大小不等，停留部位不一，故临床症状表现差异很大。一般来说，结石小，有的甚至无任何症状；结石过大，或梗塞在较狭窄的部位，则发作频繁，症状明显，疼痛剧烈。

3. 阻滞气机，损伤脉络 结石为有形实邪，停留体内，势必阻滞气机，影响气血津液运行，引起局部胀痛、水液停聚等。重者，结石嵌滞于狭窄部位，如胆道或输尿管中，常出现剧烈绞痛；结石嵌滞局部，损伤脉络，可引起出血，如肾结石、膀胱结石可致尿血等。

4. 疼痛 结石引起的疼痛，可为隐痛、胀痛、钝痛；若结石嵌阻于狭窄部位，气血严重郁阻，则致绞痛。疼痛部位可随结石的移动而有所变化。结石性疼痛具有间歇性特点，发作时疼痛，而缓解时一如常人。

第四节　其他病因

PPT

除上述病因之外的致病因素，统称为其他病因，主要有外伤、诸虫、毒邪、药邪、医过、先天因素等。

一、外伤

外伤，指跌仆、利器等外力击撞，以及虫兽咬伤、烫伤、烧伤、冻伤等而导致皮肤、肌肉、筋骨和内脏损伤。外伤致病，多有明确的外伤史。常见的外伤类型，根据其损伤性质可分为外力损伤、烧烫伤、冻伤、虫兽所伤等。

我国对外伤的认识和治疗有悠久的历史，在远古时代，人类以采野果和狩猎为生，常被毒蛇、猛兽和其他虫兽所伤；跌仆，或部落争斗，也难免有伤残。由于治疗的需要，便开始寻找治疗的药物和方法，我国最早的药物专著《神农本草经》中就有了外伤治疗的记载。汉代著名医家华佗，已能使用麻醉药麻醉后，刮骨疗创和施行剖腹手术。南北朝时期已有外科专著《刘涓子鬼遗方》，隋代巢元方等著的《诸病源候论·卷三十六》中就有金疮病诸候二十三论，腕伤病诸候九论，兽毒、蛇毒、杂毒病诸候共二十三候。该书卷三十五，还有冻烂肿疮候和汤火疮候等。唐代孙思邈《千金方》和王焘《外台秘要》等，都有大量外伤治疗的记载。蔺道人之《仙授理伤续断秘方》一卷，是我国现存最早的一部很有科学价值的伤科专书。元代危亦林所著的《世医得效方》一书中，专辟有正骨兼金镞一科，其中记述了四肢骨折和脱臼、脊柱骨折、跌打损伤、箭伤及整复法等。可见中医治疗外伤科，有悠久的历史和丰富的经验。

（一）外力损伤

外力损伤，指因机械暴力引起的创伤，包括跌仆、坠落、撞击、压轧、负重、努责、金刃等所伤。金疮伤，多为开放性损伤，一般有伤口流血，轻则仅伤皮肤肌肉，重则伤及筋骨、脏腑，并有内出血。跌打损伤，有开放性和闭合性两种。开放性损伤，可见伤口出血及瘀血肿痛等。闭合性的跌打损伤，轻则皮肉瘀肿疼痛，或经络气血阻滞，出现阻滞部位的疼痛；重则可伤筋、骨折、脱臼。损伤内脏及头部，可导致内伤出血，伤处疼痛，形态和功能异常，甚至昏迷或死亡。轻者可为皮肉损伤，血行不畅，出现局部青紫、肿痛或出血等；重则损伤筋骨、内脏，表现为筋肉撕裂，关节脱臼，骨折，内脏破裂，出血过多，甚至危及生命。外伤有伤口的，应及时消毒清创止血、抗感染等，防止出血过多，气随血脱，或伤口感染化脓。骨折、脱臼者，应及时复位。伤破内脏者，应及时手术治疗。此外，金疮伤还可引起金疮痉，即破伤风，亦要注意预防。

（二）烧烫伤

烧烫伤包括烧伤和烫伤。多由沸水、沸油、蒸汽、各种高温物体、火焰、高压电流、强酸和强碱等，作用于人体所引起。烧烫伤属于火毒为患。烧烫伤的临床表现很复杂，它与引起烧烫伤物体的性质、烧烫伤范围的大小和深度有关。这里主要介绍高温液体烫伤和火烧伤的一般情况。轻者，只损伤皮肤，表现为损伤皮肤红、肿、热、痛，或干燥，或起水疱、剧痛；重度烧烫伤可损及肌肉、筋骨。烧伤创面可表现为皮革样，或蜡白、焦黄，或炭化、痛觉消失。严重烧烫伤，创面过大，除局部症状外，可因剧烈疼痛及体液大量损失，出现口渴、尿少、烦躁不安等，直至亡阴、亡阳而死亡。此外，在烧烫伤的发病过程中，由于人体皮肤肌表的损伤及火毒内攻，导致机体抵抗力下降，创面感染化脓，可出现寒战高热、神疲、气促，或神昏谵语、烦躁不安、尿少或尿闭等亡阴亡阳的症状。

（三）冻伤

冻伤，是低温所造成的全身或局部的损伤。冻伤的程度与温度和受冻时间、部位等直接相关，温度越低，受冻时间越长，则冻伤程度越重。局部冻伤，多发生在手、足、耳、鼻及面颊等裸露和末端部位。全身性冻伤称为“冻僵”。因寒为阴邪，易伤阳气，故阴寒过盛，阳气受损，失去温煦和推动血行作用，可使人体出现寒战，体温逐渐下降，面色苍白，唇、舌、指甲青紫，患者感觉麻木、神疲、四肢无力，甚则昏睡，呼吸减弱，脉迟细。如不及时救治，易致死亡。局部性冻伤，多发生在手、足、耳郭、鼻尖和面颊部位。因受寒冻影响而致病，故称为“冻疮”。长时间浸于冷水或湿土中而引起浸泡综合征，称浸泡足病。初起时，因寒主收引，经脉挛急，气血凝滞不畅，影响受冻部位的温煦和营养，致局部皮肤苍白、冻麻，继则肿胀青紫，痒痛灼热，或出现大小不等的水疱等。若水疱溃破后创面紫色，常化脓形成溃疡，损伤肌肉、筋骨。故《诸病源候论·疮病诸候》说：“严冬之月，触冒风雪寒毒之气，伤于肌肤，气血壅涩，因即瘃冻，焮赤疼肿，便成冻疮，乃至皮肉烂溃，重者肢节坠落。”

若发现受冻伤或冻僵患者，应迅速使患者脱离寒冻环境，脱去冰寒潮湿衣服及鞋袜，进行保温复温治疗，但忌用火烘和汤泡。《医宗金鉴·冻疮》说：“暴冻即着热，或进暖屋，或用火烘汤泡，必致肉死损形，轻则溃烂，重则骨脱筋连。”

二、虫兽伤

虫兽所伤，主要指猛兽、毒蛇、疯狗及其他家畜、动物咬伤。其中猛兽所伤，轻者局部皮肉损伤，出血，肿痛；重者可损伤内脏，或出血过多而致死亡。

（一）毒蛇咬伤

毒蛇咬伤及蜈蚣、蜂、蝎等蜇伤，多致局部肿痛，或出现头晕，心悸，恶心呕吐，甚则昏迷等全身中毒症状；特别是毒蛇咬伤，常可迅速导致死亡。其中有剧毒、对人伤害较大的有银环蛇、金环蛇和海蛇，属神经毒；蝰蛇、尖吻蝮蛇、青竹蛇和烙铁头蛇，属血循毒；眼镜蛇、大眼镜蛇和蝮蛇，属混合毒。蛇主要出没在山林、田野和海边等处，在我国华南地区较多。毒蛇咬人时毒液经毒牙注入人体，产生一系列症状。神经毒，中医称风毒。神经毒蛇咬伤，表现为局部麻木，不红不肿，16小时后出现中毒症状，轻者见头晕头痛、汗出、胸闷、乏力；重者见瞳孔散大、视力模糊、牙关紧闭、昏迷、呼吸减弱至停止而死亡。血循毒，中医称火毒。血循毒蛇咬伤后，伤口剧痛、肿胀、起疱或发黑，并有恶寒发热、全身肌肉酸痛或皮下、内脏出血，或见黄疸等。严重者，最后心阳衰脱而死亡。混合毒，中医称风火毒。风火毒蛇咬伤后，同时具有前两种毒蛇咬伤的证候特点。发现毒蛇咬伤患者应及时救治，首先结扎伤口近心端，然后沿牙痕做纵行切口，深达皮下，排出毒血，或用火烧灼伤口，破坏蛇毒，并尽早使用解蛇毒中药或注射抗蛇毒血清。

（二）兽咬伤

猛兽咬伤，如虎、狮、狼咬伤现在已罕见。较常见的，且对人体生命威胁较大的应是狂犬咬伤。狂犬古称猘狗，《诸病源候论·猘狗啮候》说："凡猘狗啮人，七日辄一发，过三七日不发，则无苦也，要过百日，方大免耳。当终身禁食犬肉及蚕蛹，食此发则死不可救矣……若疮瘥，十数年后，食落葵便发。"又《诸病源候论·狗啮重发候》云："凡被狗啮疮，忌食落葵及狗肉云，虽瘥经一二年，但食此者，必重发，重发者，与初被啮不殊，其猘狗啮疮重发则令人狂乱，如猘狗之状。"由此可知，狂犬咬伤可发生狂乱如狂犬之状的狂犬病，且有一定的潜伏期。一般初起仅见局部疼痛、出血，伤口愈合后，经过一段潜伏期，一般为10天至3个月，短则7日，最长可达数年。

狂犬病由狂犬咬伤所致，伤口愈深、愈广、愈近头部潜伏期愈短。发病从疲乏、纳呆、恶心、头痛、失眠开始，或有微热；继则烦躁不安，有恐惧感，对声、光、风刺激呈过敏反应，喉部有紧缩感；已愈的伤口处又呈疼痛、麻木。过12天则躁动与恐惧感加重，每因大声或吹风激发烦躁和全身抽搐。汗出、流涎比平时增多。恐水，渴极欲饮，但见水，即出现咽喉痉挛，将水推开，甚至闻水声即可导致咽喉及全身痉挛。在发作间歇期，患者见流涎、声嘶，面呈惊恐状，极端痛苦。病情继续发展，则停止抽搐而衰竭死亡。此病发作后多无法救治，因此被狗咬伤，特别是疑为狂犬咬伤，应立即到防疫部门接受预防注射，预防狂犬病的发生。

三、寄生虫

诸虫，是指导致人体寄生虫病的各种虫体。如疟原虫、阿米巴原虫、蛔虫、绦虫、蛲虫、钩虫、丝虫、血吸虫、姜片虫、肝吸虫、肺吸虫等。《诸病源候论·九虫病诸候》说："九虫者，一曰伏虫，长四分。二曰蛔虫，长一尺。三曰白虫，长一寸。四曰肉虫，状如烂杏。五曰肺虫，状如蚕。六曰胃虫，状如虾蟆。七曰弱虫，状如瓜瓣。八曰赤虫，状如生肉。九曰蛲虫，至细微，形如菜虫。伏虫，群虫之主也。蛔虫，贯心则杀人。白虫相生，子孙转大，长至四五尺，亦能杀人。肉虫令人烦满；肺虫，令人咳嗽；胃虫令人呕逆吐喜哕；弱虫又名膈虫，令人多唾；赤虫令人肠鸣；蛲虫居胴肠，多则为痔，极则为癞。”这类寄生虫寄居于人体内，不仅消耗人体的营养物质，还可以造成各种损害，导致疾病发生。不同的寄生虫，致病各有特点。

（一）蛔虫

蛔虫，又称“蚘虫”“长虫”，致病较为普遍，尤其是儿童更为常见。多由饮食不洁，摄入被蛔虫卵污染的食物而感染。寄生于肠道，当脾胃功能失调时，易在肠中作祟而致病，可见腹部疼痛，尤以脐周疼痛为多，时轻时重，或吐清涎，或夜间磨牙等。若蛔虫上窜，入于胆道，则见胁部绞痛，恶心呕吐，或吐蛔，四肢厥冷，称为“蛔厥”。若虫扭结成团，可致肠道梗塞不通。若蛔虫寄宿日久，可致脾胃虚弱，气血日亏，面黄肌瘦，在小儿则易致疳积。

（二）蛲虫

蛲虫寄生于人体肠道，引起蛲虫病。蛲虫虫体细小，白色。《诸病源候论·三虫候》说：“蛲虫至细微，形如菜虫也，居胴肠间。”蛲虫病由吞食蛲虫卵引起。成虫夜间由肠道移行至肛门附近产卵，虫卵经不洁的手、食物进入胃肠，发育成蛲虫。若虫卵在肛周孵化，幼虫可经肛门进入大肠向上移行，造成逆行性感染。蛲虫病的临床表现：成虫到肛周产卵时，见肛门发痒，夜间尤甚，导致睡眠不安，肛周夜间可见白色细小的蛲虫。久病可出现纳呆、腹痛、消瘦等。病久亦可伤人脾胃，耗人气血。明代龚廷贤在《寿世保元》中说：“蛲虫者，九虫内之一虫也。在于肠间，若脏腑气爽则不妄动。胃弱阳虚，则蛲虫乘之，轻则或痒，或虫从谷道（肛门）中溢出，重者侵蚀肛门疮烂。”

（三）绦虫

绦虫，又称“白虫”“寸白虫”。多因食用被污染的生鲜或未熟的猪、牛肉而得。牛、猪、鱼绦虫体长通常在3m以上，寄生在人体小肠，链体节片和虫卵随大便排出，被牛、猪、鱼吞食后孵化出钩蚴，移行至肌肉，变成囊尾蚴。人吃进未熟的牛、猪、鱼肉而遭受感染。《金匮要略·禽兽鱼虫禁忌并治》说：“食生肉，饱饮乳，变成白虫。”绦虫感染，多见腹部隐痛，腹胀或腹泻，食欲亢进，面黄体瘦，有时在大便中可见白色带状成虫节片。

（四）钩虫

钩虫，又称“伏虫”，常由手足皮肤黏膜接触被钩虫蚴污染的粪土而感染，初起见局部皮肤痒痛、红肿等，俗称为“粪毒”。成虫寄生于小肠，可严重影响脾胃功能和耗伤气血。

中医学将钩虫称为伏虫，钩虫病称为黄肿病、疳黄、黄胖等。钩虫卵随粪便排出，在泥土中发育成丝状蚴，若人体皮肤接触，蚴钻入皮肤而被感染。临床表现：在幼虫侵入的皮肤局部红肿及奇痒，呈丘疹或疱疹。幼虫穿过肺脏时引起咳嗽、气喘、痰带血丝。成虫寄生在小肠可引起腹胀、便溏，或异嗜生米、泥土、木炭等。后期见面色萎黄或虚胖、体倦乏力、精神不振、眩晕、心悸、气短、面足水肿甚则全身水肿等。

（五）血吸虫

血吸虫，古代文献称“蛊”或“水蛊”，多因皮肤接触有血吸虫幼虫的疫水而感染。血吸虫病急性期有发热、咳嗽、肝肿大和肝区疼痛；慢性期有腹泻、肝脾肿大；脑型血吸虫病有症状性癫病等；晚期有肝硬化。儿童得病，可严重影响生长发育，形成“侏儒症”。《诸病源候论·水蛊候》说：“此由水毒气结聚于内，令腹渐大……名水蛊也。”感染后，初起可见发热恶寒、咳嗽、胸痛等；日久则以胁下癥块、臌胀腹水等为特征，后果较严重。

知识拓展

蛊 虫

蛊虫病，《肘后备急方》称为蛊毒。《诸病源候论·痢病诸候·蛊注痢候》曰：“此由岁时寒，暑不调，则有湿毒之气伤人，随经脉血气，渐至于脏腑。大肠虚者，毒气乘之，毒气挟热，与血相搏，则成血痢也。毒气侵食于脏腑，如病蛊注之家，痢血杂脓瘀黑，有片如鸡肝，与血杂下是也。”蛊虫病病程迁延日久，以体瘦、胁下痞块、腹水为主要表现。本病西医学病名：血吸虫病。

本病发生于夏秋季，初期由于表里受邪。当虫邪蛊毒经由皮毛侵入而首先犯及肺卫，肺与大肠相表里，蛊毒由脏入腑，由表入里，下迫大肠，传化失司，甚至败坏肠膜脂膏。中期由于肝脾受损，肺朝百脉，蛊毒虫邪随血脉转移，引起脏腑器官受损。由于肝为藏血之脏，脾有统血之功，蛊毒虫邪裹于血中，随血而藏于肝，侵于脾，导致肝脾受损则最为常见。末期由于水裹气结血凝。肝脾郁滞日久，由气郁血瘀进一步酿成气结血凝，而结为痞块。倘使脾气不虚，能运化水谷津液，则血虽凝结而无水裹之虞；若脾气虚衰，运化失司，则形成血凝气结水裹的病机，于是发生积水而胀满。

四、医源因素

医过，也称“医源性致病因素”，指由于医护人员的过失，而导致病情加重或变生他疾的一类致病因素。医源性因素涉及面很广，医护人员接触患者整个过程中的言行举止，都有可能产生正反两方面的效应。《内经》对此早有认识，并有“疏五过论”“征四失论”等专篇进行论述。后世医家也告诫注意避免医过的损害。另外还有药邪致病，药物本身是用于治疗疾病的，但如果药物炮制不当，或医生不熟悉药物的性味、功效、常用剂量、不良反应、配伍禁忌而使用不当，或患者不遵医嘱而乱服药物，则不仅治不好疾病，反而会导致其他疾病的发生。这些都可称为药邪致病。

（一）医过的形成

1. 言行不当 医生言语亲切，行为得体，态度和蔼，可起到辅助治疗的作用，有利于患者病情缓解。如果说话不注意场合，或语言粗鲁，态度生硬，则会对患者产生不良影响。如泄露隐私，会给患者造成更大的痛苦，甚至引起严重后果。医生举止鲁莽，行为不端，也会给患者带来不信任感，甚至不良刺激，有时可因此而加重病情或导致患者拒绝治疗。

2. 处方草率 诊治时漫不经心，“相对须臾，便处汤药；按寸不及尺，握手不及足……”（《伤寒杂病论·序》）等草率马虎行为，包括处方用字，故意用别名、僻名，字迹潦草等，均可产生不利影响。轻者使患者在疑惑、不信任状态下服用，不利于治疗，或处方药名难辨而耽误时间；重则可贻误治疗，甚至错发药物而致不测。处方用字关系重大，清代唐大烈在《吴医汇讲》中专列“书方宜人共识说”，呼吁医界同道“凡书方案，字期清爽，药期共晓”。

3. 诊治失误 医生诊察有失，辨证失准，以致用药失误，或手法操作不当，是重要的医源性致病因素。如用药寒热不辨，补泻误投；针刺时刺伤重要脏腑，导致气胸，或断针体内；以及推拿时用力过大或不当，引起筋脉损伤，甚或骨折等。

4. 医过的致病特点　易致患者情志波动。医生言行不当或诊治草率，极易引起患者的不信任，甚至情志异常波动，或拒绝治疗，或导致气血紊乱而使病情加重。

加重病情，变生他疾。医生言行不当，处方草率，或是诊治失误，均可贻误治疗，加重病情，甚至变生他疾。

（二）药邪的形成

1. 用药过量　尤其是一些含有毒性的药物，过量则易中毒。例如生川乌、生草乌、马钱子、巴豆、生半夏等均含有毒性，临床使用均有常用量的规定，必须严格遵守。

2. 炮制不当　有些含有毒性的药物经过适当的炮制加工可减轻毒性。例如乌头火炮或蜜制，半夏姜制，附子浸漂、水煮等，就能减轻毒性。若对这类药物炮制不规范，则易致中毒。

3. 配伍不当　部分药物相互作用会使毒性增加，古人分别概括成“十八反”“十九畏”。例如藜芦反人参、大戟反甘草等。因而，配伍不当，也会引起中毒或变生他疾。

4. 用法不当　某些药物在使用上有特殊的要求或禁忌。如妇女妊娠期有应该禁忌的药物，有些药物先煎可减低毒性，若违反有关禁忌或药物应先煎而未先煎，就有可能导致人体中毒或变生他疾。

五、先天因素

先天因素，是指胎儿发育过程中，由于父母的体质，或疾病，或母体受情志、饮食和治疗药物因素等影响，使胎儿或初生婴儿形成各种疾病的原因，由此所致的疾病，称为“胎病”。由先天因素所致的疾病主要有：胎弱、胎毒、遗传性疾病和其他先天性疾病等。

（一）胎弱

胎弱，也称胎怯，指胎儿禀受父母的精血不足或异常，以致畸形，或发育障碍。胎弱的表现很多，如皮肤脆薄，发肤色白，形寒肢冷，面黄肌瘦，筋骨不利，齿生不齐，项软头倾，手足痿软，神痴气怯等。

胎弱为病，主要包括两类情况：一是各类遗传性疾病。多因于父母之精本有异常，如先天性畸形等。二是先天禀赋虚弱。多因于受孕妊娠之时，父母身体虚弱，或疾病缠身；或饮食不调，七情内伤，劳逸过度，以致精血不充，胎元失养等所致。如《医宗金鉴·幼科心法要诀》说：“小儿五迟（立迟、行迟、发迟、齿迟、语迟）之证，多因父母气血虚弱，先天有亏，致儿生下筋骨软弱，行步艰难，齿不速长，坐不能稳，要皆肾气不足之故。”《诸病源候论·小儿杂病诸候》明确指出，四五岁不能语言是由“在胎之时，其母卒有惊怖，内动于儿脏，邪气乘其心，令心气不和”所致。

早在《素问·奇病论篇》中就提出：“人生而有病癫疾者，病名曰何？安所得之？岐伯曰：病名为胎病，此得之在母腹中时，其母有所大惊，气上而不下，精气并居，故令子发为癫疾也。”说明中医很早就发现母体在怀孕期间，受情志刺激，大惊可胎传影响胎儿，使胎儿出生后发生癫病。

（二）胎毒

胎毒，有广义和狭义之分。广义胎毒，指妊娠早期，其母感受邪气或误用药物、误食伤胎之物，导致遗毒于胎，出生后渐见某些疾病。如《诸病源候论·胎寒候》说：“小儿在胎时，其母将养取冷过度，冷气入胞，伤儿肠胃。故儿生之后，冷气犹在肠胃之间。其状，儿肠胃冷，不能消乳哺，或腹胀，或时谷痢，令儿颜色素吧，时啼者，是胎寒故也。”又如小儿出生之后，易患疮疖、痘疹等，多与胎传火毒有关。狭义胎毒，指某些传染病，在胎儿期由亲代传给子代。如梅毒可由其父母传染而得。《医宗金鉴·遗毒》还认为“此证系先天遗毒于胞胎，有禀受、染受之分。禀受者，由父母先患杨梅，而后结胎元，婴儿生后，则周身色赤无皮，毒攻九窍，以致烂斑……染受者，乃先结胎元，父母后患杨梅，毒气传于胎中，婴儿既生，则头上坑凹，肌肤先出红点，次发烂斑，甚者毒攻口角、眼眶、耳鼻及前阴、谷道破烂。”

先天性疾病有很多是遗传的，遗传病是指由于生殖细胞或受精卵里的遗传物质在结构或功能上发生改变所引起的疾病，通常具有垂直传递和终生性特征。遗传病与先天性疾病是有所区别的。先天性疾病是指出生前就已经形成的畸形或疾病。其中一些先天畸形或疾病，是由遗传决定的内因所引起，这些病当然是遗传病。例如并指、先天性聋哑、白化病和先天性愚型等。但是，在胎儿发育过程中，由于环境因素的偶然影响，胎儿的器官发育异常，形成形态或功能改变，也会导致先天性疾病。例如母亲在妊娠三个月内感染风疹病毒，可使胎儿产生先天性心脏病，或先天性白内障。这不是遗传物质改变造成的，而是胚胎发育过程中受到环境因素的干扰所致，虽是先天性的，但并非遗传病。有些遗传病不一定在出生时就表现出症状，有时需要经过几年、十几年，甚至几十年后才出现明显症状。例如遗传性小脑性运动失调症，决定于杂合子的致病基因，呈常染色体显性遗传，但是出生时一切正常，到35~40岁才发病，但却是遗传病。中医学中的胎病，大部分只属于先天性疾病，从文献所描述的症状来看属遗传病的很少，有的病证还是出生后感染的。

先天性因素所引起的胎病，也可以预防，如做好婚前检查，不近亲结婚，妇女怀孕后要注意饮食起居，节制房事，避免剧烈情志刺激，可以大量减少胎病的发生。《幼幼集成·护胎》说：“胎成之后，阳精之凝，尤仗阴气护养。故胎婴在腹，与母同呼吸、共安危，而母之饥饱劳逸，喜怒忧惊，饮食寒温，起居慎肆，莫不相为休戚。古人胎教，今实难言，但愿妊娠之母，能节饮食，适寒暑，戒嗔恚，寡嗜欲则善矣。”

目标检测

答案解析

单项选择题

1. 悲忧过度主要伤的脏腑是（　）
   A. 心　B. 肝　C. 脾　D. 肺　E. 肾
2. 属于湿邪性质的是（　）
   A. 其性黏腻　B. 其性开泄　C. 其性凝滞　D. 其性收引　E. 其性升散
3. 不属于结石致病特点的是（　）
   A. 多发于实质性脏器　B. 病程较长，症状不定　C. 局部多胀痛、酸痛
   D. 结石梗阻时可发生绞痛　E. 易阻滞气机，损伤脉络
4. 饮食因素致病，易致聚湿化热生痰的是（　）
   A. 寒热偏嗜　B. 偏嗜肥甘　C. 偏嗜辛热　D. 饮食过饱　E. 过食生冷
5. 属于火、燥、暑共同致病特点的是（　）
   A. 生风　B. 动血　C. 上炎　D. 耗气　E. 伤津
6. 既是病理产物，又是致病因素的邪气是（　）

A．饮食 B．七情 C．瘀血 D．疫疠 E．六淫

7．疠气与六淫邪气的主要区别是（ ）

A．多与季节气候有关 B．多与地理环境有关 C．体外入侵
D．具有强烈的传染性 E．多从皮毛口鼻而入

8．风性善动不居，游走不定，体现风性（ ）

A．为百病之长 B．轻扬开泄 C．善行而数变 D．主动 E．以上皆非

9．患者，女，40岁。因受精神刺激而出现心神不安、夜不能寐甚至二便失禁的原因是（ ）

A．恐则气下 B．惊则其乱 C．悲则气消 D．喜则气缓 E．思则气结

10．患儿，男，6岁。肛门奇痒，夜间尤甚，睡眠不安，近日胃纳减少，身体消瘦，其所患疾病可能是（ ）

A．钩虫病 B．蛔虫病 C．绦虫病 D．蛲虫病 E．饮食积滞

11．患者，男，5岁。因感冒出汗而恶风，咽痒咳嗽，次日晨起即面目一身肿及小便少、舌淡红、苔薄白、脉浮缓等症。该患者的病因属于六淫中的（ ）

A．寒邪 B．风邪 C．湿邪 D．暑邪 E．火邪

12．患者，男，48岁，面色黧黑，肌肤甲错，局部有青紫色肿块，刺痛，拒按，舌色紫黯，脉涩，此病因是（ ）

A．风湿 B．瘀血 C．痰饮 D．结石 E．寒湿

（黄 姗 赵菁菁）

书网融合……

知识回顾

微课

习题

第七章　病　机

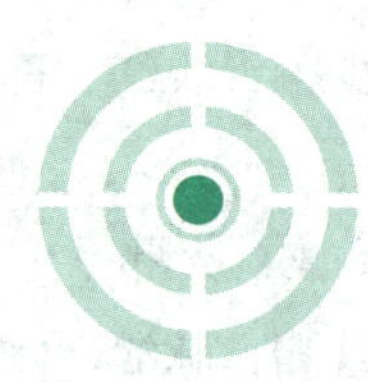

学习目标

知识要求：

1. 掌握正邪与发病及基本病机的主要内容。
2. 熟悉基本病机的一般内容。
3. 了解影响发病的因素、体质因素与发病、发病形式等内容。

技能要求：

1. 熟练掌握运用正邪相争理论阐释人体发病原理的技能。
2. 学会运用基本病机理论阐释人体基本病理变化。

病机，即疾病发生、发展与变化的机制。各种致病因素作用于人体，正气奋起抗邪，正邪相争，破坏了机体阴阳的相对平衡，导致脏腑功能失调，使精气血津液生成与运行失常，产生全身或局部多种多样的病理变化。

第一节　发病原理

PPT

发病，是指疾病发生的过程。在正常情况下，机体内部脏腑经络、气血阴阳处于相对平衡的状态，且人体与自然界、社会环境协调统一，这时人体就处于健康的状态。然而，有时一些致病因素会作用于人体，人体的正气就会与邪气产生斗争，人体的某些平衡状态会被打破，出现脏腑经络功能活动，甚至形态结构异常，精气血津液的生成、损耗与代谢失常，便发生了疾病，临床上会表现出一些特定的症状，亦可不同程度地影响正常生活和劳动能力。

一、正邪与发病

疾病的发生过程虽然十分复杂，但一般认为，人体正气和致病邪气是其中最重要的影响因素。

（一）正气与邪气的概念

正气，简称“正”，是与邪气相对而言的，泛指人体的各种物质结构，如脏腑、经络、气血津液等，是产生人体自我调节能力、环境适应能力、抗病能力和康复能力的物质基础。正气是随着人体生长发育，以及人体在不断适应自然和社会环境的过程中逐渐完善起来的。

邪气，简称“邪”，泛指各种致病因素，包括六淫、疠气、七情内伤、饮食失宜、劳逸失度，以及各种病理产物（如痰饮、瘀血、结石）、寄生虫、外伤、虫兽伤等。这些致病因素都有损伤人体正气，破坏脏腑经络组织器官的功能活动及形态结构的特性。因此，疾病的发生，是一定条件下正邪斗争的反映。

（二）正气不足是发病的基础

中医学非常重视人体的正气，认为正气在疾病的发生过程中起主导作用。正常情况下，人体正气充足，脏腑功能正常，气血充盛，卫外固密，则邪气难于入侵机体，疾病难以发生，正所谓“正气存内，邪不可干”（《素问·刺法论篇》）。只有在人体正气相对不足时，卫外不固，抗病能力下降，邪气乘虚而入，才会导致疾病的发生，正如《素问·评热病论篇》所言：“邪气所凑，其气必虚。”

（三）邪气是发病的重要条件

中医学强调正气在发病中起主导作用，同样也重视邪气在发病中的重要作用。任何邪气都具有致病性，在人体正气相对不足的前提下，邪气是发病的重要条件，只是致病程度有所不同，如六淫致病等。因此，一般情况下，邪气只是发病的条件，而非决定性因素。但在某些特殊情况下，邪气可在发病中起主导作用，如金刃伤、电击伤、冻伤、烧伤、虫兽咬伤、中毒等，即使正气充盛，也难以避免受其伤害。

（四）邪正相搏的胜负与发病

邪正胜负，是指正气与邪气相互搏斗的过程中表现出来的胜负变化，它不仅决定疾病发生与否，而且关系到发病的轻重缓急，影响着疾病的发展与转归。

1. 正胜邪退则不病 在正邪斗争的过程中，若人体正气充足，抗邪有力，则邪气难以入侵，即便入侵，也会被正气及时驱除，不对机体造成病理伤害，也就不会出现临床症状和体征，故不会发病，此即正胜邪退。

2. 邪胜正负则发病 在正邪斗争的过程中，若邪气亢盛，人体正气相对不足，无力抗邪，不能及时消除邪气入侵后对机体产生的不利影响，邪胜正负，故发生疾病。

发病之后，可因正气强弱、感邪轻重、病位深浅的不同，出现疾病病变性质、病情轻重、发病缓急、预后转归各不相同的情况。一般来说，正气充足，邪正之间斗争剧烈，多形成实证；正气亏虚，抗邪无力，多形成虚证。正气充足，邪气亢盛，则发病较急；正气不足，感邪较轻，则发病较缓。正气充足，感邪轻浅，病位多表浅，病势多轻，预后良好；正气亏虚，感邪较重，病位多深，病势多重，预后不良。

二、影响发病的因素

影响发病的因素有很多，除了正气与邪气，还有环境因素、体质因素和精神因素等。

（一）环境与发病

环境与发病关系非常密切，环境主要指自然环境和社会环境。人生活在自然界中，能够通过机体的自我调节，以适应自然环境的变迁，并在一定的限度内，保持着与自然环境的统一。然而，自然环境的变化又影响着人体，如果自然环境的变化超越了人体的自我调节能力，就会导致人体发生疾病。人同时具有社会属性，人体的生理和病理，同样会受到社会因素的影响。

1. 气候因素 四时气候的变化对于人体的生理功能有一定的影响，同时四时异常的气候变化也会滋生致病邪气，导致机体发生疾病。四时气候不同，人体的易感之邪和易发之病也不相同，从而形成了发病的季节性特点，如春易伤风，夏易中暑，秋易病燥，冬易感寒。此外，自然界气候的频繁变化，如时温时寒，忽晴忽雨，人体难以适应和防护，正不胜邪而发生疾病。

2. 地域因素 不同的地域，由于气候、地质、水质等自然条件的差异，人们生活习惯的不同，影响当地人的体质，亦可滋生不同的病邪，导致地域性的多发病和常见病。如北方地区地势较高，气候寒冷，人们容易罹患寒病；而东南地区，地势低洼，气候温热潮湿，人们多罹患湿热病。有些地区，由于饮食中缺乏人体必需的某些物质，可导致地方病的发生，如某些山区，因水土缺碘，可致瘿瘤病等。

知识拓展

水土不服

有些人易地而居或异域旅行，由于气候、环境、饮食习惯等的改变而导致不适感，引起一系列临床症状，称为水土不服。常见的症状有恶心、呕吐、腹胀、腹痛、腹泻、纳差、头晕及失眠等。现代研究认为，水土不服主要与肠道菌群失调有关。出现水土不服时，注意进食容易消化的食物以减轻脾胃负担，以对症治疗为主，如果出现呕吐、腹泻等症状，注意及时补充水分。

3. 社会因素 人所生活的社会环境中的诸多因素，如社会秩序的稳定与否、生活和工作环境的优劣程度、物质生活水平的高低等，对疾病的发生都有一定的影响。一般来说，稳定和谐的社会秩序、整洁舒适的生活工作环境，能焕发人的身心活力，有效减少疾病的发生；反之，动荡混乱的社会、秽浊脏乱的生活工作环境，会产生诸多致病原因和诱发因素，同时损伤人体正气，从而增加患病的概率。如工业废气、废水排放过多，粉尘过多，均可危害人体健康，甚至导致疾病的发生。物质生活水平低，摄食不足，久之可致正气亏虚；物质生活水平高，饮食不节，摄食过量，易损脾胃，均可导致疾病发生。

（二）体质与发病

体质的差异对发病的倾向性有一定的影响。一般来讲，先天禀赋充实，后天调养得当，则体质壮实，正气强盛，体健少病；先天禀赋不足，后天失于调养，则体质较弱，正气亏虚，易于患病。此外，不同体质的人对某些致病因素具有不同的易感性，如瘦人多火，易患痨嗽；胖人多痰，易患中风等。

（三）精神状态与发病

精神情志活动可以影响脏腑气血的功能，从而对发病产生影响。如果精神愉悦，情志舒畅，则阴阳气血调和，脏腑功能协调，正气充盛，不易发病；如果长期精神抑郁，情志不畅，则阴阳气血失调，脏腑功能失常，正气亏虚，易受外邪侵袭，导致疾病发生。正如《素问·上古天真论篇》所言："恬淡虚无，真气从之，精神内守，病安从来。"

三、发病形式

由于体质各异，所处环境不同，正气强弱不等，且病邪的性质、感邪的轻重和致病途径不同，因此发病的形式各有不同，主要有感邪即发、徐发、伏而后发、继发、合病与并病、复发等。

（一）感邪即发

感邪即发，又称卒发，或顿发，是指机体感邪后立即发病。此种发病形式发病迅速，是一种常见的发病形式，多因邪气亢盛、正不胜邪所致，主要见于以下几种情况。

1. **外感六淫** 外感六淫邪气，邪气较胜，多为感邪之后立即发病，如外感风寒等。

2. **外感疠气** 某些疫疠邪气，其传染性和致病性强，来势凶猛，病多卒发，且病情多危重。

3. **情志剧变** 剧烈的情绪变化，如暴怒、狂喜、大悲等剧烈情绪变化，可致气血逆乱而病变卒发。

4. **毒物所伤** 误服有毒食物、药物，吸入毒秽之气，被毒蛇或毒虫咬伤等，可使人中毒而迅速发病。

5. **急性外伤** 金刃、枪弹、跌打、烧烫伤、冻伤、电击等，均可直接迅速导致疾病发生。

（二）徐发

徐发，又称缓发，是指感邪后缓慢发病。徐发是与卒发相对而言的，它与致病因素的种类、性质，以及体质因素密切相关。徐发多见于内伤杂病，如思虑过度、忧愁不解、房事不节、烟酒无度等，日积月累，缓慢成疾。当然，徐发也可见于特殊的外感疾病，如湿邪致病，因湿性黏滞，故起病多缓慢。另外，年老体虚之人，虽感外邪，正气无力抗邪，机体反应低下，常见徐缓发病。

（三）伏而后发

伏而后发，又称伏邪发病，简称伏发，是指机体感受某些致病邪气后，病邪潜伏于体内，经过一段时间之后，或在一定诱因作用下而发病。外感性疾病中的“伏暑温病”，外伤性疾病中的破伤风、狂犬病等，均属此类。

（四）继发

继发，是指在原发疾病的基础上，继而发生新的疾病。继发病必然以原发病为前提，两者之间存在着必然的联系。如肝病胁痛、黄疸，若久治不愈或失治，日久可继发癥积、臌胀。

（五）合病与并病

合病，是指两个部位（或两条经脉）以上同时感邪所出现的病证。多见于邪气亢盛，正气相对不足，邪气可以同时入侵两个及两个以上部位（或经脉）而发病。如伤寒太阳和阳明合病、卫气同病等。

并病，是指感邪后某一部位的证候未了，由于病变部位的传变，而又出现另一部位的病证。合病与并病虽然均为两个或两个以上部位出现病变，但它们的区别在于，合病是一种致病邪气同时致多部位病变，而并病是病变部位的传变，正如《景岳全书·伤寒典》中所言：“并病与合病不同，合病者，彼此齐病也；并病者，一经先病，然后渐及他经而皆病也。如太阳先病，发热头痛，而后见目痛、鼻干不眠等症者，此太阳并于阳明也；或后见耳聋胁痛、呕而口苦等症者，此太阳并于少阳也；或后见腹满嗌干等症者，此太阳并于太阴也；或后见舌干口燥等症者，此太阳并于少阴也；或后见烦满囊缩等症者，此太阳并于厥阴也。”

（六）复发

复发，是指原病再度发作或反复发作的一种发病形式。

1. 复发的主要类型

（1）疾病少愈即复发 少愈，是指疾病将愈而未愈的一种病理状态。此时，正气已虚，邪气未尽，在某些诱因的作用下，导致余邪复燃，导致疾病复发。如温热病，在恢复期调养不当，可引起复发，如《素问·热论篇》云："病热少愈，食肉则复。"

（2）急性发作与慢性缓解交替　急性发作时症状较重，慢性缓解时症状较轻，如湿热痢。

（3）休止与复发交替　多见于初次患病时，虽经治疗，症状和体征消失，疾病处于休止状态，但宿根伏于体内，在某些诱因作用下而复发，如癫痫等。

2. 复发的基本特点

（1）大多都有诱因。

（2）疾病的复发，都是原有疾病的基本病理变化和主要病理特征的重现。

（3）疾病的复发，临床表现类似于初期，但大多较前加重，复发次数越多，病情越复杂。

3. 复发的诱因

（1）食复　是指因饮食不当而致疾病复发。如进食虾蟹等可致瘾疹、哮喘等疾病的复发，过食辛辣及饮酒可致痔疮和淋证等疾病的复发。有脾胃病变者及特殊体质患者，尤其要注意饮食调理，以防疾病复发。

（2）劳复　是指由劳神、劳形、房劳过度而致疾病复发。如过劳可致子宫脱垂、胸痹心痛等疾病的复发。

（3）药复　是指由于药物调理不当或病后滥施补剂而致疾病复发。如在疾病的初愈阶段，进行药物调理时，应遵循"扶正勿助邪，祛邪勿伤正"的原则，否则就可能导致损正助邪，引起疾病的复发。

（4）重感致复　是指因疾病初愈，邪气未尽，新感邪气助长体内余邪，引动旧病而复发。常见于外感疾病初愈阶段。

（5）情志致复　是指因情志因素引起疾病的复发。如癔症、癫狂痫等疾病，常因情志刺激而复发。

（6）其他因素致复　如气候、地域、护理不当等也可成为复发的诱因。

第二节　基本病机

PPT

虽然在临床上疾病的种类繁多，表现复杂，病理变化多种多样，但其基本病机离不开邪正盛衰、阴阳失调、精气血失常、津液代谢失常、内生"五邪"等几个方面。

一、邪正盛衰

邪正盛衰，是指在疾病发生、发展、变化过程中，机体正气与致病邪气之间相互斗争所发生的盛衰变化。邪正斗争中正邪的盛衰变化，不仅关系着疾病的发展和转归，而且也决定着疾病的虚实变化。因此，疾病的发生、发展过程，同时也是正邪的斗争及其盛衰变化的过程。

（一）邪正盛衰与虚实变化

在疾病发展的过程中，邪气与正气双方力量不是固定不变的，而是不断地发生着消长变化。而邪正的消长盛衰变化，可使疾病出现虚实的病机变化。故《素问·通评虚实论篇》云："邪气盛则实，精气夺则虚。"

1. 实性病机　实，指的是以邪气盛为矛盾主要方面的病理状态。实性病机是因邪气亢盛有余，而正气未衰，与邪气相抗争，正邪相搏，斗争剧烈，反应明显，因而表现出一系列亢盛有余的证候。因此，实证，即指邪气亢盛，邪气相争剧烈，临床表现为亢盛、有余的证候。实性病机多见于外感病初、中期，或痰、食、血、水滞留体内的内伤病证。临床多表现为精神亢进、狂躁易怒，或烦躁不宁，声高气粗，或疼痛拒按，或二便不通，舌质苍老、脉实有力等症状。

2. **虚性病机** 虚，指的是以正气亏虚为矛盾主要方面的病理状态。虚性病机是机体精、气、血、津液匮乏，脏腑经络的相关生理功能减退，正气不足，抗病能力低下，机体反应较弱，而表现出一系列的虚弱、衰退和不足的证候。虚证病机多见于素体虚弱、年老体弱或久病体虚之人，或外感病后期，以及各种慢性消耗性疾病过程中，或大汗、大吐、大泻、大出血之后。临床常见身体消瘦，面容憔悴，声低气微，神疲乏力，四肢懈怠，或自汗、盗汗，或五心烦热，或畏寒肢冷，脉虚无力等症状。

3. **虚实变化病机** 邪正的消长盛衰，除可产生单纯的虚证或实证的病机变化外，在某些长期、复杂的疾病发展过程中，还会出现虚实的多种变化。包括虚实错杂、虚实转化及虚实真假等方面。

（1）虚实错杂 是指在疾病发展过程中，正邪相争，邪盛和正衰并存的病理状态。主要有实中夹虚和虚中夹实两方面。实中夹虚是指以邪实为主，又兼有正气虚损的病理变化，多见于邪盛的实性病变失治或治疗不当，则病邪久留，损伤人体正气，而形成邪实正虚、实中夹虚的病变。虚中夹实是指以正虚为主，又兼夹实邪停留的病理变化，多见于素体正气不足，无力祛邪，或机体正虚，功能低下，而形成水湿痰饮、瘀血等病理产物滞留体内，而形成正虚邪实、虚中夹实的病变。

（2）虚实转化 指在疾病过程中，邪正双方相互斗争，力量对比不断变化，邪实久留则会损伤正气，正气不足则会导致邪实滞留，形成虚实病理转化。主要有由实转虚和因虚致实两种情况。

（3）虚实真假 指疾病在某种特殊情况下，出现疾病的表现与病机不完全一致的假的病理状态。由于表现的假象与病机的实质相反，而有真虚假实和真实假虚的两种病机。真虚假实，是指病机变化属虚但外在症状却有相似的"实"证表现，"虚"为病机的本质，而其似"实"之象则是表现在外的假象，故称之为"至虚有盛候"。真实假虚，是指实性病机变化中，却时有似"虚"证的表现，"实"是指病机的本质，而似"虚"之象则是其表现在外的假象，故称之为"大实有羸状"。

因此，分析病机的虚与实，必须透过现象看本质，了解邪正盛衰所反映的真实的病机变化，才能把握病变发展过程的本质。

（二）邪正盛衰与疾病转归

在疾病发生、发展的过程中，邪正双方的力量是在不断变化、不断此消彼长的，这种变化，决定着疾病发展的趋势和转归。具体形式有以下几种。

1. **正胜邪退** 是疾病向好转或痊愈方向发展的一种转归。正气抗邪，正邪相争，正气日趋强盛或战胜邪气，邪气日益衰减或消退，是许多疾病最常见的一种结局。如外感六淫，邪气由肌表侵入机体，因邪尚在表，机体正气强盛，可以抗邪，则不日而愈；或虽正气不强，但治疗正确，及时用药，亦可祛邪外出，邪去则正安。

2. **邪去正虚** 是指邪正相争过程中，邪气虽被驱除，病邪对机体的病理损害虽已停止，但正气在疾病过程中已被耗伤而处在虚弱的病理状态。

3. **邪盛正虚** 是指邪气亢盛，正气虚弱，机体抗邪无力，病势迅猛发展的病理过程。多向恶化和危重发展，甚至导致患者死亡。

4. **邪正相持** 指在疾病发展的过程中，机体正气不虚，而邪气也不盛，则正邪双方势均力敌，相持不下，使病势处于迁延状态的一种病理过程。

5. 正虚邪恋 指正气大虚而余邪未尽，致使正气难复而又无力驱邪，从而使疾病处于缠绵难愈的病理过程。多见于由急性转为慢性的疾病后期，或慢性病经久不愈，也是遗留后遗症的原因之一。

二、阴阳失调

阴阳失调是指机体阴阳之间失去平衡协调关系的病理状态。在疾病过程中，由于各种致病因素的影响，使机体的阴阳双方失去相对的平衡协调而出现阴阳偏胜、阴阳偏衰、阴阳互损、阴阳格拒，甚至阴阳亡失等病理变化。阴阳失调是对一切疾病病机的高度概括，是疾病发生、发展的内在根据，尤其与疾病的寒热性质密切相关。由于阴阳的偏盛偏衰，形成了“阳胜则热，阴胜则寒”“阴虚则热，阳虚则寒”等病理变化。

（一）阴阳偏胜

阴偏胜或阳偏胜，主要见于阴邪或阳邪侵袭机体所导致的以邪气盛为主的实证，即属“邪气盛则实”的实证。不同阴阳属性的病邪侵入人体，产生病理变化的阴阳性质多与病邪的阴阳属性一致，即阳邪侵袭人体可形成机体阳偏胜，阴邪侵袭人体可形成机体阴偏胜。如《素问·阴阳应象大论篇》云：“阳胜则热，阴胜则寒。”阳偏胜必然会制约阴，而导致阴偏衰；阴偏胜也必然会制约阳，而导致阳偏衰，因此，其病机发展趋势可形成“阳胜则阴病”“阴胜则阳病”的病理状态。

1. 阳偏胜 是指机体在疾病过程中所出现的一种阳盛有余，脏腑功能亢奋，代谢亢进，阳热过剩的病理状态。多因感受外感温热之邪，或情志内伤，五志过极而化火，或气滞、血瘀、痰浊、食积等郁久而化热。其病机特点为阳盛而阴未虚的实热证。“阳胜则热”，是指阳胜病机易于出现化热、化火等病理变化而表现为实热证。由于阳以热、燥、动为其特点，故临床上常表现出热象，如壮热或面赤、目赤、烦渴、舌红、脉数有力等；燥象则有尿黄、便干、口渴欲饮等表现；动象则主要表现为躁动不安，甚则抽搐等症。“阳胜则阴病”，即在实热病机中的阳盛伤阴，可导致人体津液大伤，阴液亏损，则会转化成实热兼阴虚病证或虚热病证。

2. 阴偏胜 是指在疾病过程中机体所出现的一种阴气过盛，脏腑功能障碍或减退，热量不足，以及阴寒性病理代谢产物积聚的病理状态，多因感受寒湿阴邪；或过食生冷，寒滞脾胃而成。其病机特点为阴盛而阳未虚的实寒证。“阴胜则寒”，是指阴胜病机常表现为阴寒内盛，血脉凝涩，水湿潴留等病变而表现为实寒证。由于阴以寒、湿、静为其特点，故临床上表现为寒象，如形寒肢冷、舌淡、苔白、脉迟；阴盛则损伤阳气，气化不足，出现泄泻、水肿、水液清冷等寒湿之象；阴性主静，则少动多静。“阴胜则阳病”，阴寒内盛，久必损阳气，故阴盛实寒病证，常可伴有机体生理功能减退、阳热不足等阳虚表现，也可出现实寒与虚寒并存的病理状态。

岗位情景模拟 12

王某，女，65岁，农民。双上肢关节肿痛10年，加重2个月。患者10年前出现双手指、掌、腕关节肿胀疼痛，呈对称性，痛有定处，得温而痛减，遇寒则加剧，关节屈伸不利，曾到当地医院就诊，病情好转，后每年冬天天气变冷后发病，天气转暖后症状可减轻。于2个月前又因天气变冷而出现病情加重，遂来就诊。现可见双手第二、三近端指关节梭形变，双腕关节肿胀，关节局部皮色不红，触之不热，舌质淡红，苔薄白，脉弦紧。

问题与思考

分析本案例中疾病的病机及发病形式。

答案解析

（二）阴阳偏衰

阴阳偏衰，是指人体阴或阳亏虚所出现的以正气亏损为主的病理状态。属于“精气夺则虚”的虚证。当阴或阳某一方面的物质减少或功能减退时，因不能制约对方的相对亢盛，而形成了“阳虚则阴盛”“阳虚则寒”或“阴虚则阳亢”“阴虚则热”等病理现象。

1. 阳偏衰 即是阳虚，是指机体阳气虚损，功能减退或衰弱，代谢活动减退，热量不足的病理状态。多因先天禀赋不足，或后天饮食失养，或劳倦内伤，或久病耗损阳气而成。其病机特点为阳气不足，阳不制阴，阴相对偏盛的虚寒证。“阳虚则寒”，即指人体阳气虚衰，温煦作用减弱，热量不足时，会出现寒象。如畏寒喜暖，四肢逆冷，或局部冷感或冷痛而喜按，舌淡、脉迟无力等症状。阳气不足，以脾肾阳虚多见，其中尤以肾阳虚衰最为重要。须注意阳虚则寒与阴盛则寒在病机上的区别，阳虚则寒是虚而有寒，病势缓；阴盛则寒是以寒为主，虚象不甚明显，病势较急。

2. 阴偏衰 即是阴虚，是指机体精、血、津液的亏损，阴液不足，其滋润、宁静和制约阳热的功能减退，以及阴不制阳，阳气相对偏亢的病理状态。多由于阳邪伤阴，或五志化火伤阴而成，或久病伤阴所致。其病机特点为阴虚，阴不制阳，阳相对偏亢的虚热证。“阴虚则热”，即指人体阴液不足，不能制约阳气，致使阳气相对亢盛，可出现五心烦热、骨蒸潮热、盗汗；宁静功能减退则见烦躁不安；阴液不足，滋养功能减退则见口干、消瘦、舌红少津、脉细数等。五脏虽皆可发生阴虚，但仍以肺、肝、肾之阴虚为主，其中肾阴不足在阴虚的病机中又占有极其重要的地位。须注意阴虚则热与阳盛则热在病机上的区别，阴虚则热是虚而有热，病势缓；阳盛则热则是以热为主，虚象不甚明显，病势较急。

（三）阴阳互损

阴阳互损，是指阴或阳任何一方虚损到一定程度时，病变发展影响到相对的一方，从而形成阴阳两虚的病理状态。在阴虚的基础上，继而导致阳虚，称为“阴损及阳”；在阳虚的基础上，继而导致阴虚，称为“阳损及阴”。

1. 阴损及阳 即阴虚到一定程度，累及阳气生化不足或无所依附而耗散，导致阳虚，形成以阴虚为主的阴阳两虚的病理状态。如热性病伤津，可见口干舌红、皮肤干燥、肌肉消瘦等阴液亏损的证候；病至后期，累及阳气的化生不足，又可出现畏寒肢冷、神疲乏力、少气懒言、脉弱无力等阳虚症状，即为阴损及阳，阴阳两虚之证。

2. 阳损及阴 即阳气虚衰太过，阳虚则阴化生不足，从而导致阴虚，形成以阳虚为主的阴阳两虚的病理状态。如肾阳亏虚之证，可因温煦不足而见形寒肢冷、腰膝酸冷；或气化功能减弱而见小便短少、水肿；由于阳不能化生阴精，则阴精日渐亏耗，而形成阳损及阴证，出现皮肤干燥、烦热、口干，脉细弱等阴液亏损的症状。

（四）阴阳格拒

阴阳格拒，是指在某些致病因素作用下，使阴或阳中的一方亢盛至极，或阴或阳中一方极端虚弱，双方盛衰悬殊，盛者踞于内，将另一方格拒于外，阴阳之间不相维系，阴阳之气不能顺接，从而出现真寒假热、真热假寒等复杂的病理现象。阴阳格拒是阴阳失调病机中较为特殊的一种类型。

1. 阴盛格阳 又称格阳，是指阳气极端虚弱，阳不制阴，而偏盛之阴壅盛于内，逼迫虚阳浮越于外，使阴阳不相维系，相互格拒的一种病理状态。其病机特点为阴盛于内而阳浮于外的真寒假热证，本质为危重之虚寒证。例如极度虚寒的患者，本来表现为面色苍白、精神萎靡、四肢逆冷、畏寒喜静、脉微细欲绝等症状，在病情越来越重的情况下，突然出现面色泛红如妆、多语、烦热、口渴、脉大而无根等假热之象。其内寒之象是真，而浮阳被格于外之象是假，属阴阳离决的危证。

2. 阳盛格阴 又称格阴，是指体内邪热极盛，阻遏阳气，则阳气深伏于里，不得外达四肢，而格阴于外的一种病理状态。其病机特点为邪热深伏，阳郁不能外达的真热假寒证，本质上是危重之实热证。常见于外感温热病，邪热炽盛，本来表现为壮热、面红、目赤、烦躁、气粗、舌红、脉数大有力等，在病势越来越重的情况下，突然出现四肢不温、脉象沉伏等格阴的"寒象"。这就是阳盛于内，格阴于外的真热假寒证。

（五）阴阳亡失

阴阳亡失，是指机体的阴液或阳气突然大量亡失，导致全身功能严重衰竭，生命垂危的病理状态。包括亡阴和亡阳，是阴阳失调中较为严重的病机变化。

1. 亡阳 是指机体的阳气突然亡失，导致全身属阳的功能严重障碍，生命垂危的一种病理状态。多由于邪气过盛，正不敌邪；或大量汗出，或吐泻过度，或失血过多，或过用汗、吐、下法等，导致阳随津泄，骤然外脱；或素体阳虚发展而来。亡阳时，机体凡属于阳的功能都会衰竭，尤以温煦、推动、兴奋、固摄等功能的衰竭最为突出。临床多见冷汗淋漓、面色苍白、精神萎靡、四肢逆冷、畏寒静卧、呼吸微弱、脉微欲绝等危重征象。

2. 亡阴 是指机体的阴液突然大量亡失，阴气衰竭，导致全身属阴的功能严重衰竭，生命垂危的一种病理状态。多因邪热炽盛，或邪热久留，严重耗伤阴液；或大出血不止，血失而亡阴；或剧烈吐泻，体内阴液大量丢失；或长期慢性消耗使阴液逐渐耗竭，日久形成亡阴之证。亡阴时，机体宁静、滋润、内守与制约阳热等功能均衰竭，患者出现烦躁不安，口渴欲饮，气喘，手足虽温但大汗欲脱，脉数疾等危证。

由于阴阳之间存在互根互用的关系，阴亡，则阳无以生，阳气无所依附而耗散；阳亡，则阴无以化，阴液无以生化而衰竭。故亡阴可迅速导致亡阳；亡阳也会很快导致亡阴，终因"阴阳离决"而死亡。

（六）阴阳转化

阴阳转化，是指在疾病的发展过程中，由于阴阳盛衰消长达到一定的程度，各自向其相反的方向转化，从而导致疾病寒热性质向相反方向转化的过程。包括由阴转阳和由阳转阴两个方面。

1. 由阳转阴 是指病理性质属阳的病证，在一定条件下，向阴转化的病理过程。如某些急性热病，由于热毒极重，大量耗伤机体元阳，阳气骤虚，可突然出现面色苍白、四肢厥冷等阳气暴脱之阴寒危象，此种病理变化，即为由阳转阴，表现为热证转寒证。

2. 由阴转阳 是指病理性质属阴的病证，在一定条件下，向阳转化的病理过程。如寒饮停肺病证，表现为咳嗽、痰涎清稀、苔白滑等，但寒饮郁久化热、而见发热、咳痰黄稠、胸痛、苔黄、脉数等痰热壅肺的症状，此种病理变化，即由阴转阳，由寒转热。

三、精气血失常

精气血是脏腑经络等组织器官进行生理活动的物质基础，又是脏腑经络功能活动的产物，其生成与运行均依赖于脏腑经络的正常功能。因此，精气血失常，必然影响机体的各种生理功能，使脏腑经络发生病变。同时，脏腑功能失调，也会导致精气血生成与运行的异常，从而引起精气血的各种病理变化。

（一）精的失常

1. 精虚 主要是指肾精不足，功能低下而产生的病理变化。肾精亏虚的病变，临床表现是多方面的，如小儿表现为生长发育迟缓，成年人表现为体弱多病、早衰、男子精少不育、女子不孕、精神萎靡不振、眩晕、耳鸣、腰膝酸软、健忘等。

2. 精瘀 是指男子精滞精道，排精障碍而产生的病理变化。肾中精气充盛，青春期后即有精气外泄，可以正常排精。但如果房事不节，忍精不泄，或年少手淫，或旷久不交，或惊恐伤肾，或瘀血、败精阻滞，或手术所伤、外伤等，皆可导致精泄不畅而瘀滞。临床表现多为排精不能或排精不畅，可伴有精道疼痛、睾丸胀痛、小腹重坠不适、腰痛、头晕等。

（二）气的失常

气的失常主要包括两个方面：一是气虚，即气的生化不足或耗损过多形成的病理状态。二是气机失调，即气的运动失常或紊乱，而表现为气滞、气逆、气陷、气闭或气脱等病理状态。

1. 气虚 是指气的生化不足或耗散太过，导致脏腑功能活动低下或减退，抗病能力下降的病理状态。多因先天禀赋不足，或后天失养，或肺脾肾的功能失调而致气生成不足。亦可因久病劳损、耗气过多所致。临床表现为神疲乏力、声低懒言、易感外邪、自汗、心悸、舌淡、脉虚弱无力等。

2. 气机失调 是指气的升降出入失常而引起的气滞、气逆、气陷、气闭、气脱等病理变化。

（1）气滞 即气的运行不畅而郁滞，导致脏腑、经络功能障碍的病理状态。多因情志抑郁，或痰、湿、食积、瘀血等有形之邪阻碍气机，或外邪侵犯抑遏气机，或脏腑功能失调引起气机郁滞，或气虚运行无力而滞。临床多表现为闷、胀、痛等症。

（2）气逆 即气机升降失常，上升太过或下降不及以致气逆于上的病理状态。多因情志内伤，饮食不节，外邪侵犯，痰浊壅滞等所致。若肺气上逆，则见咳嗽、气喘；胃气上逆，则见恶心、呕吐、呃逆、嗳气；肝气上逆，则见头胀痛、面红目赤、易怒；甚至血随气逆而见咯血、吐血、昏厥等症。

（3）气陷 即在气虚病变的基础上，气的升清功能不足或无力升举为主要特征的病理状态。脾胃位居中焦，脾升而胃降，为全身气机升降之枢纽。因而气陷病机与脾气虚损的关系最为密切，常称为“中气下陷”。多因素体虚弱，久病耗气，劳倦气虚，致脾气不升。病机特点为气虚清气不升，升举无力。脾气虚亏，升清无力，水谷精微不能上输头目，出现头晕、眼花、耳鸣等症；升举无力，可导致脏腑组织器官下垂，如胃下垂、肾下垂、子宫下垂、脱肛等病证。由于气陷病变大多是在气虚病证基础上发展而来，故又多见气虚症状，如疲乏无力、气短声低、面色不华、脉弱无力等。

（4）气闭 即气之出入障碍，主要指气机郁闭，气不外达，出现突然闭厥的病理状态。多由情志过极，或外邪、痰浊等阻滞气机出入所致。如因触冒秽浊之气而致闭厥；因强烈的精神创伤而致气厥；因剧痛引起的昏厥；因痰浊内阻而致痰闭。病机特点为气的外出与纳入障碍，气闭于内。临床上，气机不利，郁阻于心胸，蒙蔽清窍，可见昏厥、不省人事；阳气郁于内，不能外达，则见四肢逆冷、重则拘急；若为外邪侵入，痰浊内阻，肺失肃降，气道受阻，则见呼吸困难、鼻翼煽动、面唇青紫等症。

（5）气脱 指气不内守而大量向外脱逸，而致气的功能严重衰竭的病理状态。多因正邪相争，正不敌邪，正气骤伤；或久病耗伤，正气衰竭，以致气不内守而外散脱失；或因大出血、大汗出、频繁吐下等，致气随血脱或气随津泄。病机特点为气的大量外散脱失而使气的功能突然衰竭。气脱则推动功能衰竭，而见昏厥、面色苍白、目闭口开、呼吸微弱、全身软瘫、手撒、脉微欲绝；固摄功能衰竭，则见汗出不止、二便失禁；温煦功能衰竭，则见四肢厥冷。

（三）血的失常

血的失常，主要表现在两个方面：一是血的生成不足或因出血，久病耗伤血液，或血的濡养功能减退，而形成的血虚；二是血的运行失常，表现为血行或迟缓，或加速，或逆乱，或为血液妄行等病理变化。

1. 血虚 是指血液不足，血的营养和滋润功能减退，以致脏腑经络、形体官窍等失养的病理状态。其成因，一是血的生成不足，如气虚不能生血，脾失健运，难以化生成血液，或来源不足，则血液生化乏源；二是失血过多过快，新生之血来不及补充；三是久病不愈，慢性消耗，或劳神太过，耗伤精血。血虚不荣肌肤、唇舌，则表现为面色淡白或萎黄、皮肤粗糙、毛发不泽、唇舌淡白；血不上荣则头晕。由于心主血脉而肝藏血，故血虚病变，与此两脏关系密切，如血虚不能养目，则视物昏花、夜盲；不能养筋，则手足麻木，或运动无力，肢节屈伸不利，甚则抽搐；血不荣爪，则爪甲淡白，脆薄易裂。血虚不能养心则心悸怔忡；神失所养，则见心烦、多梦、失眠、健忘；甚则精神恍惚、惊悸不安、痴呆等。

2. 血瘀 是指血液运行迟缓，循环不畅，或离经之血积于体内，以致血液瘀滞的病理状态。多因气机郁滞，气滞血停成瘀；或气虚推动无力，血行不畅而成瘀；或痰浊、结石等阻滞脉道，血行受阻而成瘀；或寒邪入血，血寒凝滞而成瘀；或邪热入血，煎熬血液而致瘀；或迫血妄行，积于体内而成瘀；或用力不慎挫伤脉络，气血阻滞局部而成瘀。瘀阻于局部，不通则痛，而见疼痛、痛有定处，拒按、固定不移，夜属阴，入夜则血行减慢，其瘀更甚，故其痛夜间加剧；瘀留局部，可形成肿块；血液瘀滞，机体失养可见面色黧黑、肌肤甲错、唇舌紫黯，或舌见瘀斑、舌下静脉曲张等。

3. 出血 是指血液不循常道，逸出脉外的一种病理变化。其形成多由热入血分，灼伤脉络，迫血妄行；或气虚不能摄血；或瘀血阻滞脉道；或因脉络损伤等致使血逸脉外而出血。出血原因不同，表现也不相同。如火热迫血妄行，外伤脉络者，常出血较急，颜色鲜红，血量较多；气虚所致出血，血色淡，量少；瘀血阻滞所致出血，大多血色紫黯或夹有血块等。

（四）精、气、血关系失调

精气血之间生理上相互依存、相互为用，病理上也相互影响，主要表现在精血两虚、气滞血瘀、气虚血瘀、气不摄血、气随血脱以及气血两虚等方面上。

1. 精血两虚 是指肝肾精血不足，精虚和血虚同时存在的病理状态。肾藏精，肝藏血，精血同源互化，精能生血，血能化精，若久病伤及肝肾，或肝肾疾病相互影响，均可导致肝肾精血不足。临床多见眩晕耳鸣、神疲健忘、头发稀疏脱落、腰膝酸软，男子可见精少不育，女子可见月经失调、经少不孕等表现。

2. 气滞血瘀 是指由于气的运行郁滞不畅，导致血液运行障碍而出现血瘀的病理状态。临床多见胀满疼痛、刺痛、癥瘕、积聚等表现。

3. 气虚血瘀 是指气虚推动血液功能减弱，致血行滞涩不畅而出现血瘀的病理状态。如心肺气虚，行血无力，临床除见神疲乏力、少气懒言等气虚表现外，还可见心前区刺痛、唇舌青紫、脉涩等瘀血之象。

4. 气不摄血 是指由于气虚统摄无权，致血不循经，逸出于脉外而出血的病理状态。该证与脾的关系密切，气不摄血亦即脾不统血。气不摄血而出血者，多在面色不华、疲乏倦怠、脉无力、舌淡等气虚表现的基础上兼见各种出血。

5. 气随血脱 是指大量出血时，气随血液的快速流失而脱散，从而形成气血两虚或气血并脱的病理状态。阳气脱失，不能温煦机体，可见四肢厥冷；不能固摄，则见冷汗淋漓；气虚而不能荣养头目，清窍失养，则见昏厥；血脱不能充盈血脉，故脉芤，或脉微欲绝。

6. 气血两虚　是指气虚和血虚并存，而致人体功能衰退的病理状态。临床可见面色淡白或萎黄、少气懒言、神疲乏力、形体瘦弱、心悸失眠、肌肤干燥、肢体麻木等气血不足的表现。

四、津液代谢失常

津液代谢是指津液不断生成、输布和排泄的过程。津液代谢是一个复杂的生理过程，必须由脏腑之间的相互协调配合才能维持正常，如肺的宣发肃降、脾的运化转输、肾的蒸腾气化等，其中气的运行是调节津液代谢的核心。如果肺、脾、肾等脏腑功能异常，气的升降出入失衡，气化功能失常，则导致津液生成、输布和排泄障碍，出现津液不足或津液停滞体内的病理变化。

（一）津液不足

津液不足是指津液数量减少，导致脏腑、孔窍、皮毛等失于滋润和濡养，而产生一系列干燥枯涩的病理变化。导致津液不足的原因主要有三个方面：一是热邪伤津，如外感燥热之邪或内生热邪耗伤津液。二是丢失过多，如过度吐泻、大汗、多尿及大面积烧伤等。三是生成不足，如体虚久病，脏腑气化功能减退。

津和液在性状、分布、生理功能等方面有所不同，故津不足和液不足的病机及临床表现也存在着一定差异。津较清稀，流动性较大，主要分布于皮毛、孔窍、肌肉，并充盈血脉，以滋润作用为主。如夏秋季节，因饮食不当而致呕吐、泄泻或吐泻交作者，会损失大量津液，出现小便短少色黄、大便燥结、口渴引饮、咽干舌燥、皮肤干涩、目眶深陷、啼哭无泪、精神委顿、手足抽筋等表现。严重者，因血中津少而致血容量不足，气随津泄而推动无力，血液运行不畅，出现面色苍白、四肢不温、脉微欲绝等危象。

液较稠厚，流动性较小，主要分布于脏腑、骨髓、脑髓、脊髓和关节之中，含有大量精微物质，以濡养作用为主。如热病后期或久病伤阴，出现的形瘦，大肉尽脱，肌肤毛发枯槁，四肢抽搐，肌肉震颤，舌红无苔或少苔，则属于脱液的表现。虽然伤津和脱液在病机和临床表现方面有所不同，但津和液本为一体，二者亦有密切联系。一般而言，伤津主要是丢失水分，伤津未必脱液；脱液不但丢失水分，还伴有精微物质的损耗，故脱液必兼津伤。脱液重于伤津，伤津乃脱液之渐；脱液乃伤津之甚。津易伤亦易补，而液一般不易耗伤，一旦耗伤则较难恢复。但伤津可骤然发生，而后又迅速出现气随津泄，甚至气脱的重危证候，则又非脱液可比。

（二）津液输布、排泄障碍

津液输布和排泄是津液代谢的两个重要环节，二者虽有不同，但若出现障碍，皆能造成津液停滞于体内，导致内生水湿、痰饮等病理产物的形成。津液输布障碍是指津液得不到正常的转输和布散，导致津液在体内停滞。引起津液输布障碍的原因很多，如肺失宣降、脾失健运、肝失疏泄、肾失气化等。其中，以脾的运化功能障碍起主导作用，脾不仅对津液的输布起重要作用，而且在津液的生成方面具有主导作用。脾失健运，水液不归正化，变生痰饮、水湿为患，故《素问·至真要大论篇》说：“诸湿肿满，皆属于脾。”津液排泄障碍是指津液转化为汗液和尿液的功能减退，导致水液潴留体内或外溢于肌肤。津液化为汗液，有赖肺气的宣发；津液化为尿液，有赖肾气的蒸化。肾气蒸化障碍，膀胱不利，导致尿潴留；肺气宣发不利，腠理闭塞，导致少汗或无汗等，皆属于津液排泄障碍的范畴。津液的输布和排泄障碍常相互影响，互为因果，导致湿浊困阻、痰饮凝聚、水液潴留等多种病理变化。

1. 湿浊困阻　脾虚运化功能减退，津液不能转输布散，聚为湿浊。湿性重浊黏滞，易于阻遏中焦气机，出现胸闷、脘痞、呕吐、恶心、腹胀、便溏、苔腻等症。

2. 痰饮凝聚 脾、肺等脏腑功能失调，津液停而为饮，饮凝成痰。痰随气的运行，无处不到，可滞留于机体的各个部位而出现多种临床表现。饮停聚的部位比较局限，如停于胸胁的“悬饮”、停于肺的“支饮”等。

3. 水液潴留 肺、脾、肾、肝等脏腑功能失调，气不行津，津不化气，津液潴留于肌肤或体内，形成水肿或腹水。如《景岳全书·肿胀》说：“盖水为至阴，故其本在肾；水化于气，故其标在肺；水惟畏土，故其制在脾。今肺虚则气不化精而化水，脾虚则土不制水而反克，肾虚则水无所主而妄行，水不归经则逆而上泛，故传入于脾而肌肉浮肿。”

湿、痰、饮、水，皆为津液停聚所生，以状态而论，湿为弥漫状态，水最为稀薄，痰较稠厚，饮则介于两者之间；其停聚部位、临床表现等各有不同。但四者又可以相互转化，很难决然分开，故有痰湿、水饮、痰饮之称。

（三）津液与气血关系失调

津液的生成、输布和排泄，依赖于脏腑的气化和气机的协调，而气之循行亦以津液为载体。津液与血液相互化生，津液充足是保证血脉充盈、血行通畅的前提，而血液的充沛和畅行又是保证津液充盛和运行的基础。一旦津液与气血关系失调，则出现水停气阻、气随津脱、津枯血燥、津亏血瘀、血瘀水停等病理变化。

1. 水停气阻 是指津液代谢障碍，水湿痰饮停留，导致气机阻滞的病理变化。水湿痰饮皆为有形之邪，因停聚的部位不同而临床表现各异。如水饮阻肺，肺气壅滞，宣降失职，可见胸满、咳嗽、喘促不能平卧等症；水饮凌心，阻遏心气，心阳不振，可见心悸、心痛、胸闷等症；水饮停滞中焦，阻遏脾胃气机，清气不升，浊气不降，可见头昏困倦、脘腹胀满、纳化呆滞等症；水饮停于四肢，阻滞经脉气血，可见肢体沉重、胀痛、浮肿等症。

2. 气随津脱 是指津液大量丢失，气失其依附而随津液外泄，导致气津亡失的病理变化。如《伤寒论·辨阳明病脉证并治》说：“发汗多，若重发汗者，亡其阳。”汗出过多，津液外泄，阳气随之亡失；《金匮要略心典·痰饮篇》说：“吐下之余，定无完气。”频繁而大量的呕吐、泄泻，皆可使气随津液的耗伤而脱失。

3. 津枯血燥 是指津液亏乏枯竭，导致血燥生风或虚热内生的病理变化。若因大汗、严重吐泻、烧伤等引起津液损耗，或阴虚痨热，津液暗耗，均会导致津枯血燥，出现心烦、口鼻干燥、肌肉消瘦、皮肤干燥、皮肤瘙痒、肌肤甲错、舌红少津等症。

4. 津亏血瘀 是指津液损耗，导致血行瘀滞的病理变化。若因高热、烧伤、过度吐泻、大汗等原因，导致津液大量损耗，则血量减少，血行滞涩不畅，发生血瘀之患，出现皮肤瘀斑，舌质紫绛或有瘀点、瘀斑，脉沉涩等症。如《读医随笔·卷三》所说：“夫血犹舟也，津液水也”“津液为火灼竭，则血行愈滞”。

5. 血瘀水停 是指血脉瘀阻导致津液输布障碍，而使水液停聚的病理变化。血中有津，脉外之津可从孙络渗入血中，血瘀则津液循行不利；血瘀必有气滞，气滞津停，故血瘀常伴水停。如心阳亏虚，运血无力，血脉瘀阻，除了出现心悸、胸闷、口唇爪甲青紫、舌质紫黯等血瘀症状外，亦可出现下肢和面目浮肿、憋喘、小便不利等水停症。

知识拓展

中医病机研究的成果

病机是应用中医理论对疾病本质的概括，是辨证的结果，是论治的前提，其重要性不言而喻，历来受到极大的重视。病机学的研究也是中医学研究中的热点，其研究日益丰富和深入，一代代献身于中医事业的中医人，为病机的现代研究做出了巨大贡献。从20世纪50年代至今，研究成果较为突出的是侯灿等对八纲病理生理学的研究；沈自尹等对肾阴虚、肾阳虚病机的研究；邝安堃等对阴阳虚本质的探讨；匡调元出版的《中医病理研究》，使病机理论更趋于全面和系统化。此外，对瘀血病机的研究也十分突出。近十年来，病机学的研究仍然十分活跃，在各个方面都取得了广泛的进展，其特点是更加紧密地结合临床；趋向于符合临床实际的复杂病机的研究；对新病机的确立及对原有病机的补充和发展；实验研究新指标的临床应用等。

五、内生“五邪”

（一）内生“五邪”的概念

内生“五邪”是指在疾病的发展过程中，由于脏腑、经络及精气血津液的功能失常而产生的化风、化寒、化湿、化燥、化火等病理变化。因病起于内，又与风邪、寒邪、湿邪、燥邪、火邪所致病证的临床表现相似，故称为“内风”“内寒”“内湿”“内燥”和“内火”，统称为内生“五邪”。内生“五邪”与外感六淫有一定区别：内生“五邪”属于内伤病的病机；外感六淫属于外感病的病因。内生“五邪”所反映的病证，多为里证、虚证、虚实夹杂证；外感六淫所致的病证，多为表证、实证。

（二）风气内动

风气内动，即“内风”，是指由于阳气亢盛或阴虚不能制阳，出现动摇、眩晕、抽搐、震颤等类似风动的病理变化。由于“内风”与肝的关系较为密切，故又称肝风内动或肝风，如《素问·至真要大论篇》说：“诸暴强直，皆属于风”“诸风掉眩，皆属于肝”。体内阳气亢逆变动是风气内动的核心，故《临证指南医案》说：“内风乃身中阳气之变动。”风气内动主要表现为肝阳化风、热极生风、阴虚风动、血虚生风等。

1. 肝阳化风 多见于情志所伤，肝气郁结，郁久化火而亢逆，或暴怒伤肝，肝气亢逆，或操劳过度，耗伤肝肾之阴，水亏不得涵木。由于肝阳升而无制，浮动不潜，亢逆化风，故出现筋惕肉瞤、肢体麻木、手足震颤、眩晕欲仆、口眼歪斜、半身不遂，甚则晕厥等症。

2. 热极生风 又称热甚动风，多见于热病的极期。由于火热亢盛，化而为风，煎灼津液，伤及营血，燔灼肝经，故出现高热痉厥、四肢抽搐、鼻翼煽动、目睛上吊、神昏谵语等症。

3. 阴虚风动 多见于热病后期或久病虚损。由于津液和阴气大量损耗，既不能制阳而致阳气亢盛，又不能滋养筋脉而致筋脉失其柔顺之性，故出现低热、筋脉失养、手足蠕动、舌红少津等症。

4. 血虚生风 多见于生血不足，或失血过多，或久病耗伤营血。由于肝血不足，血不荣络，筋脉失养，故出现肢体麻木、筋肉瞤动、手足拘挛不伸等症。

（三）寒从中生

寒从中生，即“内寒”，是指机体阳气虚衰，温煦气化功能减退，虚寒内生的病理变化。多见于先天禀赋不足，阳气素虚，或久病伤阳，或外感寒邪，过食生冷，损伤阳气。阳气虚衰，温煦失职，阴寒内生，故出现面色苍白、畏寒喜热、四肢不温、关节疼痛、筋脉拘挛、舌淡胖、苔白滑等症。脾为气血生化之源，脾阳能达于肌肉四肢；肾阳为人身阳气之本，温煦全身脏腑组织。故脾肾阳气虚衰，最易表现虚寒之象，而又以肾阳虚衰为关键，故《素问·至真要大论篇》说："诸寒收引，皆属于肾。"

阳气虚衰，蒸化无权，水液代谢障碍，出现尿频、小便清长、流清涕、咳痰稀薄、泄泻、水肿等症，故《素问·至真要大论篇》说："诸病水液，澄澈清冷，皆属于寒。"阳气虚衰，不能温煦血脉，血脉收引，血流滞涩不畅，形成痛处固定、遇寒加重的血瘀证。

"内寒"与"外寒"之间，既有区别又有联系。其区别是："内寒"的临床特点是虚而有寒，以虚为主；"外寒"的临床特点是以寒为主，亦可因寒邪伤阳而兼虚象。其联系是：寒邪侵犯人体，必然会损伤阳气，最终导致阳虚；而阳气素虚之体，又因抗御外邪能力低下，易感寒邪而发病。

（四）湿浊内生

湿浊内生，即"内湿"，是指脾运化、输布津液功能障碍，导致湿浊蓄积停滞的病理变化，又称脾虚生湿。多见于过食肥甘，恣食生冷，或喜静少动，素体肥胖，使脾运化失职，津液输布障碍，聚而成湿。脾运化水液有赖于肾阳的温煦，若肾阳虚衰不能温煦脾阳，亦会导致湿浊内生。由于湿为阴邪，易伤阳气，故湿困日久，必伤及脾阳、肾阳，而致阳虚湿盛之证。湿浊还可以聚而为痰，留而为饮，积而成水，变生多种病患。

湿性重浊黏滞，易阻遏气机，临床表现因其阻滞部位不同而各异。如湿邪留滞经脉，则头闷重如裹，肢体重着或屈伸不利，故《素问·至真要大论篇》说："诸痉项强，皆属于湿。"湿犯上焦，则胸闷，咳痰，憋喘；湿阻中焦，则脘腹胀满，纳化呆滞，口腻口甜，舌苔厚腻；湿滞下焦，则腹胀，便溏，小便不利；水湿泛溢肤肌，则发为水肿，故《素问·六元正纪大论篇》说："湿胜则濡泄，甚则水闭胕肿。"湿浊虽可阻滞于上、中、下三焦，但仍以湿阻中焦为多。

"内湿"与"外湿"之间，既有区别又有联系。湿邪外袭最易伤脾，脾失健运又滋生内湿；内湿素盛之体，易感湿邪而发病。

（五）津伤化燥

津伤化燥，即"内燥"，是指津液不足不能濡润脏腑组织，而导致干燥枯涩的病理变化，如《素问·阴阳应象大论篇》说："燥胜则干。"多见于久病伤阴耗液，或大汗、过度吐泻，或某些热病热盛伤津，或亡血失精。由于津液亏少，不足以内溉脏腑，外润腠理孔窍；津液枯涸，阴气化生无源而虚衰，阴虚则阳亢，虚热内生，故出现肌肤干燥、起皮脱屑、皮肤皲裂、鼻干无涕、口燥咽干、干咳无痰、咯血、目涩少泪、爪甲脆折、小便短赤、大便干燥、舌红少津或龟裂等症。故《素问玄机原病式·六气为病》说："诸涩枯涸，干劲皴揭，皆属于燥。"内燥可发生于各脏腑组织，以肺、胃及大肠为多见。

（六）火热内生

火热内生，即"内火"或"内热"，是指阳气亢盛，或阴虚阳亢，或气血、病邪郁滞，而产生的火热内扰、功能亢奋的病理变化。火热内生有虚实之分，主要表现为阳气过盛化火、邪郁化火、五志过极化火、阴虚火旺。

1. 阳气过盛化火 对脏腑经络起温煦作用的阳气，称之为"少火"。但在病理情况下，阳气过盛，使阴气的消耗增加，以致伤阴耗津。此种病理性的阳气过亢，称之为"壮火"，又称为"气有余便是火"。

2. 邪郁化火 包括两方面的内容：一是外感六淫皆可郁滞而化热化火，如寒郁化热、湿郁化火等。

二是体内的病理性代谢产物，如痰饮、瘀血、食积等，亦可郁久化火。邪郁化火的本质是由于这些致病因素皆可导致人体气机郁滞，气郁则生热化火。

3. 五志过极化火 又称“五志之火”，多见于情志刺激，导致脏腑气机失调，气机郁结或亢逆。气郁日久则化热，气逆自可化火，故火热内生。如情志内伤，致肝郁气滞，或大怒伤肝，均可化为肝火。

4. 阴虚火旺 多见于津液亏虚，阴气大伤。由于阴虚不能制阳，阳气亢盛，化热化火，故虚热、虚火内生。一般来说，阴虚内热多见全身性的虚热征象，如五心烦热、潮热盗汗、面部烘热、形体消瘦、咽干口燥、舌红少苔、脉细数等；阴虚火旺多集中于机体的某一部位出现火热征象，如虚火上炎所致的牙痛、齿衄、鼻衄、咽痛等。

知识拓展

部分病机研究进展

痰病机研究：在痰的生成方面，传统理论强调脾为生痰之源，而临床研究发现肾与痰的关系更为密切，认为“肾为生痰之源”。在痰的概念上，逐渐泛化，尤其是无形之痰，认为诸多的病理产物均应归属于无形之痰，扩大了津液停滞生痰的内涵。痰瘀同源的论点得到更多的支持，尤其在老年病方面。

内生五邪病机研究：以内火、内毒的研究方向较多，如对君火、相火、命火的研究，以及对阴火、阳火的探讨；对热毒、瘀毒、浊毒、痰毒、尿毒等内生之毒概念的提出，并认为内生之毒是多种恶疾、顽疾的共同病机。

阴火病机研究：阴火是涉及阴阳虚实的病机范畴，阴火一说起源于金元四大家之一李东垣，自古对阴火的理解多有分歧，中医界曾有过大讨论，近年来仍不时有文章对此加以探讨。多数观点认为阴火是阳气虚生火，属于假热。明确阴火概念有助于对格阳证及阳虚生风等证候的理解。

课堂互动 7-1

为何疾病发展的过程中会出现各种复杂表现，如病变部位的变化、疾病性质的改变？为何相同的致病因素，不同的人会出现不同的临床表现？

答案解析

六、疾病传变

（一）疾病传变的形式

疾病传变有两种形式：一是病位传变，二是病性转化。

1. 病位传变 包括表里传变与脏腑传变，外感病和内伤病的病位传变各有特点。如《素问·皮部论篇》说：“百病之始生也，必先于皮毛；邪中之则腠理开，开则入客于络脉；留而不去，传入于经；留而不去，传入于腑。”指出了外感邪气由表入里的传变过程。《素问·气厥论篇》说：“肾移寒于肝”“脾移寒于肝”“胃移热于肝”指出了脏腑病变的相互传变。外感病发于表，其病位传变基本形式是表里之间的传变；内伤病起于脏腑，其病位传变基本形式是脏腑之间的传变。但外感病由表入里后，亦可引起脏腑之间的传变；内伤病亦可出现脏腑与经络、脏腑与形体之间的传变。掌握病位的传变规律，便能把握病势发展趋向，抓住关键治疗时机，阻止病情进一步发展。如《素问·阴阳应象大论篇》说：“邪风之至，疾如风雨，故善治者治皮毛，其次治肌肤，其次治筋脉，其次治六腑，其次治五脏。治五脏者半死半生也。”

（1）表里出入　表里是区别病位深浅和病势轻重的纲领。由于疾病的表里传变也意味着病邪的表里出入，故亦称邪之表里出入。邪气旺盛，正气损耗，正气抗邪无力，则邪气由表入里；正气旺盛，邪气衰弱，正气抗邪外出，则邪气由里出表。邪气在表，病浅而轻，出现皮毛、肌腠、经络病变的相应症状；邪气在里，病深而重，出现脏腑病变的相应症状。

①表病入里：即表邪入里，是指外邪侵袭人体，首先停留于肌表层次，而后内传入里的病理变化过程。常见于外感病的初期或中期，是疾病向纵深发展的体现。表病入里主要取决于正邪的消长盛衰，并与治疗、护理是否恰当有关。若正气受损，无力抗邪，或邪气过盛，正不胜邪，或失治、误治等因素，均可致表邪不解，传变入里。如外感风寒证，出现恶寒、发热、无汗等表寒证候，若在表的风寒之邪不解，由肌表内传入里，影响肺、胃等脏腑功能，发展为高热、口渴、喘咳、便秘等症，则说明表寒证转化成了里热证。

病邪由表入里，多按一定的规律依次相传。如《素问·缪刺论篇》说：“夫邪之客于形也，必先舍于皮毛，留而不去，入舍于孙脉，留而不去，入舍于络脉，留而不去，入舍于经脉，内连五脏，散于肠胃，阴阳俱感，五脏乃伤。此邪之从皮毛而入，极于五脏之次也。”但也不能拘泥于此，若邪气过盛，暴伤正气，病邪长驱直入，则表现为直中的传变形式。如寒邪袭表，卫表不固，邪气从表直接深入脏腑，伤及脾胃，而见脘腹冷痛、泻下清稀等症，这种没有明显的先有表证后有里证的过程，称为寒邪直中太阴。

②里病出表：是指病邪原本位于脏腑层面，而后由里透达于外的病理变化过程。里病出表同样取决于正邪的消长盛衰，若正能胜邪，驱邪外出，则邪有出路，病势向愈，病机发展为顺；若正气亏耗，抗邪无力，则病邪内陷，病势恶化，病机发展为逆。如温热病，由于内热炽盛，出现高热、烦渴、胸闷、咳逆等症，继则汗出而热邪外解，脉静身凉，热疹透发于外，则是里病出表的体现。

人体表里是相对的，而且是多层次的。在表里出入的传变中，可以有介于表里之间的阶段，即半表半里。伤寒的少阳病机，温病的邪伏募原病机，都称之为半表半里，可出现介于表与里之间的证候，其病势发展趋势既可达表也可入里。

（2）外感病传变　外感病发于表，主要表现为表里传变，但内传入里后，亦可出现脏腑传变。不同的外感病，其病位传变形式有所不同，主要表现为六经传变、卫气营血传变和三焦传变。伤寒多六经传变；温病多卫气营血传变和三焦传变。

①六经传变：是指病位在六经之间发生转移变化的病理过程。张仲景的《伤寒杂病论》创立了“六经传变”理论，六经传变实际上是对伤寒热病六个不同发展阶段的病变规律和性质的概括。六经由表入里传变的基本形式是由阳入阴，即先太阳、阳明、少阳，而后太阴、少阴、厥阴，说明正气由盛而衰，疾病由轻到重的发展过程。反之，由阴出阳，说明正气由衰而盛，疾病由重到轻的发展过程。若正气大伤，邪气亢盛，邪气可不经阳经而直接侵犯阴经，称为直中三阴，其中以直中少阴居多。六经的具体传变形式还有阴阳经传变、表里经传变、手足经传变等。由于经脉与脏腑的络属关系，六经传变实际上与相应的脏腑功能失常密切相关。

②三焦传变：是指病位在上、中、下三焦之间发生转移变化的病理过程。温病的三焦传变，是对温病三个不同发展阶段的病变规律和性质的概括，由部位三焦的概念延伸而来。温热病邪多自口鼻而入，首先侵犯上焦肺卫，病邪深入，则从上焦传入中焦脾胃，再入下焦肝肾，这是病邪由浅入深，病势由轻到重的发展过程，称之为顺传。若病邪由下焦向上焦传变，由深出浅，则病势趋向好转。

若病邪从肺卫直接传入心包，超越了一般传变规律，称之为逆传。如《温病条辨·卷二》说：“肺病逆传，则为心包。上焦病不治，则传中焦，胃与脾也；中焦病不治，即传下焦，肝与肾也。始上焦，终下焦。”疾病顺传和逆传，主要取决于正邪双方力量对比和病邪的性质。

③卫气营血传变：是指病位在卫、气、营、血四个阶段发生转移变化的病理过程。温病的卫气营血传变，是对温病四个不同发展阶段的病变规律和性质的概括。卫分是温病的初期，病位在肺卫；气分为温病的中期，病位在胃、肠、脾、肺和胆；营分是温病的后期，病位在心包和心；血分是温病的晚期，病位在肝、肾和心。卫气营血传变，一般从卫分开始，进而传为气分，再入营分，后入血分，这是病邪由浅入深，病势由轻到重的发展过程，称为顺传。若病邪由营分、血分传出气分、卫分，由深出浅，则病势趋向好转。若邪入卫分后，不经过气分阶段，直接深入营分或血分，称为逆传。此外，亦有病变初起不见卫分阶段，而径入气分、营分者；或卫分证未罢，又兼见气分证而致“卫气同病”者；或气分证尚存，同时出现营分证、血分证而成“气营两燔”“气血两燔”者；甚至会出现邪热充斥表里内外，出现卫气营血同时受累的局面。正邪斗争的不同结局决定了卫气营血多种病位传变次序。

六经传变、卫气营血传变和三焦传变既有区别又有联系，如太阳证、上焦证和卫分证，阳明证、气分证和中焦证等，都有某些相似之处，反映了外感病传变规律的共性。

（3）内伤病传变　内伤病的病位在脏腑，内伤病传变的基本形式是脏腑传变。此外，内伤病也可在脏腑与经络、脏腑与形体之间传变。

①脏与脏传变：是指病位传变发生于五脏之间，是内伤病最主要的病位传变形式。五脏之间通过经络相互联系，生理上相互协调，病理上相互影响，一脏病变，必然会影响到他脏而发生传变。心与肺同居上焦，心主血，肺主气，而宗气“贯心脉而行呼吸”，心与肺之间，主要体现在心主血与肺主气病变的相互影响。心主血功能失常，导致肺气郁滞，宣降失司，出现咳嗽、喘不得平卧等症；肺病日久，宣降失司，导致心血瘀阻，出现心悸、胸闷、口唇青紫等症。心与脾之间，主要体现在心主血、心主神与脾主运化病变的相互影响；心与肝之间，主要体现在心主血与肝藏血、心主神与肝主疏泄病变的相互影响；心与肾之间，主要体现在心肾阴阳交互失调、心主血与肾藏精病变的相互影响。

②脏与腑传变：是指病位传变发生于脏与腑之间。脏与腑传变，一般按脏腑表里关系传变，如《素问·咳论篇》说：“五脏之久咳，乃移于六腑。脾咳不已，则胃受之……肺咳不已，则大肠受之。”肺与大肠相表里，脏腑气化相通，若肺气壅滞于上，肃降失司，导致大肠腑气不通，而发生便秘；大肠郁热，积滞不通，导致肺失肃降，而发生气逆喘咳。心火下移于小肠，引起小肠积热；小肠之热循经上熏于心，引发心火亢盛。脾失健运，导致胃不能受纳与和降；食滞于胃，导致脾运化失司等。脏腑表里关系的传变，并不是脏腑之间病位传变的唯一形式，如《素问·咳论篇》说：“其寒饮食入胃，从肺脉上至于肺则肺寒，肺寒则外内合邪，因而客之，则为肺咳。”手太阴肺经起于中焦，过食寒凉饮食，损伤脾胃阳气，通过经脉影响于肺，导致肺阳虚衰，宣发失司，而出现咳嗽、喘促等症。此外，肝气横逆犯胃，寒凝肝脉导致小肠气滞等，也不属于脏腑表里传变。

③腑与腑传变：是指病位传变发生于六腑之间。如大肠传导失职，腑气不通，导致胃气上逆，出现嗳气、呕吐、恶心等症；湿热蕴结于胃，熏蒸于胆，导致胆热液泄，出现口苦、黄疸等症。任何一腑的气滞或气逆，均可影响六腑整体“实而不能满”“通而不宜滞”的生理特性，从而使病变在六腑中发生传变。

④形脏内外传变：是指病位传变发生于形体与脏腑之间。人体外在的形体分属于以五脏为中心的五个生理系统，脏腑与形体相合，相互为用。形体病变，可按五脏相合的关系，从病变部位传入于本脏，发展为内伤病证。如《素问·痹论篇》说：“五脏皆有合，病久而不去者，内舍于其合也。故骨痹不已，

复感于邪，内舍于肾；筋痹不已，复感于邪，内舍于肝；脉痹不已，复感于邪，内舍于心；肌痹不已，复感于邪，内舍于脾；皮痹不已，复感于邪，内舍于肺。所谓痹者，各以其时，重感于风寒湿之气也。”《素问·咳论篇》说：“皮毛者，肺之合也；皮毛先受邪气，邪气以从其合也。”反之，脏腑病变也可通过其所属经脉传于形体，并在经脉所循行的部位反映出来，如《灵枢·邪客》说：“肺心有邪，其气留于两肘。”

2. 病性转化

（1）寒热转化　是指疾病过程中，病机性质由寒转化为热或由热转化为寒的病理变化过程。寒与热是机体阴阳失调所致的两种性质相反的病机属性，既可由邪气亢盛引起的阴阳偏盛所致，也可由精气亏虚引起的阴阳偏衰所致，即所谓“阳胜则热，阴胜则寒”“阳虚则寒，阴虚则热”。寒热转化是阴阳消长和转化的结果，其中也涉及虚实的转化，出现寒热虚实错综复杂的情况。

①由寒化热：是指寒性病证转化成热性病证的病理变化过程。由寒化热主要有两种形式：一是实寒证转为实热证，以寒邪入里化热最为常见。如太阳表寒证，初起恶寒重、发热轻、脉浮紧，继则出现阳明里热证，表现为壮热、不恶寒反恶热、心烦口渴、脉数等。此外，阴邪内聚，亦可从热而化，转化为实热证，如哮喘病，初起不发热、咳嗽、痰稀色白，继则出现发热、痰黏色黄等症。二是虚寒证转化为虚热证，其核心是“阳损及阴”，在阴阳互损病机中已提及。由于寒邪难以直接伤阴，故实寒证转化为虚热证较少见，但若实寒证化热，日久伤阴，亦可转化为虚热证。若阳虚复感于邪，邪郁化热，或温阳过用辛热之药，亦可导致虚寒证转化为实热证。

②由热转寒：是指热性病证转化成寒性病证的病理变化过程。由热转寒主要有三种形式：一是实热证转化为虚寒证，多由阳气虚损所致。如热病大汗之后，阳随汗脱，出现冷汗淋漓、体温骤降、四肢厥冷、面色苍白、脉细欲绝等亡阳证表现。热伤血络便血者，初起血色鲜红、肛门灼热、口干舌燥、大便秘结，若日久不愈，血去正伤，阳气虚衰，继则出现血色暗淡、脘腹冷痛、喜按喜温、畏寒肢冷、大便清稀等虚寒证表现。二是实热证转化为实寒证，多由过用寒凉之药或素体阳虚所致。三是虚热证转化为虚寒证，其核心是“阴损及阳”，在阴阳互损病机中已提及。虚热证转化为实寒证较为少见，但若虚热证转化为虚寒证后，又因阴邪内聚，或外感寒邪，亦可发展为实寒证。

总之，寒热的转化伴随着阴阳的消长、转化及邪正盛衰的变化。各种转化形式皆可发生，但有明显的主次差别。病邪的“从化”是寒热转化的关键。所谓“从化”，是指病邪侵入机体，随人的体质差异、侵犯部位及时间变化等各种因素的不同而发生性质的改变，形成与原来病邪性质不同，但与机体体质相一致的病理变化过程。寒热转化的一般规律是：阳盛阴虚体质、受邪脏腑经络属阳者，易热化、燥化；阴盛阳虚体质，受邪脏腑经络属阴者，易寒化、湿化。误治伤阳，则从寒化；误治伤阴，则从热化。寒热转化有突变和渐变的形式，外感病的寒热转化较内伤病相对较快。

（2）虚实转化

①由实转虚：是指以邪气盛为主要矛盾的实性病证转化为以正气虚为主要矛盾的虚性病证的病理变化过程。由实转虚关键在于邪气过于强盛，正不胜邪，耗损正气。若因失治、误治，病程迁延，虽邪气渐去，但正气已伤，亦可由实转虚。如外感暑热邪气，因暑邪迫津外泄而伤阴，气随津泄而伤阳，可从暑热内盛的实热证转化阴虚证、阳虚证或阴阳两虚证，甚则出现烦躁不安、汗出肢温、口渴喜饮、脉细数等亡阴证，或冷汗淋漓、四肢逆冷、精神萎靡、脉微欲绝等亡阳证。

②因虚致实：是指以正气虚为主要矛盾的虚性病证转化为以邪气盛为主要矛盾的实性病证的病理变化过程。因虚致实多由于脏腑功能减退，气血津液代谢障碍，产生水饮、痰浊、瘀血等病理产物停滞体内，或由于正气虚弱，复感外邪，正不胜邪，邪气亢盛。如心肾阳虚的喘证，可因水饮泛溢，上凌心

肺，肺气闭塞，心阳受阻，出现端坐喘息、咳泡沫痰、怔忡、憋闷等水凌心肺的实证。肺肾两虚的哮证，可因肺卫不固，复感风寒，转化为寒邪束表、痰涎壅肺的实证。

虚实转化有突变和渐变的形式，以渐变居多，外感病的虚实转化较内伤病相对较快。虚实转化过程中，更多的是虚实皆有的虚实错杂证。由实转虚、因虚致实，二者互为因果，是许多慢性病迁延不愈，甚至发展成重证、死亡的主要原因。

（二）影响疾病传变的因素

影响疾病传变的因素中，正邪斗争及其盛衰变化起着决定性作用，它不仅决定疾病传变与否，而且决定着传变的方向和速度。体质因素又是决定正气强弱的关键，地域因素、气候因素和生活因素也均对正邪斗争产生影响。

1. 体质因素 体质主要从两方面对疾病的传变产生影响：一是身体正气之强弱，影响发病的迟速与传变。如素体强盛者，不易感受病邪，一旦感邪则发病急速，病程较短，较少传变；素体虚弱者，易感受病邪，且邪易深入，病程缠绵，易于传变。二是体质的类型，影响病邪的“从化”。素体阳盛者，邪多从火化，疾病多向热证、实证演变；素体阴盛者，邪多从寒化，疾病多向寒证、虚证演变。如同为湿邪，阳热之体得之，则湿从阳而化热，形成湿热证；阴寒之体得之，则湿从阴而化寒，形成寒湿证。如《医门棒喝》说：“六气之邪，有阴阳不同，其伤人也，又随人身之阴阳强弱变化而为病。”《医宗金鉴·伤寒心法要诀》说：“六气之邪，感人虽同，人受之而生病各异者，何也？盖以人之形有厚薄，气有盛衰，脏有寒热，所受之邪，每从其人之脏气而化，故生病各异也。是以或从虚化，或从实化，或从寒化，或从热化。”

2. 病邪因素 病邪影响着疾病传变的迟速、病位及病性。传变的迟速与邪气的性质直接相关，如外感六淫，阳邪传变较快，尤其是火（热）邪、风邪、暑邪，阴邪传变较慢，尤其是湿邪，因其性黏滞，而较少传变；痰饮、水湿、瘀血等内生之邪，传变迟于外邪。邪盛则传变较快，邪弱则传变较慢。不同的病邪，伤人途径不同，传变路径各异，如外感病以表里传变为主，伤寒病以六经传变为主，温病以卫气营血传变和三焦传变为主，内伤病以脏腑传变为主。除了体质因素外，病邪的属性也影响着病邪的从化，从而决定疾病的性质，如阳邪易从热化，阴邪易从寒化。

3. 地域因素和气候因素 地理环境和时令气候密切相关，在一定程度上影响着人体的脏腑功能和体质特征，二者共同作用于正邪双方，对疾病的传变产生影响。如久居高原、干燥之地者，病邪易化热、化燥，伤津耗液；久居湿地者，病邪易化湿，耗伤阳气。寒冷季节，寒哮证容易因外寒入里，引动内邪，而使病情加重或复发，发生表里传变。

4. 生活因素 主要指情志、饮食、劳逸等因素，通过对正气产生作用而影响疾病的传变。调畅的情志、合理的饮食、适度的劳逸促使疾病趋向好转，反之，则加速疾病发展及传变。情志失调是导致七情内伤疾病传变的主要因素，如狂证者，可因情志刺激，导致气郁化火，火挟痰上蒙心窍，使病情加重或复发；肾气亏虚者，可因惊恐重伤肾气，发生膀胱约利失职等病证。饮食与脾、胃、胆、大肠、小肠病证传变的关系较为密切，如胃痛者，可因饮食不节而损伤血络，发生便血或呕血之变；痹证者，可因饮食肥甘厚味而湿热下注，引发下肢关节灼热肿痛等。过劳耗伤人体正气，或过逸阻碍气血运行，都会影响疾病传变。

此外，正确的治疗及护理，可及时阻断疾病的发展和传变，或使重病转危为安。若治疗及护理不当，或失治、误治，则损伤正气，助长邪气，以至变证迭起，坏证丛生。

答案解析

目标检测

一、单项选择题

1. 患者先有阴虚内热证，而后又出现畏寒肢冷、大便溏泄等症，其主要病机是（　）

A. 阴损及阳　B. 阳损及阴　C. 阴盛格阳　D. 阳盛格阴　E. 阴盛则阳病

2. 病证的虚实变化主要取决于（　）

A. 气血盛衰　B. 气机升降失调　C. 阴阳盛衰　D. 邪正盛衰　E. 脏腑功盛衰

3. 阴偏胜导致（　）

A. 实热证　B. 实寒证　C. 虚热证　D. 虚寒证　E. 虚实错杂证

4. “邪气盛则实”导致的病证是（　）

A. 实证　B. 虚证　C. 虚实错杂证　D. 真实假虚证　E. 真虚假实证

5. 正气抗邪，正邪相争，正气日趋强盛、战胜邪气，而邪气日益衰减、消退，属于疾病的哪种转归（　）

A. 邪去正虚　B. 正胜邪退　C. 邪胜正虚　D. 邪正相持　E. 正虚邪恋

6. 中医认为发病的基本原理是（　）

A. 正邪相搏　B. 阴阳失调　C. 饮食失调　D. 气血失常　E. 脏腑功能失调

7. 导致津液不足的原因，下列哪一项不正确（　）

A. 燥热之邪灼伤　B. 五志过极化火耗伤　C. 忧愁思虑而耗伤　D. 多汗、多尿，吐泻太过　E. 过用辛温燥热药物

8. 对疾病传变起决定性作用的因素是（　）

A. 邪正盛衰变化　B. 身体素质　C. 生活因素　D. 地理环境　E. 失治误治

9. “大实有羸状”的证候性质是（　）

A. 由实转虚　B. 虚实错杂　C. 真实假虚　D. 虚中夹实　E. 真虚假实

10. “大怒则形气绝，而血菀于上，使人薄厥”的病机是（　）

A. 气不摄血　B. 气血两虚　C. 血随气脱　D. 气滞血瘀　E. 血随气逆

11. 阴盛格阳出现真寒假热证，下列属于假热征象的是（　）

A. 四肢逆冷　B. 畏寒蜷卧　C. 口渴　D. 精神萎靡　E. 脉微细

12. 合病是指（　）

A. 感受寒邪和湿邪而发病　B. 感受湿邪和热邪而发病　C. 一经病证未罢又出现另一经证候　D. 两经或三经的证候同时出现　E. 表证未罢，又见里证

13. 哪种类型的气血关系失调，会导致人体出现面色淡白或萎黄，少气懒言，疲乏无力，心悸失眠，肢体麻木，甚至肢体痿废不用等症（　）

A. 气滞血瘀　B. 气虚血瘀　C. 气不摄血　D. 气随血脱　E. 气血两虚

14. 阴阳两虚病机形成的根本原因是（　）

A. 阴偏胜　B. 阳偏胜　C. 阴阳互损　D. 阴阳亡失　E. 阴阳格拒

二、多项选择题

1. 引起疾病复发的因素有（ ）

A. 复感新邪 B. 过度劳累 C. 情志刺激 D. 用药不当 E. 饮食不慎

2. 下列属于气机失调病机的有（ ）

A. 气闭 B. 气脱 C. 气逆 D. 气滞 E. 气陷

3. 发病的形式包括（ ）

A. 感邪即发 B. 伏而后发 C. 徐发 D. 继发 E. 合病与并病

4. 下列属于虚实错杂病理变化的有（ ）

A. 表虚里实 B. 上实下虚 C. 虚中夹实 D. 表实里虚 E. 上虚下实

5. 津液的排泄与输布障碍，主要产生哪些病理变化（ ）

A. 湿浊困阻 B. 肌肤肿胀 C. 痰饮凝聚 D. 水液潴留 E. 气滞血瘀

6. 正气的防御作用主要体现在哪些方面（ ）

A. 抵御外邪的入侵 B. 驱邪外出 C. 修复调节能力

D. 改变体质 E. 维持脏腑功能协调

（孙 杰 于 梅）

书网融合……

知识回顾

微课

习题

第八章 防治原则与养生寿夭

PPT

学习目标

知识要求：

1. 掌握治疗疾病的基本原则。
2. 熟悉中医预防的基本原则。
3. 了解康复的基本措施。

技能要求：

1. 熟练掌握运用中医预防的基本知识指导防病的技能。
2. 学会运用治则的基本知识对常见典型病证确定治则。

预防与治则是中医学理论体系中不可分割的重要组成部分，两者密不可分。在防治关系中，防重于治、防治结合是中医防治学的重要特色。养生是中医防治学的重要组成部分。养生与预防两者在理论上常相互交融，在使用上常互为补充、相互为用。

防治原则是预防和治疗疾病的基本原则，是在整体观念和辨证论治指导下制定的反映中医预防和治疗学规律和特色的理论知识。养生反映了预防医学的鲜明特点，要防病必先强身，欲强身必重养生，养生是最积极的预防措施。治则治法的确立和治疗手段的实施，又可促进疾病的痊愈和机体的康复，从而有利于养生目标的实现。

第一节　预防原则

预防，就是预先采取适当的措施，防止疾病的发生与发展，传统称为“治未病”。《内经》开创了中医“预防为主”思想的先河，首次明确提出“治未病”观点，倡导预防疾病，早期治疗，防止传变。《难经》《金匮要略》等医籍对中医“治未病”思想多有阐发。唐代孙思邈对《内经》的“治未病”理论进一步深化，在《备急千金要方·论诊候》中提出：“上医医未病之病，中医医欲病之病，下医医已病之病。”这种将疾病按未病、欲病、已病三类划分，是中医学最早的三级预防概念，与现代预防医学的三级预防思想甚为吻合。

预防，对于健康人来说，可增强体质、预防疾病的发生；对于患者而言，可防止疾病的发展与传变。治未病，是中医学的预防思想，包括未病先防和既病防变两个方面。

一、未病先防

未病先防，就是在疾病未发生之前，积极采取各种措施预防疾病的发生。这是中医防重于治的预防医学思想的重要体现。

疾病的发生，关系到邪正两个方面。正气不足是疾病发生的内在基础，邪气侵袭是导致发病的重要条件。邪正的盛衰变化决定疾病发生、发展和变化的全过程。因此，未病先防，必须从增强人体正气、提高抗病能力和防止病邪侵袭两方面入手。

（一）提高正气抗邪能力

正气的强弱取决于人体脏腑经络对精气血津液神的生成和作用发挥的调节，对机体内外环境的协调及控制能力。而正气的强弱，又与机体的体质有关。体质强盛者，正气也充盛，调控能力强，发病就少；体质虚弱者，正气也多虚弱，调控能力弱，则易被邪所伤。《灵枢·百病始生》说："风雨寒热不得虚，邪不能独伤人。"因此，加强脏腑经络的调控能力、增强体质，是提高正气抗邪能力的关键。提高正气抗邪能力要注意调摄精神、锻炼身体、起居有常、劳逸适度、调理饮食等方面。

1. 调摄精神　人的精神情志活动以精、气、血、津液为物质基础，依赖于脏腑正常的功能活动。因此，人的精神情志活动与精、气、血、津液及脏腑功能活动密切相关。《灵枢·百病始生》说："喜怒不节则伤脏。"突然、强烈、长期的精神刺激，不仅可直接伤及脏腑，使人体气机逆乱，气血阴阳失调发病，而且可使正气内虚，招致外邪致病。心情舒畅，精神愉快，则气机调畅，气血和平，正气旺盛，抗病能力强，对于预防疾病的发生、促进病情好转有积极的意义。《素问·上古天真论篇》说："恬淡虚无，真气从之，精神内守，病安从来。"所以，调摄精神，保持乐观的态度、豁达的胸怀使心情舒畅、精神愉快则人体气机调畅，真气顺和，可提高正气抗邪能力，预防疾病的发生。

2. 锻炼身体　运动是健康之本。锻炼身体，可以促进经脉通利，气血流畅，使人体筋骨肌肉壮实，脏腑功能旺盛，增强体质，从而提高机体抗邪能力，减少或防止疾病的发生。传统的健身方法如五禽戏、太极拳、易筋经、八段锦等，其锻炼强调"形动神静"，对多种慢性病也有一定的治疗作用。现代运动方法如跑步、游泳、瑜伽等，只要运动适度，循序渐进，持之以恒，均能强健身体，提高抗邪能力，预防某些疾病的发生。

3. 顺应自然，起居有常　人体是一个有机整体，人与自然、社会协调统一。顺应自然变化的规律，适宜地安排作息时间，是保证健康、预防疾病的重要方法。只有懂得自然变化规律，适应自然环境的变化，能动地调节衣食起居，才能达到摄生防病的目的。《素问·四气调神大论篇》说："春夏养阳，秋冬养阴。"就是强调要根据四时气候的变化安排作息时间，养成定时起居的良好习惯，才有益于提高抗病能力。另外还要注意劳逸适度，张弛结合。一定的体力劳动，可使气血流畅，促进身体健康。若劳逸失度则有损健康，如过劳可伤精耗损气血，过逸又可致气血阻滞，均可引起疾病的发生。

4. 调理饮食　维持人体生命活动的营养物质来源于饮食五味，饮食调摄不当，是导致疾病的重要原因。《素问·平人气象论篇》说："人以水谷为本，故人绝水谷则死。"中医调理饮食，提倡食饮有节，节包含节制和节律。节制要力戒过饥过饱，以免损伤脾胃；要避免饮食偏嗜，保持食性的寒温适中，不可过食辛温燥热、生冷寒凉等；节律则强调饮食要定时定量，使脾胃纳运有时。调理饮食，还提倡全面合理营养的食养思想，强调饮食种类搭配和膳食结构的合理。正如《素问·脏气法时论篇》所说："五谷为养，五果为助，五畜为益，五菜为充。气味合而服之，以补益精气。"养成了良好的饮食习惯，也就有益于健康。

（二）防止病邪侵袭

1. 慎避邪气 邪气侵袭是疾病发生的重要条件。某些特殊情况下，甚至可变为主要因素，如各种冻伤、烧烫伤、电击伤、化学伤、虫兽伤、交通伤害等，故未病先防，除了必须增强体质、扶持正气之外，同时还须注意避免病邪的侵害。日常生活和工作中要留心防范，如讲究卫生，防止环境、水源和食物的污染；防止外伤和虫兽伤害；注意气候的变化，提倡“虚邪贼风，避之有时”；避疫毒，预防疠气之染易等也属慎避邪气之列。

2. 药物预防及人工免疫 事先使用某些药物，可提高机体的抗邪能力，从而有效地防止病邪的侵袭，起到预防疾病的作用，也是未病先防的一项重要措施。这一方法，在预防疫病流行方面更是具有重要意义。中医学在此方面积累了很多成功的经验。早在《内经》中，就记载了用小金丹连服10日预防疫病。16世纪我国发明的人痘接种法预防天花，是人工免疫的先驱，这是中医学对世界医学的巨大贡献之一。近年来，在中医预防理论的指导下，用中草药预防疾病也取得了良好的效果，越来越受到医学界的关注。如用板蓝根、大青叶预防流感、腮腺炎，用马齿苋预防细菌性痢疾，用茵陈、贯众预防肝炎等。

知识拓展

面对瘟疫，中国古代都用了哪些方法进行防治

所谓瘟疫，就是对一些大规模的疫情的统称。瘟疫作为一种灾难，不仅对人类的生命健康安全构成了极大威胁，也对人类的生产发展事业产生了巨大危害。在科学并不发达的古代，人们同样有许多种应对瘟疫的方法。

1. 瘟疫的预防 首先是药物预防，神医华佗提出预防瘟疫可以使用屠苏酒，而葛洪提出用老君神明散来预防瘟疫。唐宋时期人们广泛使用香药；明朝时通过燃烧苍术来净化空气、预防瘟疫。到了明朝中期，民间出现了预防天花的人痘接种术，国外医学家在此基础上发明了牛痘接种术，这也对后来的天花诊治产生了许多助益。

2. 瘟疫的应对 古代人们常常使用隔离的方式来应对瘟疫，包括对患者的隔离观察和治疗，《汉书·平帝纪》中曾记载：“元始二年，旱蝗，民疾疫者，舍空邸第，为置医药。”到南北朝时期，这一方式更加制度化、规范化，专门设立了患疫患者的隔离机构六疾馆，用来收容患疫患者，并对他们进行诊治隔离。另外还有许多专门应对疫情的药物药方，例如《靖康纪闻》中就曾记录一种用黑豆汤来抑制瘟疫的药方：“黑豆二钱（令炒香熟）、甘草二寸（炒黄色），上二味以水二煎一盏，时时服之自愈。”

古代还有许多诸如号召百姓打扫家中卫生，用雄黄、艾叶消毒等处理瘟疫的方式。可以说，自古时起，我国在应对瘟疫上就积累了丰富的经验。

二、既病防变

防患于未然最为理想。但若疾病已经发生，也宜进行早期诊断和早期治疗，以防止疾病进一步的发展和传变，即被称作既病防变。

（一）早期诊治

在疾病过程中，由于邪正斗争和消长，疾病多会出现由浅入深、由轻到重、由较单纯到复杂的发展变化。《素问·阴阳应象大论篇》说："故邪风之至，疾如风雨，故善治者治皮毛，其次治肌肤，其次治筋脉，其次治六腑，其次治五脏。治五脏者，半死半生也。"指出外感病初期，邪未深入，脏腑气血未伤，正气未衰，病情轻浅，治之自然较易。诊治越早，疗效越好。如不及时诊治，病邪就可能由表入里，步步深入，以致侵犯内脏，使病情越来越复杂、深重，治疗也就愈加困难。除外感疾病外，内伤杂病，包括许多重病、难病，也越早诊治效果越好，否则容易延误病情，甚至丧失治疗良机，酿成大患。因此，医者必须善于发现疾病苗头，做到早期正确的诊断，进行及时有效和彻底的治疗。正如《医学心悟·医中百误歌》中说："见微知著，弥患于未萌，是为上工。"

（二）防止疾病的传变

防止传变，指掌握不同疾病的发生发展规律及其传变途径，早期诊断并积极地采取各种防治措施，防止疾病的发展或恶化。具体方法包括阻截病传途径和先安未受邪之地两个方面。

1. 阻截病传途径　疾病的传变大多有一定的规律和途径。如外感病的传变，主要有六经传变、卫气营血传变和三焦传变。内伤杂病的传变主要有五脏之间母子相及与相乘相侮传变、表里和气血经络传变等。阻止病情发展的有效方法，就是根据疾病各自的传变规律，及时采取适当的防治措施，截断其传变途径。例如麻疹初起，疹毒未透，易内传于脏腑，转为重证。应及时采取宣透之药发表透疹，促使疹毒热邪随汗由表而泄，防止其犯脏腑。若疹毒已侵及上焦，则应肃清肺热，透其疹毒，以阻止其传入心包或中焦。

2. 先安未受邪之地　《素问·玉机真脏论篇》说："五脏相通，移皆有次，五脏有病，则各传其所胜。"因此，在临床诊治疾病时，不但要对病位之所进行诊治，而且应根据疾病发展传变规律，对尚未受邪而可能即将被传及之处，事先予以调养、充实，阻止病变传至该处，达到防止其传变的目的，即所谓先安未受邪之地。如《难经·七十七难》说："所谓治未病者，见肝之病，则知肝当传之于脾，故先实其脾气。"主张在治疗肝病的同时，常配以调理脾胃的药物，使脾气旺盛而不受邪，阻止肝病传脾。再如温热病热邪伤阴，胃阴受损，根据传变规律，病势进一步发展，则将耗伤肾阴，据此清代医家叶天士主张治疗时在甘寒养胃的方药中加入咸寒滋养肾阴的药物，从而防止肾阴的耗损。这些均是既病防变具体应用的范例。

第二节　治疗原则

一、治则、治法的基本概念

（一）治则的概念

治则是治疗疾病所必须遵循的原则。它是在整体观念和辨证论治基本理论指导下制定的对临床治疗方法、处方用药具有普遍指导意义的治疗法则。中医治则思想由《内经》奠定了初步的基础，后世医家不断加以补充发展，逐步形成了内容丰富的中医治则理论体系，成为中医理论中一个颇具特色的重要组成部分。治则是指导治疗的总原则，对中医临床治疗具有普遍的指导意义。它的研究范围比较广泛，有属于中医基础理论中对临床各科均具有指导作用的基本治则，如调整阴阳、扶正祛邪、三因制宜等，又有临床各个不同学科的具体治则，如妇产科的"胎前宜凉，产后宜温"；针灸科的"上病下取、下病上取、左病治右、右病治左"，等等。具体到每个病，又有每个病的治则，如"病痰饮者，当以温药和之"，百合病"见于阳者，以阴法救之，见于阴者，以阳法救之"，等等。

（二）治法的概念

治法是治疗疾病的方法，是在一定治则指导下制定的治疗疾病的具体治疗大法、治疗方法和治疗措施。治法较为具体，相对灵活，具有多样性。其中，治疗大法是针对一类相同病机的证候而确立的，如汗、吐、下、和、清、温、补、消八种基本治法以及寒者热之、热者寒之、虚者补之、实者泻之等治疗大法，其适应范围相对较广。治疗方法则是在治疗大法限定范围之内，针对某一具体证候所确立的具体治疗方法，如辛温解表、泻下通便、补益气血、活血化瘀等。治疗措施，是在治疗方法指导下对病证进行治疗的具体技术、方式与途径，包括可采用药治、针灸、按摩、导引、熏洗等不同的治疗措施。

（三）治则与治法的关系

治则与治法不同，治则是指导疾病治疗的总原则，对中医临床治疗具有普遍的指导意义。治法则是直接针对具体病情而确定的治疗方法。因而，前者比较抽象，属于原则性的内容，后者则比较具体，只能对某些或某种病证的处方用药直接发挥作用。治则与治法，又是疾病治疗过程中紧密联系、不可分割的两大组成部分。治则常是根据各种治法总结出来的，反过来又指导、确定治疗方法。

本节重点阐述正治与反治、治标与治本、扶正与祛邪、调整阴阳、调理精气血津液、三因制宜等基本治疗原则。

二、正治与反治

疾病变化错综复杂，在一般情况下，疾病反映出来的现象与本质是一致的，但有时也会出现现象与本质不一样的情况，于是出现了正治与反治这一不同概念。正治与反治，是指所用药物性质的寒热、补泻效用与疾病的本质、现象之间的从逆关系而言，《素问·至真要大论篇》提出"逆者正治，从者反治"两种方法，都是中医"治病求本"这一法则的具体应用。

（一）正治

正治，是逆其证候表现而治的一种常用治疗方法，又称"逆治"。逆，是指采用方药的性质与疾病证候性质相反。它适用于病证的现象与本质相一致的情况。如寒证见寒象用温热药物治疗，热证见热象用寒凉药物治疗，虚证见虚象用补益药物治疗，实证见实象用攻逐药物治疗，即"寒者热之""热者寒之""虚者补之""实者泻之"的治法，都属正治法。

1. **寒者热之** 是指寒证出现寒象，用温热性质的方药来治疗的一种治法。如表寒证用辛温解表方药治疗、里寒证用辛热温里方药治疗等。

2. **热者寒之** 是指热证出现热象，用寒凉性质的方药来治疗的一种治法。如表热证用辛凉解表方药治疗、里热证用苦寒清里方药治疗等。

3. **虚者补之** 是指虚证出现虚象，用补益方药治疗的一种治法，如阳气虚证用温阳益气方药治疗、阴血虚证用滋阴养血方药治疗等。

4. **实者泻之** 是指实证出现实象，用攻逐方药治疗的一种治法。如饮食积滞证用消食导滞方药治疗、水饮停聚证用逐水方药治疗、血瘀证用活血化瘀方药治疗等。

（二）反治

反治，是指在病证的临床表现与疾病本质相反的情况下，顺从疾病的假象而治的一种治疗方法，又称“从治”。从，是指所采用方药的性质与病证表面假象相一致。究其实质，仍是对病证本质进行的治疗。如寒证表面见热象、热证表面见寒象、虚证表面见实象、实证表面见虚象，在治疗时分别采用“热因热用”“寒因寒用”“塞因塞用”“通因通用”的方法。

1. 热因热用 用温热方药或具有温热功效的措施来治疗具有假热征象之病证的治法，称为“热因热用”，即以热治“热”，适用于真寒假热证的治疗，即阴寒内盛，格阳于外，形成里真寒外假热的病证。如由于内脏虚寒，阴寒太盛，阳气上浮，临床可见身反不恶寒、面赤如妆等外假热之象；但由于阴寒内盛是病本，故同时也见下利清谷、四肢厥逆、舌淡苔白等内真寒的表现。因此，虽然治疗假热，从表面来看是以热制热，但从病因病机来讲，仍属于以热药治寒证。

2. 寒因寒用 是指用寒凉方药或具有寒凉功效的措施来治疗具有假寒征象之病证的治法。称为“寒因寒用”，即以寒治“寒”，适用于里热炽盛、阳盛格阴的真热假寒证。如外感热病，里热盛极，阳气郁阻于内，不能外达于肢体而发挥温煦作用，并格阴于外而见手足厥冷、脉沉伏之假寒之象。但患者手足虽冷，胸腹部却灼热而欲掀衣揭被，或见恶热、烦渴饮冷、小便短赤、舌红绛、苔黄等里真热的征象。此为阳热内盛，深伏于里所致，外在寒象是假，里热盛极才是病之本质，故须用寒凉药清其里热。这种以寒治寒的方法，从病因病机来讲，仍属于以寒药治热证。

3. 塞因塞用 即以补开塞，是指用补益、固涩方药或具有补益、固涩功效的措施来治疗具有闭塞不通症状之病证的治法。适用于因体质虚弱，脏腑精气功能减退而出现闭塞症状的真虚假实证。如气血亏虚所致的闭经，用补气养血的方法治疗，气充血足，经血自来。或如由于脾气虚弱，运化失常所致的腹胀、满闷等症状，需用补脾益气的方法治疗，使其恢复正常的运化及气机升降，则腹满自除。因此，以补开塞，表面上使用补益之法治疗闭塞不通的症状，实则仍是针对病证虚损不足本质而治。

4. 通因通用 即以通治通，是指用通利方药或具有通利功效的措施来治疗具有通泻症状之病证的治法。适用于因实邪内阻出现通泄症状的真实假虚证。一般情况下，对泄泻、崩漏、尿频等症，多用止泻、固冲、缩尿等法。但如果这些症状出现在实性病证中，则当以通治通。如食滞泄泻，由于饮食积滞，阻滞胃肠，导致腹痛泄泻，泻下物臭如败卵，治疗不仅不能止泄，相反还应消食导滞攻下，推荡积滞，使食积去而泄自止。或由于瘀血内阻，血不循经所致的崩漏，如用止血药，则瘀阻更甚而血难循其经，出血难止，此时当活血化瘀，瘀去则血自归经而出血自止。湿热痢疾，用清热解毒、通利大便之法则痢自除。以上均为通因通用法治疗疾病的常例。

正治与反治相同之处，都是针对疾病的本质而治，故同属于治病求本的范畴。但是，正治与反治适应病证有所不同，病变本质与临床表现相符者，采用正治；病变本质与临床表现不完全一致者，则适于用反治。在临床上，大多数疾病的本质是与其征象的属性一致，因而正治是最常用的一种治疗法则。

岗位情景模拟 13

补中益气汤治疗胃痛医案

患者王某，女，68岁。2015年12月1日初诊。主诉“胃脘坠胀痛20余年，加重1个月”。20余年前，因进食生冷食物后胃脘部坠胀痛，自行缓解。此后，稍饮食不慎皆可出现，症状逐渐加重。刻下症：胃脘坠胀痛明显，偶有呃逆，纳少体倦、少气懒言、面色萎黄、怕冷，消瘦，唇色淡，大便干燥，小便通畅，舌质淡红、苔薄白，脉细弱。

中医诊断：胃脘痛。

辨证：脾气亏虚，中气下陷。

治则：补中益气，升阳举陷。

方用补中益气汤加减：升麻6g，柴胡6g，党参30g，黄芪30g，生白术20g，炒谷芽12g，陈皮12g，当归10g，大枣10g，炙甘草6g，生姜3片。

用法：上方7剂，每日1剂，水煎取汁500ml，分3次口服。

二诊：2015年12月8日。患者诉胃脘部疼痛消失，自觉坠胀感明显缓解，精神状态、怕冷好转，进食渐增，舌质淡红、苔薄白，脉细软。继服上方7剂。后随访，诸症皆有进一步好转，无胃脘痛。疗效显著。（陈学忠医案）

问题与思考

本案例中采用的是哪种中医治疗方法？

答案解析

三、治标与治本

（一）标本含义

标、本是一个相对的概念，其含义是多方面的。从邪正的发病关系讲，人体正气为本，邪气为标，从病因与症状来讲，病因为本，症状为标。从发病先后来讲，原发病为本，继发病为标，从疾病病位来说，病在内在下为本、病在外在上为标，脏腑精气病为本、肌表经络病为标等。总之，本是指病的主要矛盾或矛盾的主要方面；标是指病的次要矛盾或矛盾的次要方面。辨证时要通过对证候的分析，分清矛盾的主次关系，确立标本。从而确定治疗的重点和先后次序。

（二）标本关系

标与本概括了疾病过程中，矛盾对立双方的关系，“本”对标而言，为矛盾的主要方面，或主要矛盾，因而确立着矛盾的性质和矛盾发展的趋势。“标”对本而言，为矛盾的非主要方面，或非主要矛盾。治疗疾病，必须找出疾病的本质，解决主要矛盾。解决了病的“本”，“标”也就随之而消失。

（三）治标治本

在某些情况下，标病甚急，如不及时解决，可危及患者生命或影响疾病的治疗，则应采取“急则治其标，缓则治其本”的法则。若标本并重，则应标本兼顾、标本同治。

1. 急则治其标 《素问·标本病传论篇》说“先热而后生中满者，治其标”“先病而后中满者，治其标”“小大不利，治其标”，中满、大小便不利，都是较急重的症状，当先治疗。如臌胀患者，当腹水大量增加，腹部胀满，呼吸喘促，大小便不利时，应先治疗标病的腹水。可用利水、逐水等法，待腹水减轻，标证缓解后，再调理肝脾治其本病。又如大出血患者，无论属于何种出血，均应采取应急措施，先止血以治标，待出血停止病情稳定后，再治本病。急则治标，只是应急情况下的权宜之计，为治本创造有利条件，最终目的仍是为了更好地治本。

2. 缓则治其本 此对慢性病或急性病恢复期有重要指导意义。如肺痨咳嗽，其本多为肺肾阴虚，故治疗不应用一般的止咳法治其标，而是用滋养肺肾之阴法治其本，又如血虚头痛，血虚为本，头痛为标，治疗用补血之法，气血得养，头痛自然而愈。

3. 标本兼治 在标病本病并重或标本均不太急的情况下，可采用标本兼治法，如气虚感冒，素体气虚为本，新感外邪为标，若单用解表法治标更易伤气，单益气治本，必表邪不除，故益气解表并施，标本兼治。标本兼治并非平均对待，不分主次。须根据临床具体病情，标本治疗可有所侧重。如脾胃虚寒患者，胃痛为标，喜温喜按、大便稀、苔薄白等中阳不足为本，治可用理中汤或黄芪建中汤以治本为主，加止痛药物兼以治标，即所谓“本而标之”。若患者出现便血、吐血，就先止血以治标为主，兼以治本，即所谓“标而本之”。

总之，病证变化有轻重缓急、先后主次不同，因而标本的治法运用也就有先后与缓急、单用或兼用的区别，这是中医治疗的原则性与灵活性有机结合的体现。一般来说，凡病势发展缓慢者，当从本治；发病急剧者，首先治标；标本俱急或标本俱缓者，又当标本兼治，最终达到治病求本的目的。在临床上，掌握了疾病的标本关系，就能准确地分清病证的主次先后与轻重缓急，对于从复杂的疾病矛盾中找出和处理其主要矛盾或矛盾的主要方面，起到提纲挈领的作用。针对临床病证中标本主次的不同，采取“急则治其标，缓则治其本，标本兼治”的法则，以达到治病求本的目的，标本先后的基本治则，对临床具有重要的指导意义。

四、扶正与祛邪

疾病的过程，就是人体正气与致病邪气矛盾双方相互斗争的过程，疾病的发展和转归，取决于邪正双方力量的对比。正盛邪退，疾病向好的方面发展；邪盛正衰，疾病将持续发展，逐渐恶化。治病的关键在于改变正邪双方力量的对比，通过扶助正气与祛除邪气使疾病痊愈。

（一）扶正

扶正即是扶助正气，增强体质，提高机体抗病能力和自然修复能力。扶正多用补虚的方法，包括用药物、针灸、气功、推拿、体育锻炼、精神调摄、饮食营养等方法，来促进机体新陈代谢、提高机体免疫功能。扶正适用于正气亏虚为主的虚证。如气虚、阳虚的患者，采取补气、补阳的方法治疗。阴虚、血虚的患者采取滋阴、补血的方法治疗，均是在扶正的治疗法则下制定的。

（二）祛邪

祛邪即是祛除病邪，消除致病因素对人体的损害。祛邪多用泻实之法，包括用药物、针灸、推拿等方法，来祛除邪气，促使机体康复。祛邪适用于邪气盛实的实证。如表邪盛者，宜发汗解表；如邪在胸部，或痰涎壅塞，或宿食停滞，或食物中毒，宜用吐法，邪在胃肠下部，或实热内蕴，或燥屎内结，宜用下法。还有清法、消法等，均是在祛邪的治疗法则下制定的。

（三）扶正与祛邪

扶正与祛邪是两种不同的治疗法则，但两者相互为用，相辅相成。扶正使正气加强，有助于机体抗邪和祛除病邪，薛立斋说：“补正以祛邪，方为之要法。”祛邪能排除病邪的侵害和干扰，使邪去正安，有利于正气的保存和恢复。“祛邪即可扶正，扶正即可祛邪”。但从药物治疗来说，祛邪药物不是扶正之品，反之，扶正药物也非祛邪之味，因此，扶正与祛邪必须分清主次才能恰当运用。

1. 先扶正后祛邪 适用于正虚邪实以正虚为主的患者。因正气过于虚弱，兼以攻邪，会更伤正气，应先扶正而后祛邪。如伤寒患者，虽有身体疼痛、恶寒之表证，但有下利清谷之里阳虚衰证，里证为急，故应先用四逆汤温里扶正，待大便正常时，再用桂枝汤祛除表邪。

2. 先祛邪后扶正 适用于邪气盛实急待祛邪，而正气能承受攻伐的证候。患者邪盛正虚，以邪盛为主要矛盾，如先扶正，或扶正祛邪并用，反会固邪。必须先祛邪气，然后扶助正气。如悬饮患者，饮邪停留胸胁，患者喘咳胸胁疼痛，应先用十枣汤攻逐饮邪，水饮祛除再用调养药物扶正。又如瘀血崩漏证，瘀血不去，出血不止，故应先用活血化瘀法，然后再进行益气养血，扶助正气。

3. 扶正祛邪并用 适用于邪盛正虚，但两者均不甚重的证候。若单扶正容易固邪，单祛邪又易伤正。因此扶正与祛邪必须同时并用。此种治疗方法临床应用较多，尤以慢性疾病更为常用。如虚劳病兼挟风气，可用薯蓣丸治之。此法在具体应用时，仍须分清以正虚为主，还是以邪实为主。正虚急重者，应以扶正为主，兼顾祛邪；邪实急重者，以祛邪为主，兼顾扶正。

4. 扶正祛邪注意事项

（1）扶正要防止留邪 治疗虚证，应当扶正，但必须应用恰当。扶正药用得过早、过久或过量，会引起“留邪”“固邪”之弊端。如温热病，通过治疗，身热虽退，恐余邪仍在，不可过早应用温补，否则往往引起复发。叶天士在《温热论》中说“恐炉火虽熄，灰中有火”，就是这个道理，确是经验之谈。

（2）祛邪要防止伤正 治疗实证必须祛邪，但祛邪务必防止伤正。祛邪药物用得过量过久，必然会损伤正气，如治风邪在表，过用发汗药，大汗出、必伤心阳，患者会出现心悸、叉手自冒心之证。故《素问·五常政大论篇》说：“大毒治病，十去其六；常毒治病，十去其七；小毒治病，十去其八；无毒治病，十去其九……无使过之，伤其正也。”

（3）攻邪当随其所得 在祛邪时，要注意辨兼邪，尤其邪气在体内痼结不解时，往往是与体内其他有害物质如痰湿、瘀血、宿食等相搏结，故攻邪当治其所合。正如《金匮要略·脏腑经络先后病脉证》所云：“夫诸病在脏欲攻之，当随其所得而攻之，如渴者，与猪苓汤，余皆仿此。”

五、调整阴阳

《素问·宝命全形论篇》说：“人生有形，不离阴阳。”阴阳二气相互作用，维持人体生命活动。阴阳需要保持动态平衡，“阴平阳秘，精神乃治”。如果这种平衡被打破了，生理功能发生紊乱，人体就会发病。所以从阴阳学说来看，疾病的形成即是人体阴阳相对平衡的破坏。由于阴阳偏盛偏衰的变化，可引起人体虚实寒热不同的病理改变，因此，治疗疾病，就是调整机体的阴阳，使阴阳重新恢复相对平衡的状态，这是临床治疗疾病的重要法则之一。正如《素问·至真要大论篇》所说：“谨察阴阳所在而调之，以平为期。”

（一）损其有余

对于阴阳偏盛，即阴或阳的一方过盛有余的病证，临床治疗可采用“损其有余”的方法。“阳盛则热，阴盛则寒”，这是由于病邪作用于人体，而人体正气充盛，正邪相争的结果。阳盛、阴盛是针对病理性质而言的。对阳热亢盛的实热证，治当用寒凉药物清泻其热，对阴寒内盛的寒实证，治当用温热药物祛散寒邪。但是，阴阳是互根互用的，《素问·阴阳应象大论篇》云：“阴盛则阳病，阳盛则阴病。”阴阳一方的偏盛，可导致另一方的不足，阳热亢盛易耗伤阴液，阴寒偏盛易损伤阳气，所以在调整阴或阳的偏盛时，应注意有无相应的阳和阴偏衰情况的存在，若已引起相对一方偏衰时，则当兼顾其不足，配以补阳或滋阴之法。

（二）补其不足

对于阴阳偏衰，即阴或阳的一方虚损不足的病证，临床治疗可采用“补其不足”的方法，“阴虚则热，阳虚则寒”，这是由于病邪作用于人体，耗伤人体精气所致。

1. 滋阴以制阳 “阴虚则热”，为阴不足而阳相对亢盛，虚阳外越，表现虚热证候，治疗当滋阴以制阳。若误用“热者寒之”的方法更伤其阴，虚热非但不去，反会加重。治疗虚热，临床常用滋阴清热或滋阴降火等法，肺痨患者表现为骨蒸潮热、盗汗、咳嗽、咳血、舌红少苔、脉细数者，用大补阴丸，正所谓“壮水之主，以制阳光”。

2. 补阳以制阴 “阳虚则寒”，为阳虚不能温煦，阴寒相对较盛，表现为虚寒证候。治疗当补阳以制阴。治疗虚寒，临床常用温阳散寒或回阳救逆等法，如伤寒患者表现为四肢厥冷、恶寒蜷卧、呕吐下利，或大汗亡阳，脉微欲绝者，用四逆汤，正所谓“益火之源，以消阴翳”。

3. 阴阳双补 阴根于阳，阳根于阴，阴虚可致阳虚，阳虚也可致阴虚，阴阳双方，任何一方偏衰日久，均可造成阴阳两虚，治疗当用阴阳双补之法如临床常用的肾气丸、建中汤等，均为阴阳双补之剂。

在病理变化中，阴阳两虚往往并不平衡对等，其表现或偏阴虚或偏阳虚。偏阴虚时，在滋阴剂中应适当佐以补阳药，即所谓“阳中求阴”。偏阳虚时，在助阳剂中适当佐以滋阴药，即所谓“阴中求阳”。如此则“阳得阴助而生化无穷，阴得阳升而泉源不竭”。

阴阳是辨证的总纲，疾病的各种病理变化均可以“阴阳失调”加以概括，故凡表里出入、上下升降、寒热进退、邪正虚实，以及营卫不和、气血不和等，无不属于阴阳失调的具体表现。因此从广泛的意义来讲，诸如解表攻里、越上引下、升清降浊、寒热温清、虚实补泻，以及调和营卫等治疗方法，亦都属于调整阴阳的范围。如《素问·阴阳应象大论篇》所说：“其高者，因而越之；其下者，引而竭之；中满者，泻之于内；其有邪者，渍形以为汗；其在皮者，汗而发之；其慓悍者，按而收之；其实者，散而泻之。审其阴阳，以别柔刚，阳病治阴，阴病治阳，定其血气，各守其乡。”正是阐述了“调整阴阳”这一法则的具体应用。

六、调理精气血津液

精、气、血、津液是构成人体和维持人体生命活动的基本物质，它们的生成和代谢，有赖于脏腑经络等组织器官的功能活动，而脏腑经络等组织器官的生理活动，又依靠精气血津液的推动、温煦、滋润、气化与调节。精气血津液是脏腑经络功能活动的物质基础，生理上各有不同功用，彼此之间又相互为用。因此，调理精气血津液则是针对精气血津液失调而设的治疗原则。

（一）调精

1. 补精 适用于肾精或水谷之精不足的精虚证。肾精亏虚主要表现为腰膝酸软、生长发育迟缓，生殖功能低下或不孕不育，及气血生化不足等，应当采用补肾填精益髓法。水谷之精不足，主要表现为面黄无华、肌肉瘦削、头昏目眩、四肢疲倦乏力等虚弱状态，当治以健脾补精。

2. 固精 适用于生殖之精或水谷之精大量丢失的失精证。生殖之精大量丢失，出现滑精、遗精、早泄，甚至精泄不止的症状，病机多为肾气不固，故治当补益肾气以摄精。水谷之精大量丢失，表现为长期尿液浑浊，并兼有少气乏力、精力不济、面黄无华、肌肉瘦削、失眠健忘等，治当补脾肾以摄精。

3. 疏精 适用于精之瘀阻证。精瘀见于阴器脉络阻塞，以致败精、浊精郁结滞留，难以排出；或肝失疏泄，气机郁滞而致的男子不排精之候，常伴有精道疼痛、睾丸小腹重坠、精索小核硬结如串珠、腰痛、头晕等症状，治当疏精、活血、通络、散结。

（二）调气

1. 气虚则补气 气虚指脏腑之气虚衰，功能下降的病机变化。由于气的生成来源主要是先天之精气、水谷之精气和自然界的清气，与肾、脾、胃、肺等的生理功能状态有关，补气时，应注意调补其相关脏腑的功能，尤重补脾肺之气。气为血之帅，血为气之母，二者互根互用，故补气又常与补血相结合。

2. 调理气机的运行 针对气机紊乱出现的不同证候性质，给以相应的调理方法。

（1）气滞宜疏气 人体气机升降出入，多与肝主疏泄、肺主宣降、脾主升清、胃主通降有关，故气滞多与肺、肝、脾、胃等脏腑功能失调有关。肝主疏泄，调畅全身气机，故气滞之病又常以疏肝行气为先。

（2）气陷宜升气 气陷宜用升提之法，所谓“陷者举之”。适用于中气下陷而见胞睑下垂、脱肛、滑泄不止，以及女子崩漏、带下、阴挺、胎动不安等。脾主升清，故气陷之病又常以健脾补气为要。

（3）气逆宜降气 气逆宜用降气之法。胃气上逆导致的恶心、呕吐、呃逆、嗳气应和胃降逆；肺气上逆导致的咳嗽、咳喘应宣降肺气。

（4）气脱则固气 脱有缓急，故临床上有虚脱和暴脱之分。虚者补之，涩可固脱。故气脱者每于补气固本之中加入收涩之品，以补而涩之。若属阴阳之气暴脱者，固涩无效，应当峻补阴阳，使阴固阳潜，方可有一线生机，否则“阴阳离决，精气乃绝”。

（5）气闭则开窍通闭 气闭多有清窍闭塞而昏厥，故应用开窍通闭之法。开窍有温开、凉开之分。气闭有虚、实之别，实则邪未减而正未衰，治当开其闭；而虚则为内闭外脱之候，当予以补气养血、回阳固脱之品。

（三）调血

1. 血虚则补血 血虚指血液不足或血的濡养功能减退的一种病机变化。由于心主血、肝藏血、脾胃为气血生化之源、肾精可化为血，所以血虚多与心、肝、脾、胃、肾等密切相关。治疗时当以补血为主，且注意调补上述脏腑的功能，尤以调补脾胃为重点。气属阳，血属阴，气能生血，血能载气，根据阳生阴长的理论，血虚之重证，于补血方内常加入补气药物，可收补气生血之效。所谓“有形之血不能速生，无形之气所当急固”。血虚与阴虚常常互为因果，故对血虚而兼有阴虚者常配伍补阴之品，以加强其作用。

2. 调节血液的运行 针对血液运行失常出现的不同证候性质，给以相应的调理方法。

（1）血瘀则行血 血瘀治以活血化瘀。若血瘀属寒，其治当温经活血，常用艾叶、炮姜等；若血瘀属热，治当清热凉血活血，常用赤芍、牡丹皮等。

（2）血寒则温经散寒 血得寒则凝，得温则行。血寒治以温经散寒为主，由于血寒多致血瘀，故常配伍通经活血之法。

（3）血热则凉血 血热治以清热凉血为主。血热可致血不循经而出血，故又用凉血止血之法。应用清热凉血和凉血止血等寒凉药物，要中病即止，不可过剂。出血而有明显瘀滞者，不宜大剂寒凉之药止血，必要时配合化瘀止血药，如三七、蒲黄等。

（4）出血则止血 出血宜止血，有收敛止血、凉血止血、温经止血、化瘀止血之分。正确地运用不同止血法，必须分清出血的原因、性质和部位而辨证施治，切勿一味止血，否则易变生他证。

（四）调津液

1. 滋补津液 适用于津液不足而致的肺燥、胃燥、肠燥等一系列干燥失润的证候。调治方法，一是摄入足量的水液，二是采用滋阴润燥的方药。若为实热伤津者，治宜清热生津；若为虚热伤津者，治宜滋阴生津；若为燥邪伤津者，治宜润燥生津。

2. 祛除痰饮水湿　适用于津液输布排泄障碍所导致的痰饮水湿证。其中，湿盛者宜祛湿、化湿或利湿；水肿或腹水者，宜利水消肿；痰饮为患者，宜化痰逐饮。津液的输布障碍，主要与肺、脾、肾、肝、三焦等脏腑功能失常有关，肺失宣发肃降，则痰饮壅于肺；脾失健运，运化、转输水液功能减退，津液运行迟缓而酿生痰湿；肝失疏泄，则气机不畅，气滞而致津液停留，产生痰饮水湿；肾主水的功能障碍，不仅导致津液在体内输布失常，而且还会影响肺脾等脏对津液的输布作用。水液代谢障碍多责之肺、脾、肾三脏，故痰饮水湿的调治，多采用宣肺、健脾、补肾的方法。津液的输布障碍，虽然有上述多种原因，但其中脾运化水液的功能障碍是主要原因。故《素问·至真要大论篇》说："诸湿肿满，皆属于脾。"

（五）调理精气血津液的关系

1. 调理气与血的关系　气血是脏腑组织功能活动的物质基础，调理气血关系是调治脏腑的一个重要方面。气血各有其功能，又相互为用，在生理上气能生血、行血、摄血，故称"气为血之帅"。而血能为气的活动提供物质基础，血能载气，故称"血为气之母"，当气血相互为用、相互促进的关系异常时，就会出现各种气血失调病证。调理气血关系的原则为"有余泄之，不足补之"，从而使气血关系恢复协调。

气能生血，气旺则血生，气虚生血不足，可致血虚或气血两虚，治疗以补气为主，兼补血养血。

气能行血，气虚或气滞，可致血行减慢而瘀滞不畅，导致气虚血瘀或气滞血瘀，治宜补气行血或理气活血化瘀。气机逆乱，则血行也随之逆乱，如肝气上逆，血随气逆，则常可导致昏厥或咯血，治疗则宜降气和血。

气能摄血，气虚不能摄血，可导致血离经脉而出现各种出血病证，治宜补气摄血。

血为气之母，血能载气、养气，故血虚气亦虚，治宜补气养血。血脱者，气常随血脱，治疗应根据血脱先益气的原则，急宜大补元气以摄血固脱。

2. 调理气与津液的关系　气能生津、行津、摄津，津能载气、养气。气虚而致津液化生不足者，宜补气生津。气不行津而致水湿痰饮内停者，宜补气、行气以行津；气不摄津而致体内津液外泄者，宜补气以摄津。津停而致气阻者，在治水湿痰饮的同时，应辅以行气导滞；气随津脱者，宜补气以固脱，辅以补津。

3. 调理气与精的关系　气虚不化精可致精亏，精亏不化气可致气虚，治宜补气填精并用。气滞可致精阻而排精障碍，治宜疏利精气。

4. 调理精血津液的关系　"精血同源"，故血虚者在补血的同时，也可填精补髓；精亏者在填精补髓的同时，也可补血。"津血同源"，病机常有津血同病而见津血亏少或津枯血燥，治当补血养津或养血润燥生津。

七、三因制宜

疾病的发生、发展和转归，受人体内外多种因素的影响，如时令季节气候的变化、外界环境条件、个体体质的差异等。同一种疾病，因发病季节不同，地区不同，患者的年龄、性别、体质不同，病情的发展变化也不相同，故在治疗时，必须因时、因地、因人制宜，根据具体情况制定适当的治疗方法，这一治疗原则名为"三因制宜"。

（一）因时制宜

四时气候等的变化对人体的生理功能、病理变化均产生一定的影响。根据不同季节气候特点来制定适宜治法和方药的原则，称为“因时制宜”。因时之“时”，一是指自然界的时令气候特点，二是指年、月、日的时间变化规律。《灵枢·岁露论》说：“人与天地相参也，与日月相应也。”年月季节、昼夜晨昏等时间因素，既可形成自然界不同的气候特点和物候特点，同时对人体的生理活动与病机变化也带来一定影响，因此，要注意在不同的天时气候及时间节律条件下的治疗宜忌。

一般来说，春夏季节气候由温渐热，阳气升发，人体腠理疏松开泄，即使患外感风寒，也不宜过用辛温发散药物，以免开泄太过，耗伤气阴。而秋冬季节，气候由凉变寒，阴盛阳衰，人体腠理致密，阳气内敛，此时若非大热之证，当慎用寒凉药物，以防伤阳。《素问·六元正纪大论篇》曰：“用温远温，用热远热，用凉远凉，用寒远寒，食宜同法。”正是这个道理。例如暑邪致病有明显的季节性，且暑多兼湿，故暑天治病要注意解暑化湿；秋天气候干燥，容易外感秋燥，则宜辛凉润燥，此与春季风温、冬季风寒外感用药亦不甚相同，风温宜辛凉解表，风寒宜辛温解表，所以治疗用药必须参考四时季节变化。

月节律对人体气血盛衰的变化影响也较大。如妇女月经与气血关系极为密切，其周期性变化与月节律的变化极为相似。《素问·八正神明论篇》说：“月始生，则血气始精，卫气始行；月廓满，则血气实，肌肉坚；月廓空，则肌肉减，经络虚，卫气去，形独居。”同时提出了“月生无泻，满无补，月廓空无治，是谓得时而调之”的按月节律调理气血的治疗原则。故治疗月经不调，可以参照月经的周期节律以及气血的盛衰变化施治。

昼夜阴阳之气的变化也影响着人体生理功能和病机变化，治疗时顺应昼夜更替这种阴阳消长的节律，结合人体正气的消长变化择时选方服药，往往能获良效。针灸学中根据人体气血一日周流出入皆有定时而创立的子午流注针法，是择时治疗的范例。

（二）因地制宜

根据不同的地域环境特点，制定适宜治法和方药的原则，称为“因地制宜”。居住地区不同，地理条件、生活环境、气候变化及生活习惯各异，人的生理活动和病机变化有区别，所以治疗用药亦应有所差异。如我国西北高原地区，气候寒冷，干旱少雨，居民经常处于风寒环境之中，故腠理致密，抗寒能力较强。又多食牛羊乳食及鲜美骨肉，体质较壮，故外邪不易侵犯，疾病多为内伤。东南地区，滨海傍水，平原沼泽较多，地势低洼，气候湿热多雨，居民多湿热之病。《素问·五常政大论篇》说：“地有高下，气有温凉，高者气寒，下者气热。”同为外感风寒证，西北寒冷地区，用辛温解表药较重，常用麻黄、桂枝；而东南温热地区，用辛温解表药较轻，多用荆芥、防风。正如《素问·异法方宜论篇》中所说“‘一病而治各不同，皆愈何也？’岐伯对曰：‘地势使然也。’”

（三）因人制宜

根据患者的年龄、性别、体质、生活习惯、精神状况等不同特点，制定相适宜的治法和方药的原则，称为“因人制宜”。不同的患者有其不同的个体特点，人的年龄大小、性别不同、体质差异等因素，常常影响着疾病的发生和发展变化，甚至决定着疾病的预后转归。因此，中医在重视整体观念的同时，也重视个体性，强调个体差异。在临证治病时，非常注重患者年龄、性别、体质差异对疾病的影响，根据由于这些因素导致的病机特点，制定出最适宜病情的治法和方药。

1. 年龄 不同年龄则生理状况和气血盈亏不同，病机变化各异，治疗用药应有区别。如小儿生机旺盛，但脏腑娇嫩，气血未充，发病则易寒易热，易虚易实，病情变化较快。因而治疗小儿疾病，药量宜轻，疗程宜短，忌用峻剂。青壮年则气血旺盛，脏腑充实，病发则由于邪正相争剧烈而多表现为实证，可侧重于攻邪泄实，药量亦可稍重。而老年人生机减退，气血日衰，脏腑功能衰减，病多表现为虚证，或虚实夹杂。因而治疗多用补法，或攻补兼施，虚实并治，但攻邪要慎重，用药量应比青壮年少，且中病即止。

2. 性别 男女性别不同，各有其生理特点，治疗用药亦当有别。妇女生理上以血为本，以肝为先天，临床上有经、带、胎、产诸疾及乳房、胞宫之病。月经期、妊娠期用药时当慎用或禁用峻下、破血、重坠、开窍、滑利、走窜伤胎及有毒药物；带下病多以祛湿为主；产后当考虑气血亏虚及恶露滞留，治疗时宜补益气血、化瘀理血归经。男子生理上则以精气为主，以肾为先天，病机上精气易亏，而有精室疾患及性功能障碍等病证，如阳痿、阳强、早泄、遗精、滑精以及精液异常等，宜在调肾基础上结合具体病机而治。

3. 体质 由于先天禀赋与后天环境等的不同影响，每个人的体质是不同的。体质有强弱之分，有偏寒偏热之别，因此，虽患同一疾病，体质不同，治法方药也应有区别：如偏阳盛或阴虚之体，当慎用温热之剂；偏阴盛或阳虚之体，则当慎用寒凉之品；体质强者，病证多实，故攻伐之药量可稍重；体质弱者，病证多虚，其体不耐攻伐，故治疗宜补，若虚实夹杂，则攻伐药量宜轻。因此，必须结合体质而辨证论治。

因时、因地制宜，强调了自然环境对人体的影响。因人制宜说明诊治疾病要注意每个人的具体情况。总之，三因制宜，是要求在诊治疾病时，不能孤立地看待病证，必须看到人的整体和不同特点以及自然环境对人体的影响。因时、因地、因人制宜的治疗法则，是中医治疗的一大特色，充分体现了中医治病的整体观念和辨证论治在实际应用上的原则性和灵活性。

第三节　养生原则与寿夭

生、长、壮、老、已是人体生命的自然规律，健康长寿是人类永恒的追求。养生是根据生命发展的规律，采取适当措施来颐养心身，扶助人体正气，提高人体对外界环境的适应能力及抗病能力，提高健康水平，从而减少或避免疾病发生，并使机体处在最佳健康状态，从而达到延缓衰老、延长寿命的目的，是医学研究的最高境界。中医学在长期的发展过程中，逐步地形成了具有自身特色的养生理论和方法。

一、养生原则

中医养生学说是在中医理论指导下，研究人体生命变化规律，探索衰老机制以及健身防病、延年益寿的原则与方法的系统理论的学说，是中医学的特色和优势之一。在中医养生思想的指导下，通过不断研究致病原因与发病条件，研究人体生长壮老已的生命规律，不断深化对衰老机制的认识，中医在预防疾病与延缓衰老的养生实践基础上确立了一系列的养生原则。养生原则，就是指实施养生活动必须遵循的总的法则。而遵循这些基本原则，对于养生方法的制订、运用及创新，都有着非常重要的指导意义。

（一）养生的基本概念

养生，古称“道生”“摄生”“保生”等。“养”即保养、调养、补养、护养之意；“生”即生命。养生，既保养生命。养生有着广泛的内涵和外延。从预防的角度讲，养生有广义和狭义之分。狭义的养生，是研究增强体质，提高健康水平，预防疾病以及延缓衰老，延年益寿的理论和方法。广义的养生，不仅包含狭义养生的含义，而且也囊括了疾病发生后采取一系列措施保养人体，以减轻和治愈疾病，防止疾病的加重和传变，防止疾病的复发以及促进康复，以尽终其天年。

（二）养生的原则与方法

中医养生学认为，过早衰老是长期的阴阳失调、脏腑精气虚衰、情志失调以及痰、瘀、毒侵害的结果。善于养生者，为防止过早衰老，能够健康生存，尽享天年，应当掌握顺应自然、形神兼养、调养脾肾、因人而异的原则和方法，以达到健身延年之目的。

1. 顺应自然 是中医养生学的重要原则。人类生存于自然界中，人类的生命活动与自然界是息息相关的，自然界是万物赖以生存的基础。《素问·宝命全形论篇》提出："人以天地之气生，四时之法成。"中医形成了独特的"天人合一"的整体观，《灵制·邪客》称之为"人与天地相应"，人与天地相参，与日月相应。

人生于天地之间，依赖于自然而生存，同时必然也受到自然规律的支配和制约，自然界为人类提供了各种生存的物质和条件，自然界的变化当然也就可以直接或间接地影响人体的各种生命活动。自然界存在着以四时、朔望、昼夜为标志的年、月、日周期性节律变化，并由此产生了气候变化和物候变化如四时气候、昼夜晨昏、日月运行、地理环境等。自然界的各种变化必然也会直接或间接地影响着人体。人类在长期进化过程中，生理上形成了与天地自然规律的变化几近同步的节律性，以及适应外界变化所做出的自我调适的能力，这种能力是保持健康必不可少的，是维系健康的重要环节。

在中医整体观思想的指导下人类摄生要顺应自然界的变化，才能有利于人体维持正常的生命活动。顺应自然变化规律，人体的各种生理活动才能节律稳定而有序，机体则处于阴阳和谐的健康状态。若违逆自然，则各种生理功能节律长期紊乱，机体功能处于失调状态，适应外界变化和防御抗邪能力减弱，则易罹患疾病，正如《素问·四气调神大论篇》所说："阴阳四时者，万物之终始也，死生之本也，逆之则灾害生，从之则苛疾不起，是谓得道。"所以，顺应自然是中医养生学的重要原则之一。养生顺应自然，旨在要求人们在掌握自然规律的基础上，主动采取各种综合措施来应对其变化，使人体生理活动与自然变化节律同步，保持机体内外环境的协调统一。人们只有掌握自然界的变化规律，顺应自然界的运动变化，维持天地阴阳的协调平衡，才能延缓衰老，颐养天年。无论是精神活动、起居劳作等，都应顺应自然界的变化，并且根据这种变化进行适当的调节。中医学倡导"春夏养阳、秋冬养阴"，起居有常，动静和宜，衣着适当，调和饮食，以适应四时气候、昼夜晨昏、地区方域等外界环境的变化，均是顺应自然养生的体现。

顺应自然，是强调了人与环境的统一性。外界环境除了自然环境，还有社会环境，人不能脱离社会而生存，故人既有自然属性，又有社会属性。而随着医学模式的变化，日益显示出社会环境与心理保健对人类健康长寿的重要性。社会环境可以通过对人的精神状态和身体素质的影响而影响人体的健康。因此，顺应自然的养生原则与方法，还应包括与社会环境的协调一致。《灵枢·本神》说："智者之养生也，必顺四时而适寒暑，和喜怒而安居处，节阴阳而调刚柔，如是则僻邪不至，长生久视。"

2. 形神兼养 形，即形体，在人体指肌肉、血脉、筋骨、脏腑等有形可见的躯体；神指人的情志、意识、思维为特点的精神活动，以及生命活动的外部表现。形神兼养，指形体与精神的协调统一，身心和谐的养生原则。强调养生注意形体的保养的同时还要注意精神的调摄，使形体强健，精力充沛，身体和精神得到协调发展，才能保持生命的健康长寿。

中医学认为，人的形体与精神活动密不可分。形为神之基，形为神之宅，形体是神的基础；神为形之主，精神活动是人体生命活动的主宰。形神统一是生命存在的主要保障。《类经·针刺类》说："形者神之体，神者形之用，无神则形不可活，无形则神无以生。”中医强调形神合一，旨在揭示形与神在整个生命活动中相互依存和相互促进的辩证关系。形神统一，也称为形神合一，形与神俱，形神相因，这是中医学特有的生命观。这种“形神合一”“形与神俱”的生命观，是“形神兼养”养生原则的理论依据。中医十分强调形神统一在生命活动中的重要作用，故形神兼养是养生的重要法则。

所谓养形，是指对人体的脏腑经络、肢体官窍及气血津液等进行的保养。所谓养神是指调摄精神。中医养生学非常重视形体和精神的整体调摄，提倡形神共养。养生的方法很多，总而言之，不外“静神”与“动形”两端，即所谓“守神全形”和“养形全神”。形神共养，调神为第一要务，神明则形安。神为生命的主宰，宜于清静内守，而不宜躁动妄耗。通过清静养神、四气调神、积精养神、修性怡神、气功练神等，以保持神气的清静，加强精神修养，真气存内，寿命才得以延长。形养则主张动以养形，以形劳而不倦为度。如劳动、舞蹈、散步、导引、按摩等，通过活动形体使气血调和、经络疏通、九窍通利达到健身延年。动以养形，静以养神，动静结合，只有形神兼养，刚柔相济，达到调神与强身的统一，才符合生命活动的客观规律，有益于健康和长寿。《素问·上古天真论篇》说：“形与神俱，而尽终其天年。”

思政课堂

苏轼在贬谪中的养生智慧

作为北宋文化的领军人物，苏轼不仅在诗、词、赋、绘画、书法等方面都有很深的造诣，而且在养生领域，也有许多独到的理论见解和认真的亲身实践。但是他最为人喜爱之处是他在风雨坎坷的一生中，洒脱旷达的人生态度。

在坎坷的贬谪生涯中，他始终坚持有规律的生活方式和科学合理的饮食结构，静坐练功、锻炼身体，注重养生养性。在儋州遭遇了人生中最大的困境，却将他人视为“地狱”般的生活过成了“天堂”，“九死南荒吾不恨，兹游奇绝冠平生”。无论处于怎样的困境，苏轼总会主动找寻希望和温暖，保持旷达乐观的情怀。在黄州，“长江绕郭知鱼美，好竹连山觉笋香”，在惠州，“日啖荔枝三百颗，不辞长作岭南人”。无论在“朝廷”，还是在“山林”，苏轼都始终胸怀天下，不为功名，不计利害，一心为民，广做善事。“苟利国家生死以，岂因福祸避趋之？”他始终执着于自己的政治见解，执着于自己不阿谀奉承的正直品格。

3. 调养脾肾　先天之本在肾，后天之本在脾，先天生后天，后天养先天，两者相互促进，相得益彰。因此，调养脾肾是增强正气，祛病强身，延年益寿的重要养生原则。

脾胃为后天之本，气血生化之源，气机升降之枢纽。脾主运化，胃主受纳，脾胃功能的强盛是生命活动的重要保证。脾胃健运，脾升胃降协调，则受纳运化相因，水谷精气就充足，五脏六腑、四肢百骸则得以充养，其各自功能活动才能正常发挥。人体脏腑、营卫经络、形体官窍，无不仰仗于脾胃，元气之滋养全在脾胃。若脾胃运化功能失常，精微物质不能化生和输布，脏腑得不到滋养而不能发挥正常功能活动，则会导致疾病的发生。历代医家都十分重视脾胃在养生中的重要作用。李东垣在《脾胃论》中指出：“内伤脾胃，百病由生。”张景岳在《景岳全书·脾胃》中说：“土气为万物之源，胃气为养生之主。胃强则强，胃弱则弱，有胃则生，无胃则死，是以养生家必当以脾胃为先。”故脾胃功能的强弱是决定人体之盛衰、生命之寿夭的重要因素。

所谓调养脾胃是指利用各种手段和方法来顾护脾胃。即通过饮食调节、药物调节、精神调节、气功调节、针灸按摩，以及起居劳逸等的调摄，使脾胃运化功能正常。水谷精微化源充盛，则精气充盛，脏腑功能强盛，则形健神旺。调养脾胃的关键是饮食调节，张仲景在《金匮要略》中设立多篇关于食物的论述，在《金匮要略·脏腑经络先后病脉证》中曰："服食节其冷热苦酸辛甘。"强调饮食有节，寒热适中，谨和五味，脏腑功能健旺，人体才不会发生衰弱现象。药物调养脾胃还需注意用药之法，原则是益脾气、养胃阴，首当注意升降，次则当防过偏，寒勿过凉，热勿过燥，以免伤胃。此外，调精神以疏肝理脾，常运动以和胃消食，防劳倦以养脾气，均为健脾和胃、调养后天的重要方法。

肾藏精，为先天之本，水火之宅，是元气、阴精的生发之源。肾精不仅是繁衍人类的生命之源，亦是生命活动的重要基本物质。精化为气，气化生血，血养神，神御形。精足神旺形壮，五脏功能正常，气血流畅，生命活动旺盛，故精为长寿的根本。肾中精气主持人体的生长、发育和生殖，肾精的盛衰，决定人的生长发育以及衰老过程。《内经》强调精和肾的正常与否是决定人体生命寿夭的关键因素。肾中精气充足，则精力充沛，身体强健，寿命延长；肾中精气衰少，则精神疲惫，体质虚弱而多病，寿命缩短。肾易虚而难盈，精易泄而难秘，因此，保精护肾是增强体质、养生抗衰老的重要原则。

所谓保精护肾是指利用各种手段和方法来调养肾精。即通过食疗补肾、药物调养、导引固肾、运动健肾、按摩益肾，以及谨慎房事、节欲保精等方法使精气充足、体健神旺，以达到延年益寿的目的。

保养肾精，贵在肾精的持满，故首重于节欲保精，以使精气充盛，则有利于心身健康。节欲并非禁欲，应遵循"中和观"，是指房事有节。因此，欲不可禁，但不可恣情纵欲，否则必然耗伤肾精，使精液枯竭，真气耗散而未老先衰。此外，欲还应有所忌，身心劳倦、情志不调、饱食及醉酒、病期以及妇女特殊时期（经期、孕期、产期和哺乳期）均不宜行房，这也是保精护肾常用之法。

4. 因人而异 是指摄生要遵循个体差异性，强调在辨识个体差异的基础上，有针对性地选择相应的养生保健方案的原则。中医体质学说，重视个体及不同群体的体质差异性是"因人而异""因人施养"养生原则的理论基石。人处在天地之间，必然受到诸多因素的影响，故有共性也有个体差异，如环境差异、遗传差异、年龄差异、性别差异、体质差异、心理差异、气质差异、学识差异、职业差异等。因此中医养生学说将因人而异的施养原则，作为养生的基本原则之一。

人类本身存在着较大的个体差异，这种差异不仅表现于不同的种族，而且存在于个体之间。不同的个体由于年龄、性别、体质、职业、生活习惯等因素的影响，可有生理和心理上的差异。所以，养生要因人而异，要有针对性，应根据实际情况，具体问题具体分析，找出适合个人的养生保健方法才有益于健康，以达到养生之目的。如年龄方面，人一生有幼、长、壮、老各个阶段，每个阶段都有其不同的生理、心理特性，因人养生，就应根据不同年龄阶段特点实施不同养生方法。金元医家刘完素就提出，人之一生从幼至老，应分别采取养、治、保、延的摄生措施，如少儿脏腑娇嫩，形气未充，但生机蓬勃，同时生活尚不能自理，故少儿养生应注意合理喂养、寒温适度、体格锻炼以及免疫防病，并注意培养良好的生活习惯；人到中年，生命活动开始由盛转衰，工作压力较大，养生则应注意静神少虑、切勿过劳，并节制房事。明代张介宾主张"人于中年左右，当大为修理一番"，这样可以"再振根基，尚余强半"。进入老年期，随着脏腑功能衰退，生理与心理适应能力也减退，养生应注意知足谦和，老而不怠，调节饮食脾胃为重，生活起居有节，适度活动，劳逸结合。如性别方面，女性"以血为本"，生理上有月经、胎孕、产育、哺乳等特点，同时还具有感情丰富细腻的心理特点，故养生方面自当有所区别。还有人体禀赋不同会形成各自不同的身体素质和性格特点，故养生应根据体质的强弱和性格特点，选择适宜的养生方式方法，有针对性地调养。另外，还需注意人的体质、生活习惯还会受所处地域环境的影响，故养生还需考虑不同区域的地理特点，采取相应的保健措施以克服不良地域环境对人体的影响，使人与自然的关系和谐统一，以达到防治疾病、益寿延年的目的。

中医学在长期的发展过程中，逐步地形成了独具特色的养生理论和方法，并在不断地完善和发展。

中医养生学说建立的顺应自然、形神兼养、调养脾肾、因人而异等主要原则，以及在这些原则指导下，所采用的适应自然、避其邪气，调摄精神、内养真气，饮食有节、谨和五味、劳逸结合、不可过劳以及和于术数、适当调补等具体养生方法，对强身健体，防病延年具有十分重要的意义。

二、生命的寿夭

寿夭，均指人的年龄而言，具有人为的规定性。中医养生学说规定：寿，指人的年龄超过80岁；夭，指人的年龄不足60岁，也就是未老而亡。人的生命有开始就一定有终结，生长壮老已，是生命延续的自然规律，是人体生长发育中一系列不可逆转的量变和质变的过程。中医养生寿夭观，是对人体生命过程中的天年、寿夭、衰老等现象及其规律的认识。养生的宗旨，不是追求长生不老，返老还童，而是祛病益寿、尽享天年。但是能尽享天年的毕竟是极少数，而且衰老来临的年龄、个体的差异性也很大。因此，探索生命寿夭的规律与机制，一直是中医养生学说的重要研究内容。

（一）生命的寿夭规律

《素问·上古天真论篇》对生命历程有着具体的描述："女子七岁，肾气盛，齿更发长；二七而天癸至，任脉通，太冲脉盛，月事以时下，故有子；三七，肾气平均，故真牙生而长极；四七，筋骨坚，发长极，身体盛壮；五七，阳明脉衰，面始焦，发始堕；六七，三阳脉衰于上，面皆焦，发始白；七七，任脉虚，太冲脉衰少，天癸竭，地道不通，故形坏而无子也。丈夫八岁，肾气实，发长齿更；二八，肾气盛，天癸至，精气溢泻，阴阳和，故能有子；三八，肾气平均，筋骨劲强，故真牙生而长极；四八，筋骨隆盛，肌肉满壮；五八，肾气衰，发堕齿槁；六八，阳气衰竭于上，面焦，发鬓颁白；七八，肝气衰，筋不能动，天癸竭，精少，肾藏衰，形体皆极；八八，则齿发去。"生命是具有生长、发育活力，并按自然规律"生、长、壮、老、已"发展变化的过程，而这一过程与"精、气、神"的状态密切相关。先天禀赋、后天调养的状况决定了人的脏腑功能状态、体质及生命的长短。

人之所以有生命，在于构成人体的"气"具有生命力。人体生命力的强弱，生命的寿夭，就在于元气的盛衰存亡。新陈代谢的生化过程，称之为气化生理。张景岳提出"盖以天地万物皆由气化，气存数亦存，气尽数亦尽，所以生者由乎此，所以死者亦由乎此，此气不可不宝，能宝其气，则延年之道也"。强调气是人体盛衰寿夭的根本。精气神是生命活动的三要素，与人体盛衰寿夭亦有密切的联系。如《灵枢·经脉》中说："人始生，先成精，精成而脑髓生，骨为干，脉为营，筋为刚，肉为墙，皮肤坚而毛发长。"这就说明人体的产生必先从精始，由精而后生成身形五脏、皮肉筋骨脉等。而神的得失关系到生命的存亡。正如《灵枢·天年》中所说："失神者死，得神者生。"可见人体的生命活动主要受脏腑精气的强弱及气血盛衰、神气的有无等方面的影响，保持精气血精神的充沛，人体才会健康无病，不易衰老，寿命才能得以延长。《素问·上古天真论篇》明确指出，善于养生者"春秋皆度百岁而动作不衰"，即能健康地活到一百岁以上而没有衰老之象，其生长期和壮盛期相对较长；不善于养生，即违背养生法则的人则"年半百而动作皆衰"，甚至多病或夭折早亡。

（二）决定寿夭的基本因素

人的生命过程，一般都要经历出生、成长、壮盛、衰老和死亡五个时期。然而，"生、长、壮、老、已"的生命历程对于每个人来说又有长短寿夭折的差异。决定寿夭的基本因素主要有脏腑功能是否协调、肾精精气是否充盛、是否与天地融为一体。

1. 脏腑功能协调者寿　《灵枢·天年》说："人之寿夭各不同，或夭寿，或猝死，或病久，愿闻其道……五脏坚固，血脉和调，肌肉解利，皮肤致密，营卫之行不失其常，呼吸微徐，气以度行，六腑化谷，津液布扬，各如其常，故能长久。”是说人体的五脏强健功能正常，则血脉调和匀畅，肌肉间隙通利，皮肤致密，营气和卫气的正常运行，呼吸就调畅，气按一定规律流行；六腑正常传化饮食物，将所化生的津液布散全身，身体各部的功能活动都正常进行，人就能够长寿。即脏腑功能协调则健康，脏腑功能失调则疾病。故养生者，应保持其功能之协调而调养元气，保持人体精气的旺盛，是维持脏腑功能正常，祛病延年的关键。

2. 肾精精气充盛者寿 《素问·上古天真论篇》说：“有其年已老而有子者，何也？……此其天寿过度，气脉常通，而肾气有余也。”肾为先天之本，水火之宅，生命活动的调节中心，受五脏六腑之精而藏之，是元气、阴精的生发之源。人的生长发育以及衰老过程与肾中精气阴阳的盛衰有着直接而密切的关系。如《内经》早就指出，人从幼年开始，由于肾中精气逐渐充盛，才出现“齿更发长”等变化；到青春时期，肾中精气比较充盈，才具有生殖能力；到了老年，由于肾中精气逐渐衰减，生殖能力随之降低乃至丧失，形体也日益衰老。这说明肾的功能调控人的生命衍变过程，衰老的最根本原因就是肾中精气虚衰。正如《医学正传·卷一·医学或问》中所说：“肾气盛则寿延，肾气衰则寿夭。”肾中精气充足，则精神健旺，身体健康，寿命延长；肾中精气衰少，则精神疲惫，体弱多病，寿命短夭。

3. 与天地融为一体者寿 《素问·四气调神大论篇》说：“夫四时阴阳者，万物之根本也，所以圣人春夏养阳，秋冬养阴，以从其根，故与万物沉浮于生长之门。”《灵枢·本神》说：“智者之养生也，必顺四时而适寒暑，和喜怒而安居处，节阴阳而调刚柔。如是则僻邪不至，长生久视。”《素问·上古天真论篇》说：“夫上古圣人之教下也，皆谓之虚邪贼风，避之有时，恬淡虚无，真气从之，精神内守，病安从来。是以志闲而少欲，心安而不惧，形劳而不倦，气从以顺，各从其欲，皆得所愿。故美其食，任其服，乐其俗，高下不相慕，其民故曰朴。是以嗜欲不能劳其目，淫邪不能惑其心，愚智贤不肖不惧于物，故合于道。所以能年皆度百岁而动作不衰者，以其德全不违也。”《灵枢·本脏》说：“五脏者，所以参天地，副阴阳，而运四时，化五节者也。”说明人体生长衰老整个生命过程，就是五脏功能盛衰变化的生理过程，而人体五脏功能之间不仅有着相互配合的关系，还与天地自然界的变化保持着协调一致。总之，根据天人相应的理论，人们必须掌握天地自然界的变化规律，并且顺乎天地自然界的运动变化来进行护养调摄，与天地阴阳保持着协调平衡，这样才能有益于身心健康，颐养天年。

 **课堂互动 8-1**

答案解析

请同学们列举几个古代养生名医的经典故事。

目标检测

答案解析

一、单项选择题

1. 属于既病防变的是（ ）

A. 调摄精神　B. 锻炼身体　C. 起居有节　D. 药物预防　E. 早期诊治

2. 虚人感受外邪，应采用的是（ ）

A. 治标　B. 治本　C. 标本兼治　D. 先治本后治标　E. 反治

3. 属于正治的是（ ）

A. 热因热用　B. 以通治通　C. 热者寒之　D. 用热远热　E. 以补开塞

4. 属于反治的是（　）

A. 寒者热之　B. 以寒治寒　C. 以寒治热　D. 以热治寒　E. 热者寒之

5. 热者寒之属于（　）

A. 正治，逆治　B. 反治，从治　C. 正治，从治　D. 反治，逆治　E. 标本同治

6. 下列疾病中应采用“急则治其标”的是（　）

A. 二便不通　B. 脾虚泄泻　C. 阳虚外寒　D. 阴虚内热　E. 气血两亏

7. 寒因寒用，系指采用寒凉性质的药物来治疗下列哪一病证（　）

A. 寒证　B. 虚寒证　C. 真热假寒证　D. 真寒假热证　E. 寒热错杂证

8. 治疗阴偏衰时，在滋阴剂中适当佐用扶阳药，使“阴得阳升而泉源不竭”，这被概括为下列中哪一项（　）

A. 阴阳并补　B. 阴中求阳　C. 阳中求阴　D. 扶阳消阴　E. 滋阴制阳

9. “用凉远凉”属于（　）

A. 因病制宜　B. 因地制宜　C. 因人制宜　D. 因时制宜　E. 未病先防

10. 下列不属于养生方法的是（　）

A. 适应自然，避其邪气　B. 调摄精神，内养真气　C. 饮食有节，谨和五味

D. 动静结合，有益养生　E. 和于术数，适当调补

11. 下列不属于养生原则的是（　）

A. 顺应自然　B. 形神兼养　C. 调养脾肾　D. 因人而异　E. 因地制宜

二、多项选择题

1. 中医学“治未病”包括（　）

A. 治标治本　B. 未病先防　C. 正治反治　D. 既病防变　E. 扶正祛邪

2. 防止病邪侵袭是中医治未病的重要内容，包括（　）

A. 调理饮食　B. 药物预防　C. 避疫毒

D. 适度运动　E. 虚邪贼风，避之有时

3. “因人制宜”是根据患者（　）特点来考虑用药

A. 年龄不同　B. 体质差异　C. 性别差异

D. 生活习惯不同　E. 生活环境不同

4. 下列哪些属于阳偏衰的治法（　）

A. 阴病治阳　B. 益火之源，以消阴翳　C. 扶阳以抑阴

D. 阴中求阳　E. 温散阴寒

三、思考题

1. 中医基本治疗原则（治则）包括哪些内容？

2. 何谓“正治”与“反治”？如何正确使用？

（曹　娟　刘丽清）

书网融合……

知识回顾

习题

主要参考书目

[1] 郑洪新，杨柱.中医基础理论［M］.11版.北京：中国中医药出版社，2021.

[2] 何晓晖.中医基础理论［M］.4版.北京：人民卫生出版社，2010.

[3] 张成博，程伟.中国医学史［M］.10版.北京：中国中医药出版社，2016.

[4] 陈刚，徐宜兵.中医基础理论［M］.4版.北京：人民卫生出版社，2018.

[5] 印会河.中医基础理论［M］.上海：上海科学技术出版社，1984.

[6] 李德新，刘燕池.中医基础理论［M］.2版.北京：人民卫生出版社，2011.

[7] 王敏勇，陈建章.中医基础理论［M］.2版.北京：中国中医药出版社，2018.

[8] 陈刚，徐宜兵.中医基础理论［M］.4版.北京：人民卫生出版社，2018.

[9] 孙广仁，郑洪新.《中医基础理论》［M］.中国中医药出版社，2012.

[10] 汪品先.《深海浅说》［M］.上海科技教育出版社，2020.